がん患者の
精神症状はこう診る
向精神薬はこう使う

精神腫瘍医のアプローチが
25のケースでわかる

編集
上村　恵一　市立札幌病院精神医療センター
小川　朝生　国立がん研究センター東病院精神腫瘍科
谷向　　仁　京都大学医学部附属病院緩和ケアセンター／緩和医療科
船橋　英樹　宮崎大学医学部附属病院精神科

じほう

まえがき

　この本を手にされた読者は，ほとんどの方ががん患者のケアに携わっていてがん患者の精神症状について日々考え，がん医療に関与する向精神薬の使用法について日々考えているに違いありません。またはこの領域の専門家であり，拙著を批判的吟味の対象とされている読者もいるのではと推測します。

　がん医療の現場で向精神薬の使い方に困ったとき，読者は何に頼って答えを求めているでしょうか。添付文書や治療薬解説本の類は，精神疾患の適応症についての解説であり，精神疾患に身体合併症が併存する場合について個別に記載されているわけではありません。精神腫瘍学（サイコオンコロジー）についての書籍は，精神症状への介入方法について解説されているものの，向精神薬の使い分けに特化するほど頁を割いているものは少ないのが現状です。

　本領域には適応外使用が多く，がん患者の身体状況による個別性の高いケースが多いなかで，一般的な解説をするには無理があると思われます。しかし，そのような状況であるからこそ，向精神薬の安全性に配慮した薬物療法が必要であることはいうまでもありません。がんという，ときに治癒不能な状況にあるなか，痛みやだるさに苦しむ患者を向精神薬の副作用に曝露するのはあまりに酷いことと思われます。

　本書は，がん医療に携わっているすべての医療者に向け，がん患者のこころのケアに使用する向精神薬に焦点をあてて，その正しい使い方と，副作用について解説しています。

　既出の臨床研究の結果だけにこだわらず，サイコオンコロジーの臨床現場に関わっている医療者が現場で困っていることやニーズを拾い上げ，それに答えられるよう章立てを行いました。さらに誤解

i

されやすい25のケースを取り上げ，チームとしてのアプローチの視点を加え解説したケーススタディを収録しています。各ケースの解説では「精神腫瘍医（あるいは看護師・薬剤師）がどのように考え，どのように動いたか」を意識して記載しています。

　全国の現場の声を拾い上げることに配慮するため，編者は北海道，関東，関西，九州から1名ずつとし，執筆はサイコオンコロジーに関わる精神科もしくは心療内科の専門家に依頼しました。

＊

　本書の使い方としては，がん患者のこころのケアに関する経験が浅く，または医療者としての経験が浅く，まずは精神症状のアセスメントから学びたいという方はこのまま本書を通読されることをお薦めします。向精神薬の正しい介入は，精神症状の正しいアセスメントがあって可能であり，向精神薬の知識があったとしても，アセスメントを間違えると患者は何ら恩恵を受けません。次に，普段からがん医療に携わり，精神症状のアセスメントについて自ら行っている医療者は第3章からの通読をお薦めします。そして，忙しいなかどうしても短時間で本書の特徴を把握したい方，明日からすぐに役立つ情報を知りたい方は，第4章の一読をお薦めします。そこにはまさに毎日の臨床現場で起こっているさまざまな精神症状に関しての（あるいは精神症状であると誤解されている）諸ケースが取り上げられており，執筆を担当した先生方によって大変わかりやすく，親しみやすい切り口で解説されています。

　本書は性質上，適応外使用についての記載が多く，用法・用量についても添付文書や成書とは異なる記載が多くみられます。向精神薬の使用にあたっては患者，家族への十分な説明と，自施設のルールに則って医師各人の責任においての適切な使用方法を推奨します。

＊

最後に，臨床のご多忙のなか執筆に多大な時間を割いていただいた諸先生方，編者として何度も打ち合わせに協力いただいた小川朝生先生，谷向仁先生，船橋英樹先生，何よりも根気強くわたしたちを励ましてくださった，じほうの関口美紀子氏と吉岡陽一氏に心から感謝申し上げ緒言とします．

2015年4月吉日　桜が満開の札幌にて

編者代表　上村 恵一

執筆者一覧

● 編集

上村　恵一	市立札幌病院精神医療センター
小川　朝生	国立がん研究センター東病院精神腫瘍科
谷向　　仁	京都大学医学部附属病院緩和ケアセンター／緩和医療科
船橋　英樹	宮崎大学医学部附属病院精神科

● 執筆

阿部　泰之	旭川医科大学病院緩和ケア診療部
市田　泰彦	国立がん研究センター東病院薬剤部
井上真一郎	岡山大学病院精神科神経科
岩田　愛雄	荏原病院精神科
上村　恵一	市立札幌病院精神医療センター
岡本　禎晃	市立芦屋病院薬剤科
小川　朝生	国立がん研究センター東病院精神腫瘍科
織壁　里名	がん研有明病院腫瘍精神科
菊地未紗子	KKR 札幌医療センター緩和ケア科
北浦　祐一	関西医科大学精神神経科学教室
佐伯　吉規	がん研有明病院緩和治療科
佐々木千幸	国立がん研究センター東病院看護部
佐々木　史	市立札幌病院精神医療センター
清水　　研	国立がん研究センター中央病院精神腫瘍科
平　　俊浩	福山市民病院精神科・精神腫瘍科
髙橋　一志	東京女子医科大学医学部精神医学教室
武井　宣之	熊本赤十字病院精神腫瘍科
多田羅竜平	大阪市立総合医療センター緩和医療科／緩和ケアセンター
田中　輝明	市立釧路総合病院精神神経科
谷口　充孝	大阪回生病院睡眠医療センター
谷向　　仁	京都大学医学部附属病院緩和ケアセンター／緩和医療科
辻　　直子	和歌山労災病院薬剤部
堤　　多可弘	東京女子医科大学大学院医学研究科精神医学教室
南雲　智子	富士通株式会社健康推進本部メンタルヘルス支援室 （前 聖マリアンナ医科大学神経精神科）

西本　武史	北見赤十字病院緩和ケア内科／腫瘍精神科
野畑　宏之	長崎大学医学部精神神経科学教室
比嘉　謙介	川口市立医療センター精神腫瘍科
船橋　英樹	宮崎大学医学部附属病院精神科
松岡　弘道	近畿大学医学部心療内科
松田　能宣	国立病院機構近畿中央胸部疾患センター心療内科
元永　伸也	医薬品医療機器総合機構安全第二部
安井　玲子	がん・感染症センター都立駒込病院神経科
矢野　琢也	住友別子病院薬剤部
山田　　祐	国際医療福祉大学病院心療内科
吉村　匡史	関西医科大学精神神経科学教室

(五十音順)

本書の使い方

向精神薬を正しく選んで使うには，精神症状の正しいアセスメントが重要です．本書を読み進めるためのポイントを示します．

精神症状のアセスメントを学びたい → **第1章　がん患者の精神症状に関わろう**
正しいアセスメントの必要性，アプローチの仕方，医師・薬剤師・看護師のもつべき視点がわかります．

症状の見極め方を知りたい → **第2章　症状を見極めよう**
さまざまな精神症状に対するアセスメントと介入の仕方がわかります．

薬の使い分けや，注意事項を知りたい → **第3章　薬を使いこなそう**
効果や相互作用，副作用など，安全性に配慮した薬の使い分けがわかります．医師の処方意図の理解にも役立ちます．
●薬剤情報もあわせてチェック！

まさに今，臨床現場で役立つ情報を知りたい → **第4章　ケーススタディで実践力をみがこう**
よくある症例，まれではあるが知っておきたい症例など，25のケースを集めました．

症状の見極めは…第2章で

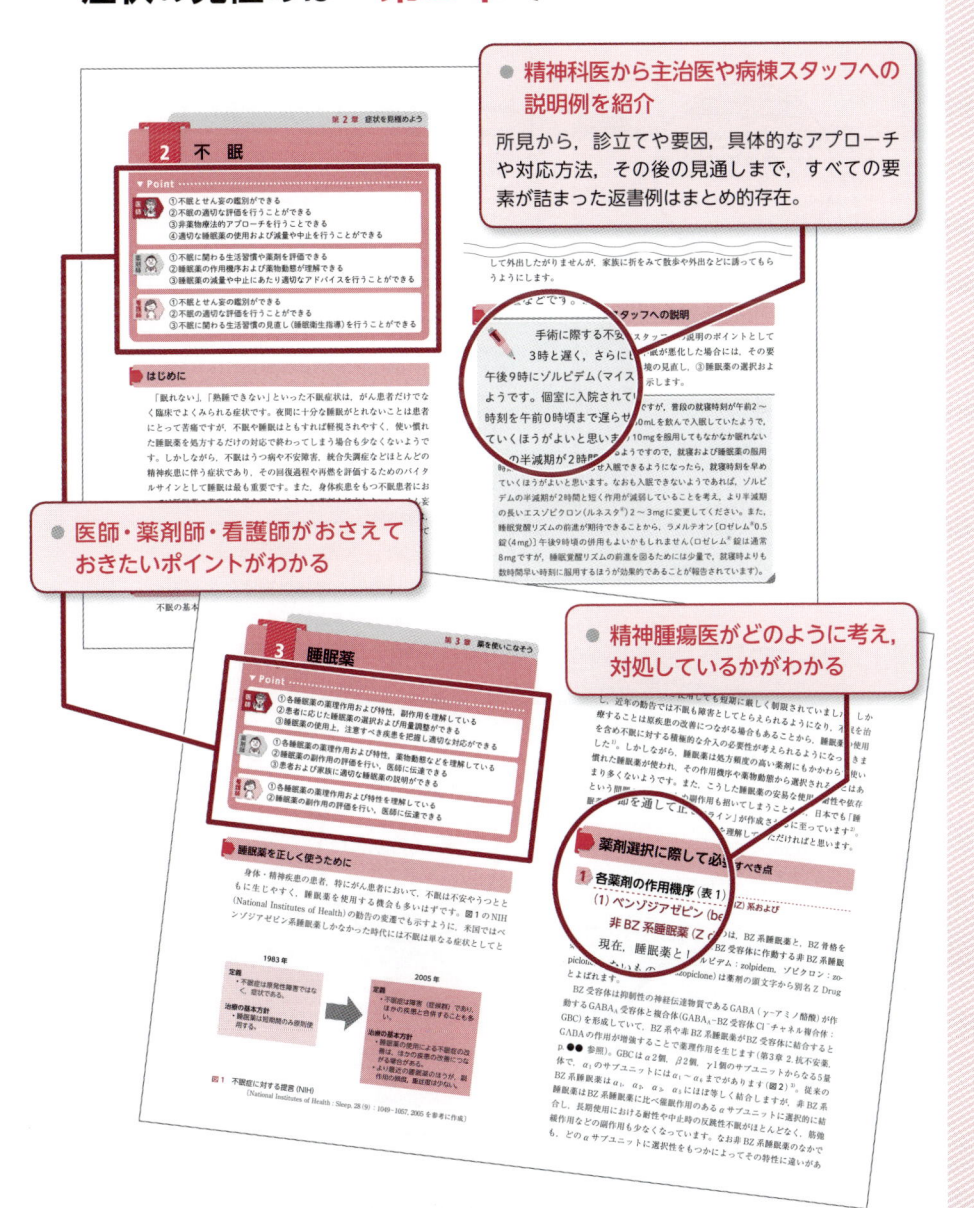

- **精神科医から主治医や病棟スタッフへの説明例を紹介**
  所見から，診立てや要因，具体的なアプローチや対応方法，その後の見通しまで，すべての要素が詰まった返書例はまとめ的存在。

- **医師・薬剤師・看護師がおさえておきたいポイントがわかる**

- **精神腫瘍医がどのように考え，対処しているかがわかる**

薬の選び方・使い方は…第3章で

実際のケースで考える…第4章で

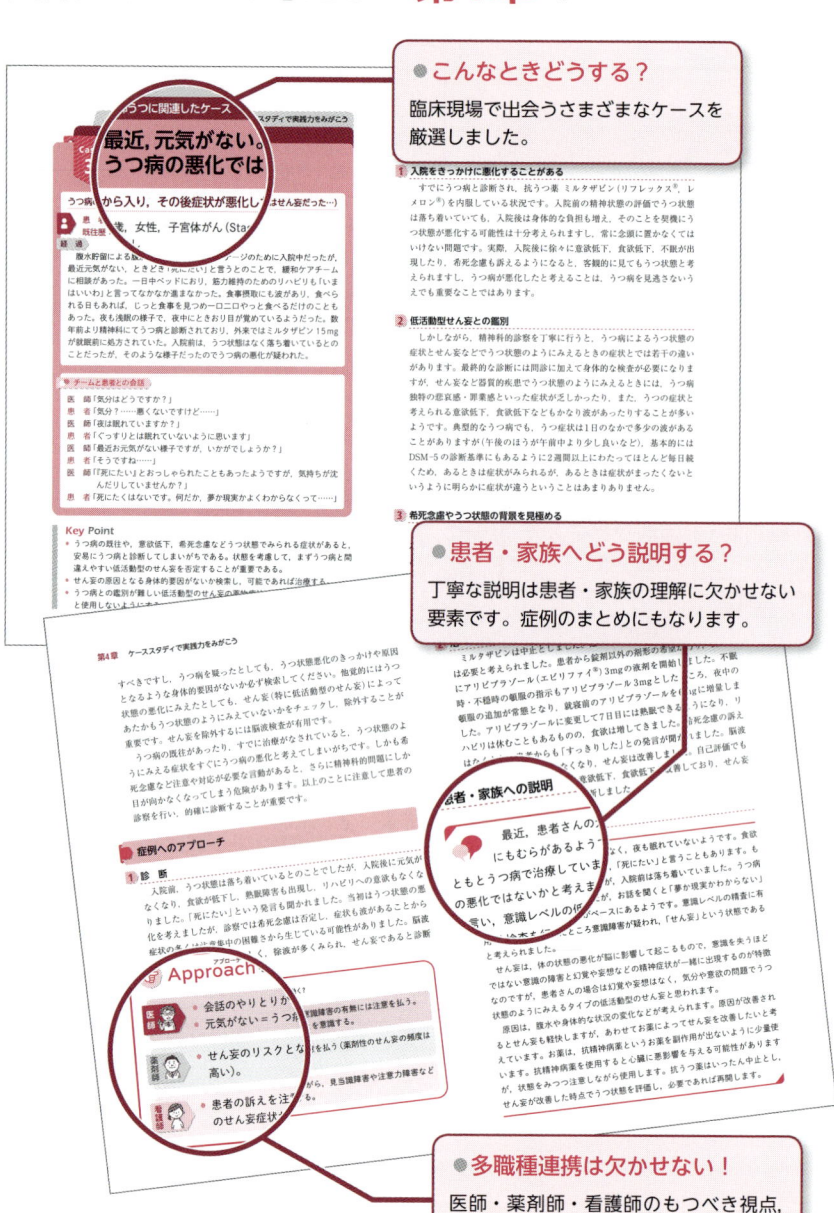

● **こんなときどうする？**
臨床現場で出会うさまざまなケースを厳選しました。

● **患者・家族へどう説明する？**
丁寧な説明は患者・家族の理解に欠かせない要素です。症例のまとめにもなります。

● **多職種連携は欠かせない！**
医師・薬剤師・看護師のもつべき視点，アプローチがわかります。

● 薬剤情報

　医療用医薬品のうち，がん患者の精神症状に対して処方されることの多い薬剤をピックアップして解説しています。各章を読み進めるうえでの参考にしてください。

● メラトニン受容体作動薬

12　ラメルテオン ▶ ramelteon

● ロゼレム【錠】8mg (武田)

週間・不眠症における入眠困難の…

こんな場合に使用する
■ 昼夜逆転が問題になって…

こんな場合に注意する
■ 効果発現が遅いため，1ヵ…

特徴
■ 催眠作用は覚醒中枢の抑…
　るメラトニン受容体に作…
　活，覚醒中枢と睡眠中枢…
　感神経を優位に保つこと…
■ 半減期は短いが，従来の…
　続することで効果があら…
■ 主としてCYP1A2で代謝され，CYP2Cサブファミリー…
　一部関与する。
■ CYP1A2を強く阻害し，また，CYP2C9，CYP2C19お…
　する阻害作用の影響も考えられるため，フルボキサミ…

● 代表的な向精神薬をピックアップ

医薬品の基礎情報（代表商品名，剤形，規格単位，適応など）はここでチェック！

剤形略称記号

【末】…末剤，【散】…散剤，【細】…細粒剤
【徐放細】…徐放性細粒剤，【顆】…顆粒剤
【徐放顆】…徐放性顆粒剤，【錠】…錠剤
【徐放錠】…徐放性錠剤，【OD錠】…口腔内崩壊錠
【カ】…カプセル剤，【シ】…シロップ剤
【シロップ用】…懸濁性シロップ剤（ドライシロップなど）
【内用液】…内服液剤，【注】…注射剤
【注射用】…注射用剤，【坐】…坐剤　　など

● 薬剤選択に役立つ臨床情報

どんなときに使える？　どんな場合に注意が必要？　薬の選び方・使い方のポイントがわかります。おさえておきたい薬の特徴をコンパクトに記載！

ix

目次

- 本書の使い方 …………………………………………………………………… vi

第1章　がん患者の精神症状を多職種で診立てよう

1. がん患者の精神症状　アセスメントの現状と課題 …………… 上村　恵一　2
2. チーム医療と包括的アセスメント ……………………………………………… 7
    - 2-1　チームとしてどうアセスメントするか
        ―特にがん治療医と緩和ケア医に必要なアセスメント …… 小川　朝生　7
    - 2-2　薬剤師はどのように関わるか
        ―主にせん妄の対応について ………………………………… 市田　泰彦　14
    - 2-3　看護師はどのように関わるか ……………………………… 佐々木千幸　22

第2章　症状を見極めよう

1. うつ病・適応障害 ……………………………………………… 清水　研　30
2. 不　眠 ……………………………………………………………… 谷口　充孝　46
3. せん妄 ……………………………………………………………… 船橋　英樹　60
4. 認知症 ……………………………………………………………… 佐々木　史　78
5. てんかん・けいれん …………………………………………… 北浦　祐一　100

第3章　薬を使いこなそう

1. 抗うつ薬 …………………………………………………………… 田中　輝明　114
2. 抗不安薬 …………………………………………………… 堤　多可弘／高橋　一志　127
3. 睡眠薬 ……………………………………………………………… 谷口　充孝　139
4. 抗精神病薬 ………………………………………………………… 谷向　仁　155
5. 抗てんかん薬 ……………………………………………………… 吉村　匡史　166

第4章 ケーススタディで実践力をみがこう

▼ 抑うつに関連したケース

Case1 うつ病とアカシジアが合併したら？
うつ病とアカシジアの鑑別を要する症例 …………………………………… 松田　能宣　182

Case2 痛み止めは効かない？ 神経障害性疼痛を伴ううつ病にはどう対応する？
デュロキセチンにより服用中のワルファリンの作用が
増強してしまった症例 ………………………………………………………… 松岡　弘道　187

Case3 最近，元気がない。うつ病の悪化では？
うつ病の診断から入り，その後症状が悪化した症例
（実はせん妄だった…） ………………………………………………………… 南雲　智子　192

Case4 何をやっても眠れない！ 死にたい…と絶望的な患者にどう対応する？
不眠を契機に希死念慮を抱くようになった症例 ……………………………… 山田　　祐　197

▼ 不眠に関連したケース

Case5 終末期の不眠にはどう対応する？
根治困難な進行膵がんで眠れない症例 ………………………………………… 野畑　宏之　202

Case6 睡眠薬が効かず不眠を訴える患者 いびきをかいて"眠って"いる？！
睡眠時無呼吸症候群（SAS）の症例 ………………………………………… 菊地未紗子　207

Case7 ベンゾジアゼピン系睡眠薬を減らしていくには？
長期間飲み続けていたトリアゾラムを減量・中止できた症例 ……………… 武井　宣之　214

Case8 患者さんが睡眠薬を飲みたがります…
不眠や不安の増悪をおそれ
ベンゾジアゼピン系薬剤の中止をためらう症例 ……………………………… 岩田　愛雄　220

Case9 夜間，子どもがなかなか眠れない様子です…
不眠の原因を取り除き，睡眠薬を使用せずに改善できた症例 …………… 多田羅竜平　226

▼ せん妄に関連したケース

Case10 夜中に患者が怒鳴りだした！ 過活動型せん妄への対処法は？
入院当日の夜，過活動型せん妄となり身体的要因から対応した症例 …… 南雲　智子　231

目次

Case11 低活動型せん妄に対する抗精神病薬の過鎮静に注意！
疼痛の訴えが正確に評価されず，モルヒネが増量されてしまった症例 …… 井上真一郎　235

▼ 怒りと否認のケース

Case12 怒りの事例にはどう対応する？
怒りに対し包括的なアセスメントを行ったことで対処できた症例 …… 武井　宣之　242

Case13 オピオイドを飲んでくれない！
全身倦怠感を伴う咳嗽にもかかわらずオピオイドを拒薬する症例 …… 西本　武史　249

▼ 病態の鑑別が重要なケース

Case14 吐き気止めの効果がない？
抗がん薬治療の完遂をめざし，不安と吐き気（予期嘔吐など）に対応した症例 …… 阿部　泰之　254

Case15 気分障害とせん妄の見極めは？
躁うつ病の増悪と思われたが，せん妄であった症例 …… 平　俊浩　259

Case16 せん妄と認知症との見極めは？
術後の幻視や変化を伴う認知機能で，
せん妄かレビー小体型認知症か鑑別が困難な症例 …… 菊地未紗子　265

Case17 入院中にアルコール離脱症状が出現したら？
アルコール依存症の患者のアルコール離脱症状に対応した症例 …… 安井　玲子　273

Case18 一日中ずっとだるい… その原因は？
全身倦怠感をきっかけに抑うつの原因を検討した症例 …… 辻　直子　279

▼ 向精神薬の副作用で注意すべきケース

Case19 抗不安薬を飲んで興奮！ もしかしてせん妄かも…
ベンゾジアゼピン系抗不安薬を内服している経過中にせん妄を呈した症例 …… 井上真一郎　284

Case20 錐体外路症状の発現にどう対処する？
手術翌日の気持ちのつらさで紹介されたが急性ジストニアであった症例 …… 野畑　宏之　290

Case21 手術を控え，向精神薬はどうすべき？ ―減量？ 中止？ 再開は？
身体的理由で服用中の向精神薬を中止した症例 …… 比嘉　謙介　294

Case22 向精神薬の依存？ 離脱症状を起こさないためには？
ベンゾジアゼピン系薬剤，SSRIの長期連用と中断による
離脱症状が生じた症例 ………………………………………… 佐伯　吉規　300

Case23 アカシジアかも… でも精神科医が不在で困った！
常勤の精神科医が不在のなかで，
アカシジアを疑い主治医に処方提案した症例 ………………… 矢野　琢也　307

▼ **特殊な身体的状態を伴ったがん患者のケース**

Case24 脳転移によるてんかん発作にどう対応する？
脳転移によるけいれんを伴う意識障害に対して
治療とフォローを行った症例 ………………………………… 織壁　里名　312

Case25 妊娠中のがん患者が不安を訴えたら？
妊婦であるがん患者の不安・不眠への対処例 ………………… 菊地未紗子　321

● 薬剤情報 …………………………………… 岡本　禎晃，市田　泰彦，元永　伸也　333
● Q&A
  ● 抗てんかん薬は予防的に使用してよいですか？ ………………… 北浦　祐一　111
  ● 質のよい睡眠をとるために何かよい方法や睡眠薬はありますか？ … 谷口　充孝　112
  ● 不眠は生活習慣病を悪化させますか？ ……………………………… 谷口　充孝　112
  ● 不眠になると免疫能や細胞の修復能は低下しますか？ …………… 谷口　充孝　112
  ● 患者から「死にたい」と言われたとき ……………………………… 清水　研　196
  ● 認知症とせん妄はどうやって見分けたらよいですか？ …………… 佐々木　史　206
  ● 不穏とせん妄の違いは？ ……………………………………………… 船橋　英樹　241
  ● 認知症患者の「事実と異なる話」は，どこまで訂正したらよいですか？ … 佐々木　史　272

● 付　録 ◆ 精神症状を引き起こしやすい薬剤一覧表 ……………………………… 407
● 索　引 ………………………………………………………………………………… 412

本書のご利用にあたって

　本書の記載内容については，正確かつ最新の情報であるよう，最善の努力をして編集にあたっておりますが，日々，医学・医療は進歩しており本書記載内容が発刊後に必ずしも最新・正確とは限りません。

　また本書では，保険適応外の使用法についての記載が多く，用法・用量についても添付文書や成書とは異なる場合があります。添付文書に記載されていない使用法を推奨するものではなく，実地臨床における知見に基づいて情報提供するものです。

　したがって医薬品の使用にあたっては，必ず当該医薬品の最新添付文書を確認していただき，患者・家族への十分な説明と，ご自身の判断において適切にご使用いただきますようお願い申し上げます。本書に記載された医薬品の使用法によって生じたいかなる問題についても，編集者，著者，および出版社はその責任を負いかねます。

株式会社　じほう

第1章

がん患者の精神症状を多職種で診立てよう

1. がん患者の精神症状　アセスメントの現状と課題
2. チーム医療と包括的アセスメント
   2–1　チームとしてどうアセスメントするか
   　　　―特にがん治療医と緩和ケア医に必要なアセスメント
   2–2　薬剤師はどのように関わるか
   　　　―主にせん妄の対応について
   2–3　看護師はどのように関わるか

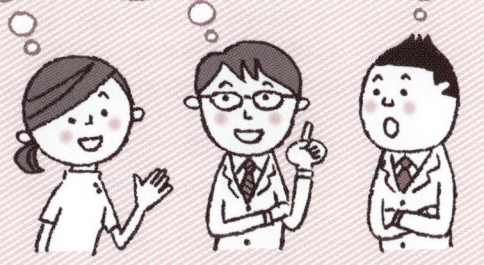

第1章 がん患者の精神症状を多職種で診立てよう

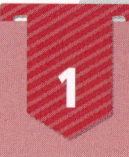

1 がん患者の精神症状アセスメントの現状と課題

誰が精神症状の評価を行うのか

　精神症状が出現することがないがん患者はいないことは明らかであり，すべての医療者は何らかの機会に精神症状に触れています。その際に自信をもってそれを評価できる精神腫瘍学の専門家もいるでしょうし，精神疾患に少し抵抗があり，そのような症状を自らのフィールドからできるだけ遠ざけてきてしまった医療者もいるかもしれません。

　表1[1)]に示したのは，英国NHS-NICE（National Health Service-National Institute for Health and Clinical Excellence；国民医療サービス／国立医療サービス）により作成されたがん患者の支持・緩和ケアマニュアルの一部抜粋です。そこにはこころの負担を通常レベルから重度の精神疾患までおおまかに4つに分類し，各段階における医療提供者と評価方法が記載されています。第一段階として，すべての医療者が「心理的ニードの評価」，「疑わしいと思ったときに精神保健の専門家へ相談」できることと書かれています。GP（general practitioner）制度の整備されている英国とは専門

表1　がん患者のこころの評価とサポートの4段階

- **第一段階：すべての医療スタッフに必須の評価**
  - 心理的ニードの評価
  - 疑わしいと思ったときに精神保健の専門家へ相談
  - 対象：すべての医療者
- **第二段階：精神保健従事者に若干の訓練を要する評価**
  - スクリーニング：がん診断時，再発時，治療中止時などストレス時
  - 対象：がん専門看護師，ソーシャルワーカー，英国ではGP
- **第三段階：精神保健専門家による診断**
  - 診断：軽度～中等度の不安，うつ，怒りなど
  - 対象：臨床心理士
- **第四段階：精神保健専門家による診断**
  - 診断：重度のうつ病，せん妄，不安障害，人格障害，アルコール
  - 対象：精神科医

〔英国がん患者の支持・緩和ケアマニュアル．NHS-NICE，2004より引用〕

家の定義がやや異なる部分がありますが，日本においてもすべての医療者が心理的ニードの評価を行うことは，最低限の責務であることはいうまでもありません。

精神症状のアセスメントについての誤解

　がん患者の症状アセスメントにおいては，PS（performance status）やADL（activities of daily living）といった身体機能に関わるものや，疼痛，倦怠感，嘔気，呼吸困難などのがんに伴う随伴症状に関わるものなどの，評価方法やアセスメントの重要性が指摘されています。それに対して，精神症状については実際の臨床現場でどのようなアセスメントが行われているでしょうか。

看護師	「Aさんは少しうつっぽいと思うなぁ」
医　師	「いやいや，それは吐き気のせいだなぁ」
看護師	「いや先生，そういえば認知症で通院中って聞いたわ」
医　師	「なら認知症のせいなんだろうか……」
看護師	「うちにも精神科の先生がいたらねぇ」

　上記のような医療スタッフの会話ががん治療を行う多くの病棟で日常的に聞かれています。疼痛，嘔気，呼吸困難などについては，背景にある病態生理を慎重に検討し正確なアセスメントにできる限り近づこうとする医療者も，精神症状については「あいまいで不正確で流動的なもの」という誤解のもと，「何となく」評価している，もしくは正確なアセスメントを放棄していることが多いのではないでしょうか。また，常勤として精神科医がいる施設においては，精神科医にそのアセスメントを一任してしまっているところが多いと思われます。

介入する前に正確なアセスメントが必要

　精神症状アセスメントの問題で患者にとって最も不利益が多いのは，アセスメントなき介入が行われる場合です。もちろん，症状を把握せずに介入方法を決定する医療者はいませんが，症状の背景にある病態生理を推測

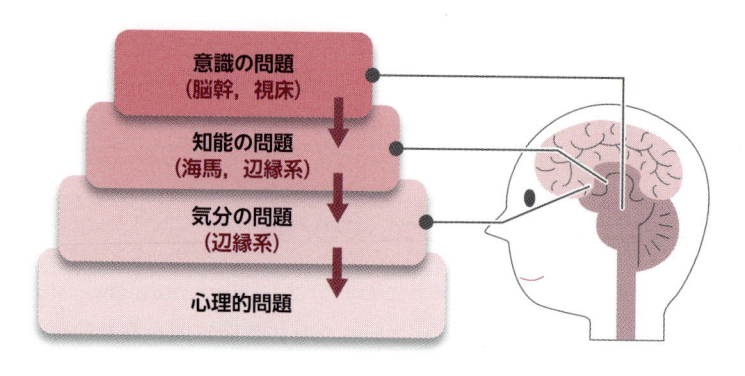

第1章　がん患者の精神症状を多職種で診立てよう

図1　精神症状と対応する脳の構造

せずに，不眠の訴えに対して睡眠薬，不安の訴えに対して抗不安薬，気持ちが沈むという訴えに対して抗うつ薬が開始されているケースを数多く経験します。

　それぞれの症状からその病態のアセスメントにたどりつかなければ，正しい介入方法の選択などありえません。特に，薬物療法で行われがちな治療的診断は，重大な副作用につながるおそれがあり避けられるべきです。うつ病とせん妄の鑑別が不十分であるのに，うつ病と誤診し抗うつ薬を投与することは，せん妄の原因検索を遅くする要因となり予後に著しい悪影響を与えることも懸念されます。また一部を除く多くの抗うつ薬は，せん妄の病態に対して有効であるという証拠は存在しません。

精神症状評価の肝は「鑑別の順番」

　「精神症状」と「精神疾患」にはいくつもの組み合わせが存在し，不眠という症状でいえば，不眠を呈さない精神疾患などほとんどないと思われます。
　そこで，症状からの病態の鑑別にはある一定の手順を踏むことが極めて重要となります。図1に示すように，精神症状を呈する背景にある病態生理は「意識の問題」，「知能の問題」，「気分の問題」，「心理的問題」とさまざまです。それぞれを司る脳の部位も異なっています。
　以下，「比較的急性な病状経過において活動性の低下，見当識障害，記憶障害が出現した高齢者」でよく問題になるせん妄，認知症，うつ病の鑑

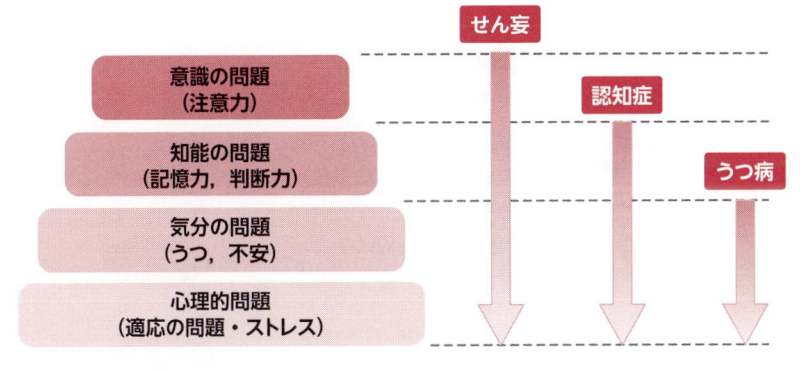

図2 問題の階層と主要な病態の対応

表2 せん妄，認知症，うつ病と各症状との関係

障害のレベル	疾患	脳が働いていない症状（注意力障害）[1]	能力の問題[2]	意味づけの問題[3]	コーピングの問題[4]
意識の障害	せん妄	あり	あり	あり	あり
知能の問題	認知症	なし	あり	あり	あり
気分の問題	うつ病	なし	なし	あり	あり
心理的問題	適応障害	なし	なし	なし	あり

[1] 脳が働いていない症状：つじつまのあわない会話，まとまりのない行動
[2] 能力の問題：直前のことを忘れる，段取りが組めない
[3] 意味づけの問題：気分の落ち込みがずっと続く，意欲がない
[4] コーピングの問題：段取りは組めるし，意欲はあるが，実行するとうまくいかず失敗してストレスを抱える
〔小川朝生：認知症・せん妄・うつ病の違い．看護技術，59(5)：16，表，2013より一部改変〕

別を念頭に解説していきます。

　図2に示すように病態の鑑別の観点においては，意識の問題を最初に見極めることが最も重要な点です。人のすべての脳機能のなかで意識が「脳全体の働きを制御する最も重要な機能」であるためです。次に認知機能，とりわけ知能の問題を評価する必要があります。最後に気分の問題と適応の問題などの心理的問題について見分けることが肝要です。意識・知能の問題は脳の機能のなかではことさらに上位に位置づけられている機能であるため，そこが障害されているせん妄においては，それより下位のすべての脳機能が障害されていても何ら不思議ではありません。表2には各病態のそれぞれの症状と障害のレベルについて示しました。

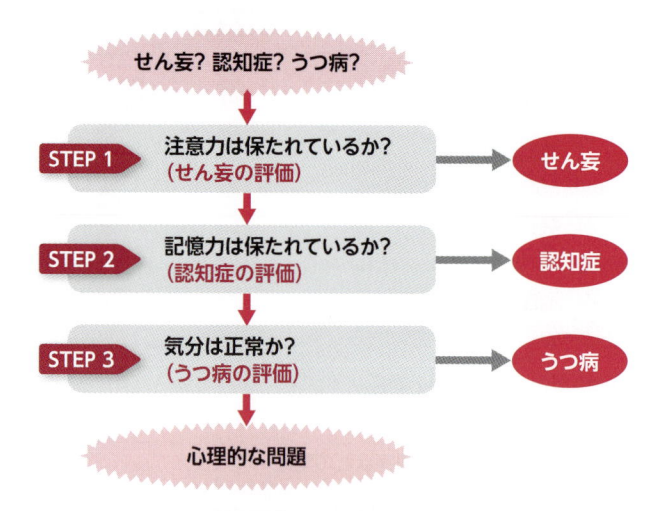

第1章　がん患者の精神症状を多職種で診立てよう

```
        せん妄? 認知症? うつ病?
                ↓
  STEP 1  注意力は保たれているか?    →  せん妄
          (せん妄の評価)

  STEP 2  記憶力は保たれているか?    →  認知症
          (認知症の評価)

  STEP 3  気分は正常か?              →  うつ病
          (うつ病の評価)
                ↓
            心理的な問題
```

図3　アセスメントで重要なことは評価の順番

実際のアセスメントの方法

　次節にて各職種に求められている精神症状のアセスメントについて解説していきますが，繰り返し強調したいのは評価の順番です。脳の機能の最上位にあたる意識の評価，せん妄による注意障害の有無が鑑別の重点になりますが，まずはその見極めを正確に行うこと。次に，認知機能の評価，気分の評価と続けることが重要です。図3に前述の3つの病態を鑑別する際にどのような点に注意し，どのような順番で症状評価をしたらよいかを示しました。

■参考文献
1) National Health Service（NHS）— National Institute for Clinical Excellence（NICE）: Guidance on Cancer Services: Improving Supportive and Palliative Care for Adults with Cancer, The Manual. 2004
2) 小川朝生：認知症・せん妄・うつ病の違い．看護技術，59(5): 12-18, 2013

2 チーム医療と包括的アセスメント

2-1 チームとしてどうアセスメントするか ―特にがん治療医と緩和ケア医に必要なアセスメント

はじめに

　わが国では，2006年にがん対策基本法が策定され，全国のがん診療連携拠点病院を中心にがん医療の体制整備が進められています。それぞれの医療施設では，「すべてのがん患者および家族の苦痛の軽減ならびに療養生活の質の向上」を目標に，チーム医療が重視され，緩和ケアチームや周術期管理チームなどさまざまな取り組みがなされています。例えば，がん診療連携拠点病院では，各職種の間での情報の共有や意見交換の機会を確保し専門性を高めることを目的に，キャンサーボードなどのシステムを整備することが掲げられています。

　がん医療におけるチーム医療は，施設内の集学的医療チームの活動だけではありません。例えば，「地域連携クリティカルパスの活用」のように，病院と在宅療養支援診療所や訪問看護ステーション，薬局間のような地域でつながる連携もチーム医療活動にあたります。

　このように，チーム医療は施設内外を問わず，がん医療では常に意識されるキーワードです。事実，医療従事者の多くはチーム医療を提供するために「チームワーク」が重要であることや，職種を越えた「コミュニケーション」が必要であることを日々認識しているかと思います。しかし，「チーム医療は重要だ」とか「身体症状だけではなく，こころのケアを含めた医療が大事だ」と言いつつも，では「チーム医療の目的は何なのか」あるいは「チーム医療がより機能的に動き実践するためには，こころのケアにどのように取り組む必要があるのか」といった話は意外になされていないのかもしれません。

　ここではチーム医療をキーワードに，多職種がこころのケアに関わるうえでぜひ検討していただきたい包括的アセスメントを中心にまとめてみることにします。

第1章　がん患者の精神症状を多職種で診立てよう

がん治療においてチーム医療が重視される理由

　まず，がん治療においてチームで取り組むことが重要視されるようになった背景を考えてみます。

　一般に医療の領域において，チーム・アプローチをとる目的には，医療技術が高度化し技能の習得に長期間を要するまでになったこと，医療の高度化に対応して個人だけで全体を担うことが困難になってきたこと，そのために複数の人が集まり，各人が役割を分担せざるを得なくなったことがあげられます。言い換えれば，それぞれが高度な専門性を確立して連携し，効率的に高度の医療を提供することを意識して進められてきました[1,2]。これは高度な技術を効率的に提供するためには必須の手段です。このチーム医療は実現すべき到達点の一つであり，例えば高度化・専門化が特に進んだ手術室や救急医療においては，このチーム医療を必要とすることももっともといえます。

　一方，がん治療のなかで緩和ケア・精神腫瘍学においては，専門性の追求に加えて，包括的なアセスメントを行うこともチーム医療の目標に掲げられています。この背景には，緩和ケアにおけるチーム・アプローチが生まれた背景を考えるとよいでしょう。緩和ケアが提唱された背景には，患者のQuality of Life（QOL）を向上させることを目標とした全人的な症状緩和を目指す視点があります。すなわち，特殊化，専門分化が進んだ医療体制への反省から，患者を取り巻く問題を複数の視点から検討することにより，患者全体を俯瞰する視点を回復させることを目指すことを意識しています（**包括的なケア**）。

　言い換えれば，がん治療におけるチーム医療には，それぞれの領域の専門化を推進する一方，細分化することによって失われた全体を見渡す視点（**包括的アセスメント**）を取り戻すことが期待されています[1]。

がん医療と包括的アセスメント

では，その全体を見渡す視点を回復する試み（包括的アセスメント）[3]とはどのようなものでしょうか。

まず，ほとんどのがん患者が，がんに罹患したことでさまざまな情動体験を経験します。この体験は，精神心理的苦痛と総称されます。

がんに関連する体験は，一つにとどまりません。がんの診断から治療，観察期間，再発，積極的治療の中止など一連のできごとが重なって生じます。この体験は，大きくがんや身体に由来する因子（身体症状，精神症状），社会生活に由来する因子，対人関係に由来する因子，患者の生き方や人生観など価値観に由来する因子に分けて考えることができます。

このようなさまざまなストレス因子に対処しなければならない患者は，ほぼ全員が何らかの情緒的・心理的な負担を感じ，一部の患者は精神医学的問題を経験します。医療者には，まず，心理的体験を知るとともに，精神医学的問題や心理学的問題をどのように評価をするか，医療者として気づき，対応をすることが求められます。

1 医療者として，まず取り組みたいこと

がん患者の精神心理的苦痛を考えるうえで，①心理社会的苦痛，②精神症状のどちらであるかを評価し，判断することが最初のステップになります。

①心理社会的苦痛
　対人関係や疾病との取り組み方に関する問題とそれに伴う苦痛
②精神症状
　身体疾患（がんや治療）の症状として出てくる精神症状（例：せん妄），苦痛への適応の努力が破綻したために出てくる精神症状（例：うつ病）

(1) 心理社会的苦痛への対応

心理社会的苦痛とは，がん患者・家族に広く認められる苦痛です。がん治療に関連する心理社会的苦痛は，苦痛の背景に情報の問題が絡む特徴があります。医療者は，具体的に患者・家族が悩む背景として「本当に必要な情報が届いているのか」，「届いていたとしてもその内容が正しく伝わっているのか」を意識して確認することが重要です。

そのうえで,

- 情緒的な支援：傾聴や共感，丁寧な面接
- 不足している情報の提供
- 必要な社会的支援の提供：経済的支援（高額療養制度など）や介護保険など社会保障制度の紹介

が，プライマリ・チームであればどのような職種であっても伝えられるようになることが求められるでしょう。

(2) 精神症状への対応

一方，身体疾患（がん）や薬剤によって生じる精神症状（例：せん妄），あるいは心理的苦痛に対して努力をしたものの，残念ながら適応が破綻したために出てくる精神症状（例：適応障害，うつ病）があります。これらは「精神症状が起こりうる」ことを意識し，注意して観察をしないと，見落とされがちです。

例えば，重度のうつ病であったとしても，担当医や看護師などプライマリ・チームがうつ病に気づくのはその半数にとどまることが報告されています。日常臨床では，ほとんどが「不眠」と誤解されがちです。

がん医療に携わる医療者は，

- まずがん患者に生じうる精神症状にどのような症状があるのかを知り，
- プライマリ・チームとして遅れることなく初期対応をとることができる

ようになることが望まれます。

2 包括的アセスメントを進める

精神症状および精神心理的苦痛の中身は多種多様です。忙しい臨床のなかで，短時間に見落とすことなく問題を同定することが必要です。その方法が包括的アセスメントです。

(1) 精神心理的苦痛もほかの苦痛と同等に扱う

「こころのケア」，「精神症状の評価」というと，どうしても疼痛などの身体的苦痛とは別の特殊な扱いをするのではないか，と身構えてしまう方

もいるかもしれません。確かに身体症状であれば，血液検査のように数値でその有無や重症度が評価できます。また，疼痛であれば，NRS (Numerical Rating Scale) などの数値化できるスコアをみて，症状が軽減したかどうかを数字で測ることが可能です。それらと比べると，うつ病の症状の有無（例えば，抑うつ気分というのはどのような症状か，「集中力が低下した」といえるのはどのくらいになったらなのか）やその重症度（例えば，抑うつ気分はひどい，軽いということができるのか）というものは，いったいどのように評価をすればよいのか，いまひとつ掴みかねるという感覚をもつのも，もっともかと思います。

　さらに精神症状は，心理的な問題（人やモノとの関係，例えば対人関係や病気との取り組み方など）とどのように区別すればよいのか，また実存的な問題（がんを抱えながらどのように生きていくべきか）やスピリチュアルなケアとどのように分けて考えていくのがよいのか，悩む方もいるかもしれません。

　がんのこころのケアは確かに「がんに罹患した患者の精神心理的苦痛の緩和に努めることを目標とした」ケアであることは間違いありませんが，そのことは「がん患者の苦痛を何よりもまず心理的な要因（対人関係やモノとの関係）から検討する」ということではありません。こころのケアもまず医学的なアプローチを拠り所とし，可能な限り身体・精神的苦痛を取り除くことを第一に考えます。そのために，

> ①症状を緩和する確実な手段のあるところから確実に対応を進める
> 　具体的には，身体症状→身体に起因する精神症状→環境に関連する要因の順番に対応の手順を整える
> ②対人関係やモノ・病気との関係を扱うにしても，まず確実に使えるもの，制度化されたもの（例えば介護保険や高額療養制度など）を確実に導入してから次のステップを考える

の方向でそろえると，解決方法が見つけやすくなります。

(2) 非専門医・薬剤師・看護師は精神症状にどのように関わるか

　非専門医，薬剤師や看護師の方ががん患者の対応をするときに悩まれることの一つに，「つらい」と言われたときに，いったい何をどのように考えたらよいのかわからない，特に痛みならまだしも，「気持ちがつらい」

第1章　がん患者の精神症状を多職種で診立てよう

と言われても何を評価したらよいのか，どのように声をかけたらよいのか戸惑ってしまう，という点があります。確かに，「気持ちがつらい」というときに，「気持ち」という漠然としたものに対していったい何を尋ねればよいのか，見当がつきにくいのももっともかと思います。

実は，「気持ち（精神症状，精神心理的苦痛）」と一括りにされるなかにも，いくつかのカテゴリーに分けることができます。また，精神症状を修飾する関連する領域もあわせて評価をすることが重要です。それらをあわせると，精神心理的苦痛の評価をするとき，次のような順番で評価を進めるとわかりやすいでしょう（図1，図2）。

まず最初に考えなければならないことは，「気持ちのつらさ」が身体症状と関連して出てきている苦痛ではないかという点です。代表的な例として，疼痛があります。疼痛は，疼痛自体が抑うつを引き起こし，また抑うつが疼痛を増悪させるという相互に密接な関連があります。抑うつの評価は疼痛緩和が図れていない状態では難しく，鎮痛を図った後に抑うつを丁寧に評価することが望まれます。このように，身体症状から来る苦痛（疼痛，倦怠感，呼吸困難感など）が緩和できているかどうかを判断し，そのうえではじめて2番目の可能性として精神症状の検討を進めていきます。そして精神症状の緩和（せん妄に対する対応，うつ病に対する対応など）

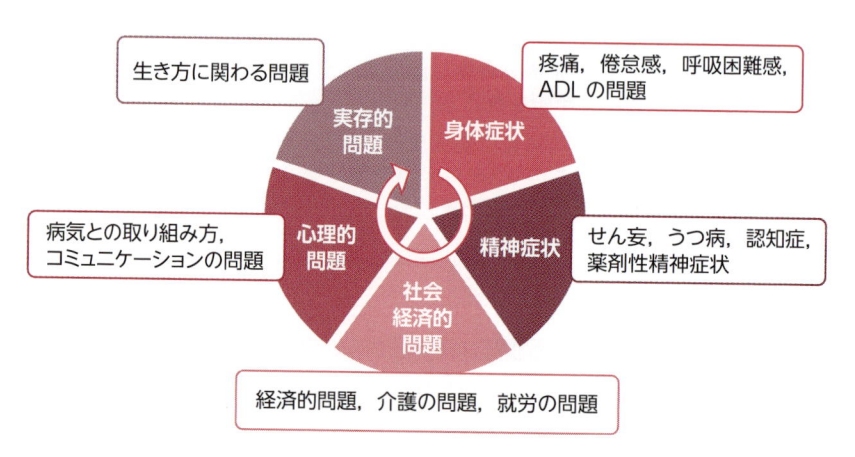

図1　包括的アセスメントとその順序

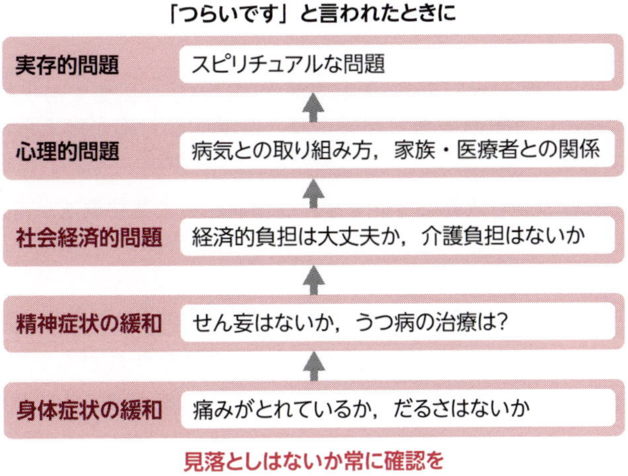

「つらいです」と言われたときに

実存的問題	スピリチュアルな問題
↑	
心理的問題	病気との取り組み方，家族・医療者との関係
↑	
社会経済的問題	経済的負担は大丈夫か，介護負担はないか
↑	
精神症状の緩和	せん妄はないか，うつ病の治療は？
↑	
身体症状の緩和	痛みがとれているか，だるさはないか

見落としはないか常に確認を

図2 「つらいです」と言われたときの包括的アセスメントの進め方

がなされていると判断したら，そのうえで社会経済的問題，心理的な問題を検討していきます。

(3) 精神症状を評価する

　緩和ケアを考えるうえで全人的苦痛を扱うことの重要性は論を待ちません。しかし，臨床において実際に患者さんの苦痛に総合的に取り組もうとする際に，精神症状をどのように評価をすればよいのか，戸惑う方も多いかもしれません。

　精神症状というと，怒る，落ち込むなどの気分に始まり，幻覚や妄想など非常に多様なものをみつけていかなければいけないと思われる方も多いかと思います。確かに，精神症状というものには広がりがありますが，実際には評価の軸というものが定まっており，その点，一般的な身体症状の評価と異なるものはありません。具体的には，

①意識障害の有無の判断：せん妄の判断
②判断能力，対応能力に関する異常の判断：認知症の判断
③情動・感情に関する異常の判断：うつ病・適応障害の判断

を進めていきます。

特にこれらの症状を重視する背景には，

- 従来は「不穏」とか「混乱」として医学的に対応が困難であった症状から，せん妄という意識障害が認識され，医学的な対応が考えられるようになった点
- がん患者の落ち込みについても，うつ病として薬物療法が有効であることが確認された点

があげられます。せん妄という意識障害とうつ病のどちらも，「気持ちの問題」として「傾聴」以外の対応がないと誤解をされがちですが，特に精神症状に関しては薬物療法という手段により症状緩和が図れる可能性があり，確実に対処を進めることを知ることがどの職種にも求められています。

■ 参考文献
1) 細田満和子：チーム医療とは何か？．チーム医療論（鷹野和美・編），医歯薬出版，pp1-10, 2002
2) 菊地和則：多職種チームの3つのモデル―チーム研究のための基本的概念整理．社会福祉学，39(2)：273-290, 1999
3) 小川朝生：がん領域における精神心理的ケアの連携．日本社会精神医学会雑誌，22(4)：123-130, 2013
4) 小川朝生，内富庸介・編：ポケット精神腫瘍学 医療者が知っておきたいがん患者さんの心のケア（日本サイコオンコロジー学会・監），創造出版，2014

2-2 薬剤師はどのように関わるか ―主にせん妄の対応について

はじめに

がん患者の約5割には何らかの精神疾患の診断がついたり精神症状が現れるとの報告があり，主なものは，適応障害，うつ病，せん妄であるとされています。多くの場合，これらはがん治療とは直接関係のない副次的な疾患として扱われやすく，初期症状も見逃されがちです。しかし，適応障害やうつ病はがん治療への参加意欲を減退させ，せん妄は意識障害から身

体症状の評価を不正確にし，さらに，治療選択など意思決定における判断能力を低下させます。どのような病期においても，がん治療には患者の意思が最優先されるため，われわれ医療者は精神疾患や精神症状が患者の治療方針に大きな影響を及ぼすことを認識しておく必要があります。

　特に，せん妄は意識障害により患者との十分なコミュニケーションが不能となり，最適ながん治療の遂行が困難となる状況が発生しやすい病態です。せん妄は，脳の器質的な脆弱性に加え，感染や脱水などの身体状況の悪化，またはオピオイドや睡眠薬などの薬剤により身体的負荷が加わったことによる脳の機能不全とされており，原因に対する適切な処置を行えば治療可能です。注意の欠如に代表される意識障害や認知障害が主たる症状ですが，せん妄の罹患期間が予後に関連するとの報告もあり，その治療は積極的に行われなければなりません。

　しかし，多くの薬剤師にとって，せん妄患者はコミュニケーションのとりづらい苦手な患者ではないでしょうか。国立がん研究センター東病院でせん妄の主原因を調査した結果，オピオイドや向精神薬などのがん治療に用いた薬剤に起因したせん妄が約3割を占めていました。せん妄が複合的な要因で発症することを考慮すると，薬剤がせん妄の一因となった割合はさらに多いと思われます。意思の疎通が困難な精神症状として敬遠されがちですが，その成因を考えたときに，薬剤師はせん妄を薬の副作用として捉え，積極的にその治療に関わっていく必要があります。

　当院でせん妄患者に対して行ってきた関わりは，大きく分けてせん妄治療への関与と発症予防への取り組みです。エビデンスのない私見ではありますが，せん妄患者に対する筆者の関わり方について紹介します。

せん妄治療への薬剤師の関与

1 直接因子・誘発因子の除去と改善

　せん妄の成立要因として，Lipowskiは3つの因子を提唱しています（第2章 3. せん妄，図3，p.63参照）。脳血管障害や感染症，脱水，薬物などの直接因子，ストレスや感覚遮断などせん妄を誘発する誘発因子，高齢や脳器質疾患の既往，認知症などの準備因子です。これらの因子に対して薬学的なアプローチを行うのが薬剤師の役割であると考えます。

第1章　がん患者の精神症状を多職種で診立てよう

(1) 原因薬剤の同定と代替薬の提案

　オピオイドやベンゾジアゼピン系薬剤，ステロイドなどの薬剤は，せん妄を発症させる直接因子となりえます（**表1**）。まずは，せん妄の発症時期と薬歴からせん妄の原因となった可能性のある薬剤を同定します。がん患者の場合は，オピオイドや向精神薬がせん妄の原因となっている事例が多く，可能であれば代替薬を提案します。ただし，被疑薬の切り替えにより患者に不利益が生じるリスクもあるため，リスク・ベネフィットを総合的に勘案する必要があります。

> **代替例**
> - 経口モルヒネ製剤，経口オキシコドン製剤 ➡ 経皮フェンタニル製剤
> - ベンゾジアゼピン系睡眠薬 ➡ 鎮静作用が強い抗精神病薬（クエチアピンなど）

(2) 身体症状への関与

　感染症，脱水，電解質異常などの身体症状は，せん妄の直接因子となります。せん妄は可逆的であり，これらが除去・改善されるだけで精神症状が治まることも多くあります。これらへの対処は薬物治療が主であり，せん妄に関する知識がなくとも薬剤師が介入しやすい分野です。感染症における抗菌薬治療やTDM，脱水における電解質補正などもせん妄治療の一つとなりえます。

表1　せん妄を来しうる薬剤

分　類	薬　剤
医療用麻薬	モルヒネ，オキシコドン，フェンタニル
抗パーキンソン病薬	レボドパ製剤，ドパミンアゴニスト，アマンタジン など
H_2受容体拮抗薬	シメチジン，ファモチジン など
副腎皮質ステロイド	プレドニゾロン，ベタメタゾン，ヒドロコルチゾン など
抗ウイルス薬	アシクロビル，インターフェロン など
循環器病用薬	ジギタリス製剤，β遮断薬，リドカイン，メキシレチン など
抗てんかん薬	フェノバルビタール，フェニトイン など
向精神薬	三環系抗うつ薬，ベンゾジアゼピン系睡眠薬・抗不安薬，炭酸リチウム など
その他	テオフィリン，NSAIDs，抗がん薬 など

〔和田　健：せん妄の臨床 リアルワールド・プラクティス．新興医学出版社，p44，表15, 2012 より一部改変〕

2 せん妄症状の緩和
(1) 身体症状に合わせた治療薬の提案と副作用モニタリング

　せん妄による精神症状の緩和には，ドパミン D_2 受容体の阻害作用がある抗精神病薬が使用されます。抗精神病薬は，ドパミン D_2 受容体のほかに，セロトニン $5HT_{2A}$ 受容体，セロトニン $5HT_{2C}$ 受容体，ヒスタミン H_1 受容体，ノルアドレナリン α_1 受容体など複数の受容体に結合し阻害作用を示します。薬剤により各受容体への親和性が異なり，それが薬理作用の特徴として現れるため，薬剤ごとの各受容体への親和性を把握することが大切です（第3章 4. 抗精神病薬，表3，p.157を参照）。

　さらに薬剤の動態や副作用についても注意が必要です。前述したように，せん妄は身体的負荷に起因した脳の機能不全であり，その患者は原因となった何らかの身体的な機能低下を有していることが多いです。それら機能低下が薬剤に及ぼす影響も考える必要があります。例えば，肝・腎機能の低下は薬剤の動態に影響を与え，脱水・低栄養状態は抗精神病薬による悪性症候群のリスクを高めます。肺疾患による呼吸機能低下状態では抗精神病薬の鎮静作用により低酸素状態となる危険性があります。また，高血糖の患者には一部の非定型抗精神病薬が禁忌になります。

　各薬剤の特徴は第3章，薬剤情報を参照していただきたいのですが，患者の身体症状に合わせた処方設計を提案するのが薬剤師です。可能であればリスクの回避案を提案しますが，投与の必要性が勝ることも多々あります。処方提案だけでなく起こりうる副作用などのリスクを想定し（**図1**），治療が安全に遂行できるよう適切な副作用モニタリング計画を立案しそれを実践していくことが薬剤師に求められています。

(2) 患者・家族への薬剤管理指導

　せん妄患者への薬剤指導時のチェック項目，薬剤管理指導の心得を**表2**，**表3**に示します。

　せん妄を発症している患者は注意力の低下や幻覚・妄想など思考の錯乱を伴う意識障害を起こしています。通常の薬剤説明では患者の理解を得られないばかりか混乱を来す場合もあります。患者ごとにせん妄の種類や程度も異なるため，状況に合わせた対応が必要です。例えば夜間せん妄など，症状に日内変動がある患者には，比較的症状が落ちついている時間帯

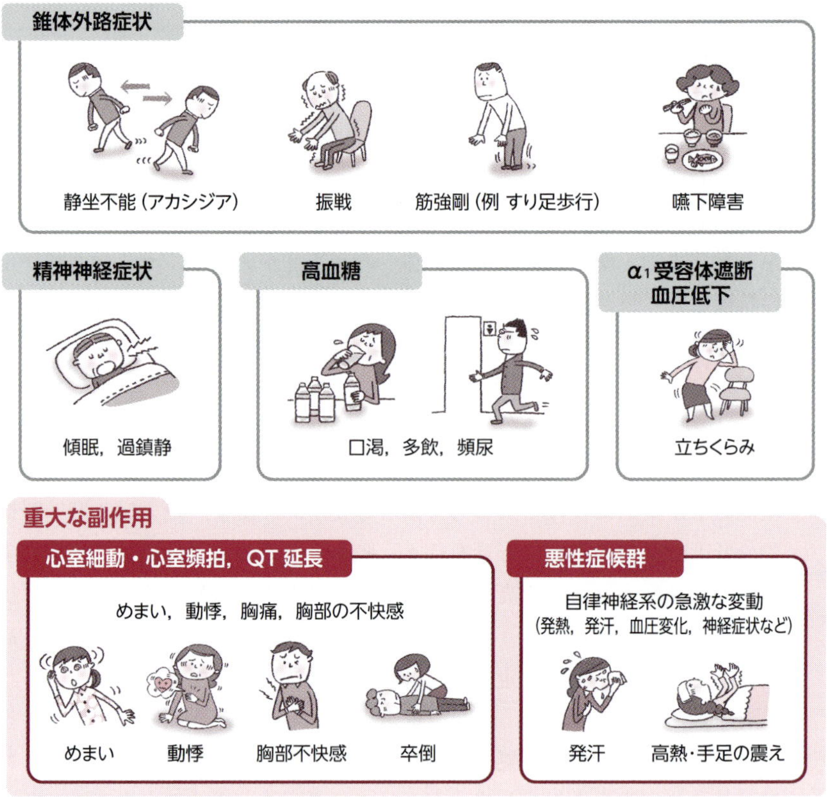

第1章　がん患者の精神症状を多職種で診立てよう

錐体外路症状

- 静坐不能（アカシジア）
- 振戦
- 筋強剛（例 すり足歩行）
- 嚥下障害

精神神経症状
- 傾眠，過鎮静

高血糖
- 口渇，多飲，頻尿

α₁受容体遮断 血圧低下
- 立ちくらみ

重大な副作用

心室細動・心室頻拍，QT延長

めまい，動悸，胸痛，胸部の不快感

- めまい
- 動悸
- 胸部不快感
- 卒倒

悪性症候群

自律神経系の急激な変動（発熱，発汗，血圧変化，神経症状など）

- 発汗
- 高熱・手足の震え

図1　抗精神病薬の副作用例（初期症状）

表2　せん妄患者への薬剤指導時のチェック項目

- **せん妄治療薬の服薬状況**
  - 頓服も含めた服薬履歴
  - 服薬目的の理解の確認（病棟スタッフ含む）
- **自覚症状**　本人から：睡眠，見当識，焦燥感，身体症状など
- **他覚症状**　診療録から：睡眠，異常行動，発熱など
- **観察項目**　注意・集中の程度，手足の挙動，表情など
- **検査値**　電解質，腎機能，肝機能，血糖値，感染など
- **投与薬剤**　増悪因子の有無
- **副作用**　錐体外路障害，高血糖・低血糖，過鎮静など
- **相互作用**　CYP競合薬・誘導薬

表3 せん妄患者への薬剤管理指導の心得

- **薬物治療の成功を目的にする**
  説明が目的ではない．治療を成功させるのに必要な関わりを考える
- **情報過多にならないよう注意**
- **服薬目的を具体的な症状で説明**
  周囲が理解できない，話のつじつまが合わない，イライラするなど
- **家族にも指導を行う**
  - せん妄の説明（家族による拒薬を防ぐ）
  - 環境調整（カレンダーの設置，使い慣れた道具の持ち込みなど）
  - 副作用モニタリング（焦燥感，落ち着きのない行動の有無など）

に薬剤指導を行います．過活動せん妄など，せん妄症状が激しい場合は無理に会うことはせず，家族や看護師からの情報を活用します．指導の際には薬剤の服用目的を，患者が困っている具体的な症状に関連づけて説明するとよいでしょう．一般にせん妄の治療薬は看護者・介護者を楽にするための"眠らせる薬"として認識されることが多く，「眠れれば不要」，「眠れないときだけ服用すればよい」と誤解されがちです．しかし，幻覚や妄想などで外界を正しく認識できない状態は患者自身にとっても精神的な苦痛であり，その苦痛を除去するための治療薬であることを説明し，指示どおりの服用を指導します．

　薬剤説明の対象には患者の家族も含めておくとよいでしょう．せん妄は突然に発症することが多く，家族は患者の変化に強い不安を感じています．せん妄の成因や病態を説明し，正しい病識と患者への接し方を理解していただけるよう心がけます．特にせん妄の原因が薬剤の場合，家族が投与の継続を拒否することがあります．オピオイドの場合は麻薬に対する偏見もあり，家族から拒薬されがちです．他薬に代替できない場合も多く，疼痛治療の必要性についても十分に理解してもらう必要があります．

　また，せん妄状態においては正常な判断ができなくなっていることも多く，副作用症状などの問診による聴取が正確でない場合があります．本人との会話によるコミュニケーションだけでなく，家族や看護師など常時患者のそばにいる者からの情報収集や検査所見などを利用し，正確な情報の把握を心がけます．特にせん妄患者の疼痛については正確な把握が難し

く，患者の表情や仕草，生活行動の変化など患者が発している非言語の情報を有効に活用します。

認知能力の低下したせん妄患者との面談は意思の疎通が困難であり，医療者にとっても負担に感じます。大切なのは患者と面談する目的を明確に意識し，それを得られるよう行動することです。せん妄患者は注意力が低下しており，質問に集中できません。なるべく短時間で面談を済ますよう心がけ，患者の混乱が激しければ無理に会うことはしません。患者との会話が目的ではなく，せん妄治療を適切に行うことが目的です。漠然とした面談では混乱を来すため，薬剤の説明，副作用の確認，身体症状の確認など面談の目的を明確に意識し，意識障害のある患者からその情報を入手できる最善の方法を患者ごとに考え，実践していく必要があります。

(3) せん妄の再発予防

せん妄は可逆的な病態であり，その要因の除去と症状への対処で治療は可能ですが，要因がそろえば治療後も再発する可能性があります。脳の器質的な要因の除去は困難なため，再発予防としては発症トリガーとなる直接因子や誘発因子を遠ざけることになります。しかし退院後にこれら因子が再開される場合も多く，退院前の指導が重要となります。薬剤師の役割としては，飲酒や睡眠薬の再開などその患者にとってせん妄のトリガーとなる行為を患者や家族に説明し，せん妄の再発防止に努めることです。必要があれば転院先やかかりつけ薬局にも情報提供を行い，医療連携の一環としてせん妄再発防止に取り組んでいきます。

せん妄予防への取り組み

せん妄は脳の器質的素因がある患者に複数の要因が絡んで発症するものであり，がん患者においてはオピオイドなどの薬剤がきっかけとなることが多いです。この発症のきっかけとなる薬剤の投与を管理することで，せん妄の発症を予防できる可能性があります。せん妄の既往，脳血管障害の既往，アルコール多飲歴のある患者など，せん妄の素因を有する患者はせん妄のハイリスク患者です。これらの患者にオピオイドやベンゾジアゼピン系薬剤など発症のトリガーとなる薬剤の投与を行う場合にはそのリスクを検

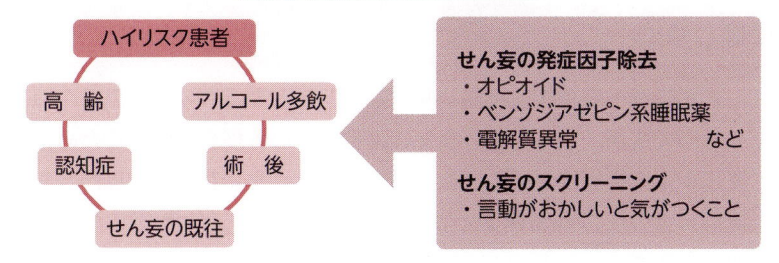

図2 せん妄発症予防への薬剤師の関与

討し，必要があれば代替薬の提案を行います。特に病棟専任薬剤師の場合は入院早期からリスクの検討が可能であり，当院では持参薬鑑別の時点にて，せん妄の因子となる薬剤を使用している患者をピックアップし，その情報を医師，看護師と共有することでせん妄予防に取り組んでいます（図2）。

おわりに

　当院でせん妄に関わったことがある薬剤師を対象にその問題点を調査した際，抽出されたのはせん妄に関する教育機会の不足と患者とのコミュニケーションの問題でした。教育の機会については本書がそれを補うものであると考えますが，患者とのコミュニケーションについては現場での経験が必要です。特に，せん妄に関する基礎知識もないまません妄患者に相対することは，かえって患者を混乱させ治療に悪影響を及ぼすことになります。不慣れなうちは精神科医などの専門家に同行し，患者との接し方を学ぶとよいでしょう。しかし，薬剤師としてせん妄治療に関わる以上，処方設計から調剤，そして治療評価や副作用モニタリングまで総合的に関わることが求められます。せん妄症状の評価については数種のツールが存在しますが，その使用については専門的知識を必要とします。従来，がん領域の薬剤師が関わっていなかった分野ではありますが，せん妄治療に関わる薬剤師はせん妄の評価についても学ぶ必要があると考えます。

2-3 看護師はどのように関わるか

はじめに

　がん患者への精神的な関わりとして基本となるものは，患者への支持的な対応ですが，がん患者のなかには精神的な苦痛を緩和するために向精神薬による薬物療法が必要となる場合があります。精神科を専門としない看護師にとって，向精神薬というものはとらえにくいと感じやすいものです。そのため，一括りに「精神科の薬」と考えてしまったり，「夜眠らない」など看護ケアや病棟管理上問題となるような行動に着目してしまったりして，本来の精神症状の評価につながりにくい場合があります。向精神薬の特徴について知ることで，どのような精神症状に対して使っているのか，その効果や副作用はどのようなものがあるのか，どのように効果を判定したらよいかわかりやすくなり，患者や家族への説明や対応のコツがみえやすくなります。ここでは，向精神薬を使用している患者に対する看護師としての役割と，がん領域に頻度が多い精神疾患の対応のポイントについて述べたいと思います。

向精神薬を使用している患者に対しての看護師の役割

　向精神薬を使用している患者に対する看護師の役割は，①薬物療法の効果や副作用のモニタリングと，②患者・家族への説明があげられます。

(1) 薬物療法のモニタリング

　患者にとって適切な薬物療法を行うためには，向精神薬使用による効果と副作用を確認していくことがとても重要です。がん領域においては，さまざまな身体症状があること，オピオイドなど鎮静作用がある薬剤を併用していることから，通常の向精神薬投与量の1/3程度から開始されます[1]。

　また，向精神薬による効果は個人差が大きいです。そのため，少量から始めて，向精神薬の効果と副作用を評価しながら，その患者にとっての適切な薬剤・適切な量を検討していきます。こうした薬物療法のモニタリングにおいて，看護師の役割は大きいといえます。

看護師は，患者にとって身近な存在であり，生活を支援しています。そのため，看護師が患者の気持ちや思いを聞いたり，生活を援助したりするなかで，患者の主観的な症状の変化や客観的な表情や行動などを確認することができます。向精神薬の効果や副作用を確認して，医師に報告することで，患者にとって適切な薬剤・適切な量を検討し，患者の苦痛症状の改善につながりやすくなります。

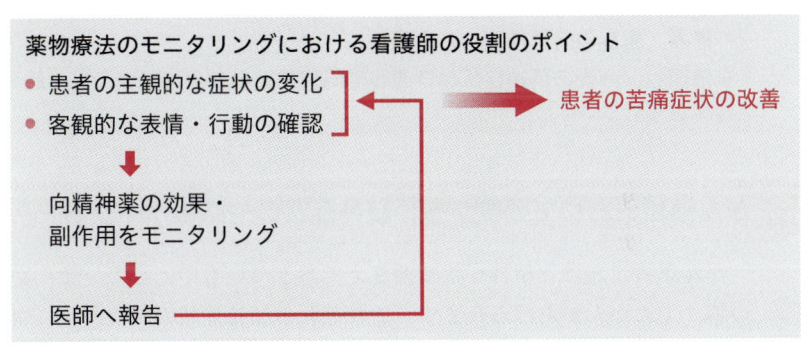

薬物療法のモニタリングにおける看護師の役割のポイント
- 患者の主観的な症状の変化
- 客観的な表情・行動の確認

↓

向精神薬の効果・副作用をモニタリング

↓

医師へ報告 → 患者の苦痛症状の改善

(2) 患者・家族への説明

　WHOは2001年に「コンプライアンスではなくアドヒアランスという考え方を推進する」という方向性を示しました。コンプライアンスとは，「決められたとおりに患者が正しく服薬すること」という意味ですが，アドヒアランスは「患者が積極的に治療方針の決定に参加し，その決定に従って治療を実施，継続すること」を意味します[2]。向精神薬による症状コントロールを行うとき，一時的な治療となることは少なく，精神症状を評価しながら一定期間継続して治療を行います。継続して治療を行うためには，患者が納得して治療を受けるという意思が重要になります。

　WHOでは，アドヒアランスに影響を与える要因として，社会経済的な要因，保健医療チームに関連する要因，体調に関連する要因，治療に関連する要因，患者に関連する要因の5つをあげています。そのなかの患者に関連した要因には，患者の知識や態度，考えや治療への期待，周囲のサポートなどが含まれています[3]。臨床の場面でも，実際に患者が向精神薬への抵抗や副作用の心配から内服を拒否されることもあります。また，家族も向精神薬への抵抗や心配をしている場合があります。患者や家族が納得して薬物療法を行えるように，精神症状の捉え方や認識，向精神薬に対

第1章　がん患者の精神症状を多職種で診立てよう

しての期待や副作用の心配などを確認しながら，患者や家族に症状の見通しや向精神薬の効果など適切な情報提供を行っていくことは，患者が適切に薬物療法を継続するうえで看護師が果たす重要な役割といえます。

- 患者・家族のニーズ
- 患者・家族の精神症状のとらえ方
- 患者・家族の向精神薬への期待
- 患者・家族の向精神薬への心配

を確認し，今後の精神症状の見通しや向精神薬の効果について具体的な情報提供を行う

がん領域において頻度が多い精神症状の対応のポイント

がん患者における精神症状で押さえておきたいものとして，せん妄，うつ病，てんかんがあげられます。それぞれの精神症状の薬物療法については別の章を参照していただき，ここでは看護師として関わるうえで必要となるポイントについて簡単に紹介します。

1 せん妄

せん妄は，脳の器質的な脆弱性のうえに，脱水や感染，薬物など身体負荷が加わったために，脳活動が破綻した脳機能障害です[4]。そのため，せん妄の要因となっている薬物や身体負荷などの除去がせん妄治療の原則となります。しかし，せん妄の要因に対する治療を行いながら，せん妄症状をコントロールするために薬物療法を行う必要がある場合も多くあります。

(1) 薬物療法のモニタリング

せん妄の薬物療法を行う場合，最も使われる薬は抗精神病薬です。しかし，抗精神病薬の使用目的が，患者の鎮静・催眠と誤解される場合があります。せん妄症状の緩和を目的としており，患者の鎮静・催眠を目的に使用していないということを理解しておくことが必要です。抗精神病薬の効果を判定するためには，視線が合わずにキョロキョロしたり，ルートを触ったりなどの注意力障害や，時間や場所がわからなくなるような見当識障害の改善の程度をみていく必要があります。定期的な治療効果の評価も

重要で，注意力の回復や見当識障害などの改善の具合を評価していき，効果を判定していきます。せん妄が改善されたら維持療法を続けながら，再燃のないことを確認しつつ抗精神病薬の減量や中止を検討していきます。

抗精神病薬の副作用として，錐体外路症状であるパーキンソン症候群，アカシジアなどがみられることがあります[5]。パーキンソン症候群としては，手の震え，前屈みの姿勢，表情が乏しいなどの症状があり，アカシジアは体を動かしていないと落ち着かず歩き回ったり，足を動かしたりします。このような症状は患者にとって苦痛が大きく，早期に発見し薬剤の中止・変更を検討する必要があります。

- せん妄の薬物療法の目的は，せん妄の症状緩和であり，鎮静・催眠ではない
- 誤嚥などを来すパーキンソン症候群，常にじっとしていられないアカシジアなどに注意

(2) 患者・家族への説明

せん妄は患者にとっても家族にとっても，いつもと違う様子に驚かれる症状です。せん妄症状が出現したときには，せん妄の要因，せん妄による症状，対応を説明していくことで患者・家族の不安軽減につながります。せん妄が重症の場合は，説明が理解しにくいことはありますが，できるだけせん妄症状が落ち着いているときに患者に，「いつものように考えがまとまらない」，「いつもよりぼんやりとする感じ」など患者の体験に近い言葉を使って説明し，せん妄の要因に対する治療を行うこと，せん妄症状に対して抗精神病薬を使うことを説明します。家族にも，患者に出現している症状を伝えながら，対応を説明していきます。患者や家族に説明することによって，一緒に対応を共有しやすくなります。

- 患者の体験に近い言葉でせん妄について説明する
- 患者・家族に原因や対応について説明し，対応を共有する

(3) せん妄のリスクが高い場合の対応

せん妄のリスクが高い場合の対応についても重要です。
せん妄は，脳の器質的な脆弱性があると発症しやすいため，器質的な因

子である高齢や脳器質的障害，認知症，アルコール多飲，せん妄の既往が当てはまる場合はせん妄のリスクがあると判断し，注意喚起することが必要です。せん妄のリスクが高いときには，直接因子となりうるベンゾジアゼピン・非ベンゾジアゼピン系睡眠薬・抗不安薬を内服している場合もあらかじめ注意し，多剤併用の整理やリスクとなる薬剤の減量変更を検討する必要があります。また，患者・家族に前もってせん妄の症状や対応について説明しておくことで，患者や家族の衝撃が少なくなることがあります。実際せん妄が出現した場合も，患者や家族から報告を受け，早期発見につなげることができます。

- 脳の器質的な脆弱性はせん妄のリスクとみなし，せん妄に注意しながら対応
- せん妄の直接因子となりうるベンゾジアゼピン・非ベンゾジアゼピン系睡眠薬の減量変更を検討
- あらかじめ，せん妄について患者・家族にオリエンテーションを行うと衝撃をやわらげ，早期対応も可能

2 うつ病

米国精神医学会の診断基準（DSM-5）において，うつ病は，抑うつ気分，興味・喜びの喪失，食欲の減退，不眠，精神運動焦燥または静止，疲労感，無価値観，集中力の減退，希死念慮の9つの項目のうち，抑うつ気分，興味または喜びの喪失のどちらかを含む5つの症状が2週間の間に存在することと定義されています。米国精神医学会治療ガイドラインでは，中等度から重度の患者には，電気けいれん療法（ECT）を用いない限りは抗うつ薬を使用すべきであるとあります[6]。うつ病において薬物療法を効果的に行うことは，患者の苦痛緩和のために重要です。

(1) 薬物療法のモニタリング

抗うつ薬の効果発現には，最低でも2週間，一般的には4～12週を要します。週単位で患者の抑うつ気分や行動を観察していく必要があります。抑うつ気分が強い場合は，患者は症状を客観的にとらえにくい場合があるため，自覚症状に加え，他覚的に評価していくことも必要です。

一方で副作用は早期に出現します。抗うつ薬の種類により特徴は異なり

ますが，選択的セロトニン再取り込み阻害薬（SSRI）では嘔気，セロトニン・ノルアドレナリン再取り込み阻害薬（SNRI）では嘔気，口渇，便秘，尿閉，ノルアドレナリン作動性/特異的セロトニン作動性抗うつ薬（NaSSA）では眠気などが出現しやすいといわれています。抑うつ症状とともに副作用の出現がないか確認していくことが必要です。

- 自覚症状に加え，他覚的評価も必要
- 抗うつ薬の効果発現はゆっくりだが，副作用は早期に出現する

(2) 患者・家族への説明

患者にとって，なかなか抗うつ薬の効果が出ないことは薬物療法中断につながる可能性があります。事前に，効果が出るまでの時間，副作用の可能性も説明しておくことが重要です。

- 自己中断に至らないよう，薬物の特性をあらかじめ説明する

3 てんかん

日本神経学会のてんかん治療ガイドラインでは，てんかんとは「慢性の脳の病気で，大脳の神経細胞が過剰に興奮するために，脳の症状（発作）が反復性（2回以上）に起こるもの」と定義されています[7]。がん患者，脳転移などの病変がある場合などにてんかんがみられ，看護師も対応を求められます。

(1) 薬物療法のモニタリング

てんかんは発作の種類によって薬剤選択が異なります。そのため，発作がどのように始まったか，発作中，発作後の様子を観察することは適切な薬剤選択につながります。患者の反応，手足の動き，開閉眼，眼球の位置，発声，顔色，呼吸，脈拍の観察を行います。薬物療法開始後も，発作の有無，発作の程度，回数が薬剤の増量や変更の指標となりますので，てんかんの観察は重要なポイントとなります。

抗てんかん薬の副作用として，下記のような症状があげられ[8]，てんかんの発作とあわせて観察を行うことが対応のポイントとなります。

- アレルギー（投与開始1～2週間から2～3カ月以内に生じる）
- 神経系の抑制による副作用［めまい，眼振，複視，眠気，嘔気，食欲低下，小脳性運動失調，精神症状など］（多くは用量依存性）
- 体重変化，多毛・脱毛，尿路結石，小脳委縮，歯肉増殖など（抗てんかん薬長期服用に伴う）

(2) 患者・家族への説明

　てんかんの発作の症状コントロールを行ううえで，確実な内服と症状の観察がポイントとなります。患者・家族に内服の必要性や副作用について説明を行うことが必要となります。

　発作の出現の有無や頻度，発作前や発作中，その後の様子を患者や家族に確認することが，適切な薬物療法の実施につながります。

- 発作の頻度や具体的な様子を確認
- 発作を抑えるうえで，確実な内服と症状の観察がポイント

■ 参考文献
1) 小川朝生，内富庸介・編：薬物療法．精神腫瘍学クイックリファレンス（日本総合病院精神医学会がん対策委員会・監），創造出版，pp152-162，2009
2) 尾鷲登志美，上島国利：コンプライアンスからアドヒアランスへ．月刊薬事，50（3）：373-376，2008
3) WHO：ADHERENCE TO LONG-TERM THERAPIES：Evidence for action，2003
4) 小川朝生：せん妄　基本編．緩和ケアチームのための精神腫瘍学入門（日本サイコオンコロジー学会教育委員会・監），医薬ジャーナル社，pp120-139，2009
5) 岡村優子：薬物療法．精神科薬物療法（抗精神病薬）．精神腫瘍学（内富庸介，小川朝生・編），医学書院，pp165-167，2011
6) 米国精神医学会：大うつ病性障害．米国精神医学会治療ガイドライン　コンペンディアム（佐藤光源，他・監訳），医学書院，pp418-424，2006
7) 日本神経学会・監：てんかん治療ガイドライン2010，医学書院，pp1-2，2010
8) 日本神経学会・監：てんかん治療ガイドライン2010，医学書院，pp70-71，2010

第 2 章

症状を見極めよう

1. うつ病・適応障害
2. 不　眠
3. せん妄
4. 認知症
5. てんかん・けいれん

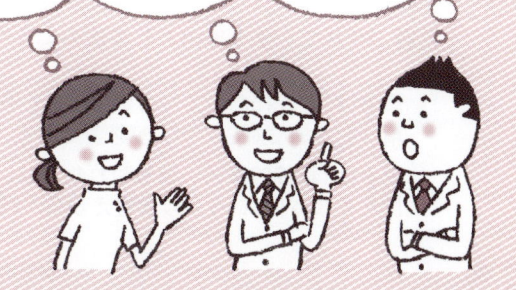

第 2 章　症状を見極めよう

1　うつ病・適応障害

▼ Point

医師
①うつ病・適応障害の評価ができる
②うつ病・適応障害の治療目標が設定できる
③適切な薬剤選択ができる
④患者・家族への説明ができる

薬剤師
①うつ病・適応障害が疑われる患者に気づくことができる
②抗うつ薬の特徴を理解できる
③患者・家族に薬剤の使用理由を説明できる

看護師
①うつ病・適応障害が疑われる患者に気づくことができる
②患者・家族の苦悩を理解し，適切な苦痛緩和やケアができる
③多職種が連携するための橋渡しができる

はじめに

　がん罹患に伴い，患者はさまざまな心理的衝撃を経験することになります。多くのがん患者は精神的苦痛を感じながらも日常生活には問題なく適応できますが，うつ病や適応障害などの臨床的介入を要する精神症状を呈することもまれではありません。過去のがん告知や再発告知後の患者を対象とした報告によると，うつ病は4～9％，適応障害は5～35％に認められます（図1）[1)-6)]。うつ病や適応障害は，がん患者の自殺，全般的Quality of Life（QOL）の低下，抗がん治療のコンプライアンス低下，入院期間の長期化，家族の心理的苦痛などとも関連することがわかっています（表1）が，見過ごされてしまうことも多いです。うつ病・適応障害は改善可能な病態であり，適切な評価と介入が不可欠です。うつ病・適応障害が見過ごされてしまう理由として次のようなものがあります。

- 患者は「がんになってつらいのはあたりまえだから」と了解してしまい，精神的苦痛に対してケアが必要であることが認識できない
- 患者は「精神的に弱いと思われたくない」，「担当医や医療者に迷惑をかけたくない」というような考えから，精神的苦痛を訴えないことがある

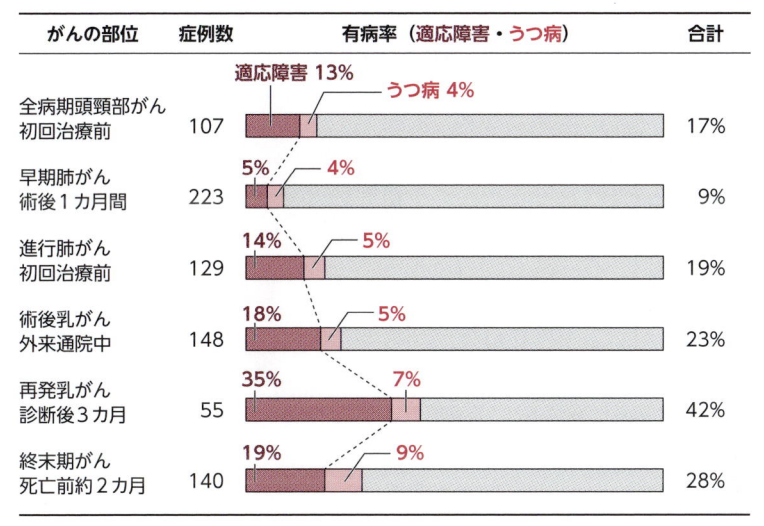

がんの部位	症例数	有病率（適応障害・うつ病）	合計
全病期頭頸部がん 初回治療前	107	適応障害 13%　うつ病 4%	17%
早期肺がん 術後1カ月間	223	5%　4%	9%
進行肺がん 初回治療前	129	14%　5%	19%
術後乳がん 外来通院中	148	18%　5%	23%
再発乳がん 診断後3カ月	55	35%　7%	42%
終末期がん 死亡前約2カ月	140	19%　9%	28%

図1　日本人がん患者における適応障害・うつ病の有病率

〔文献1)-6)を参考に作成〕

表1　うつ病・適応障害による負の影響

- 自殺の最大の原因
- QOLの全般的低下
- 家族の精神的負担の増大
- 治療コンプライアンスの低下
- 入院期間の延長

- 医療者も「精神的につらそうだけど，がんになったのだから当然だろう」と通常反応の範囲を幅広くとりすぎてしまう

うつ病・適応障害の定義と診断のポイント

　がん告知などの悪い知らせに伴い，誰でもその直後は強い抑うつ状態が生じ，日常生活で機能できない状況に陥りますが，通常はおおよそ2週間程度で回復し，活動を再開します。しかしながら，2週間を経過しても回復が認められないケースもあり，強い抑うつ状態が継続する場合がうつ病に該当します。また，うつ病の基準は満たさないものの，日常生活に支障

第2章　症状を見極めよう

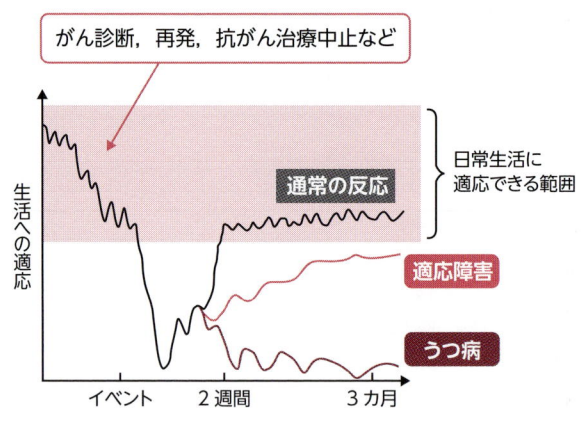

図2　悪い知らせに対する心理反応

を生じているような状態像は適応障害に該当します（**図2**）。通常反応，適応障害，うつ病は診断基準によって区別されますが，現象としては明確な境界があるわけではなく，ストレスに対する反応として連続的なものと考えられています。

1 うつ病の診断

　がん患者に合併するうつ病を診断する場合も，米国精神医学会の診断基準（DSM-5）など，精神医学一般で用いられる診断基準を通常は使用します。**表2**にDSM-5におけるうつ病エピソードの基準の症状項目を示します。がん患者のうつ病を診断する際に留意すべきこととして，患者が呈する症状がうつ病に伴って出現しているのか，がんそのものの症状やがん治療の副作用として出現しているのかの判断が容易でない点があります。前述のDSM-5診断項目でいえば，（3）食思不振，（4）睡眠障害，（6）易疲労性，（8）思考力・集中力の減退，などが判断困難な症状に該当します。このような場合，うつ病を見落としてしまうことのデメリットのほうが，過剰に診断してしまうことのデメリットよりも勝ります。偽陽性症例が含まれやすくなるものの，判断が分かれる場合は「うつ病の症状」に含める「inclusive approach」に基づいて診断することが実際的です。

表2 うつ病エピソード（米国精神医学会診断基準）

以下の症状のうち5つ（またはそれ以上）が同じ2週間の間に存在し，病前の機能からの変化を起こしている；これらの症状のうち少なくとも1つは，(1)抑うつ気分または(2)興味または喜びの喪失である。

(1) その人自身の明言（例えば，悲しみまたは，空虚感を感じる）か，他者の観察（例えば，涙を流しているように見える）によって示される，ほとんど1日中，ほとんど毎日の抑うつ気分。
(2) ほとんど1日中，ほとんど毎日の，すべて，またはほとんどすべての活動における興味，喜びの著しい減退（その人の言明，または他者の観察によって示される）。
(3) 食事療法をしていないのに，著しい体重減少，あるいは体重増加（例えば，1カ月で体重の5％以上の変化），またはほとんど毎日の，食欲の減退または増加。
　注：小児の場合，期待される体重増加が見られないことも考慮せよ。
(4) ほとんど毎日の不眠または睡眠過多。
(5) ほとんど毎日の精神運動性の焦燥または制止（他者によって観察可能で，ただ単に落ち着きがないとか，のろくなったという主観的感覚ではないもの）。
(6) ほとんど毎日の易疲労性，または気力の減退。
(7) ほとんど毎日の無価値観，または過剰であるか不適切な罪責感（妄想的であることもある），（単に自分をとがめたり，病気になったことに対する罪の意識ではない）。
(8) 思考力や集中力の減退，または決断困難がほとんど毎日認められる（その人自身の言明による，または，他者によって観察される）。
(9) 死についての反復思考（死の恐怖だけではない），特別な計画はないが反復的な自殺念慮，自殺企図，または自殺するためのはっきりとした計画。

〔American Psychiatric Association : Diagnostic and Statistical Manual of Mental Disorders（DSM-5®）より引用〕

2 適応障害の診断

がん患者の場合は，うつ病の診断基準を満たさないまでも，情緒面，行動面の症状が出現し，臨床的に日常生活における支障が生じていることが多く，この場合は適応障害と判定されます。

3 うつ病・適応障害のスクリーニング

うつ病・適応障害の診断を行うことは，専門のトレーニングを受けていないと難しいですが，診断ができる精神科医が関与する患者はごく一部です。オンコロジスト，看護師，薬剤師に求められる役割は，疑わしい症例に気づき，必要があれば専門家に橋渡しをすることです。このようなスクリーニングを行う場合，2つの方法があります。1つ目はうつ病の必須2項目（①抑うつ気分，または②興味・喜びの喪失）が存在しないかにつ

第2章　症状を見極めよう

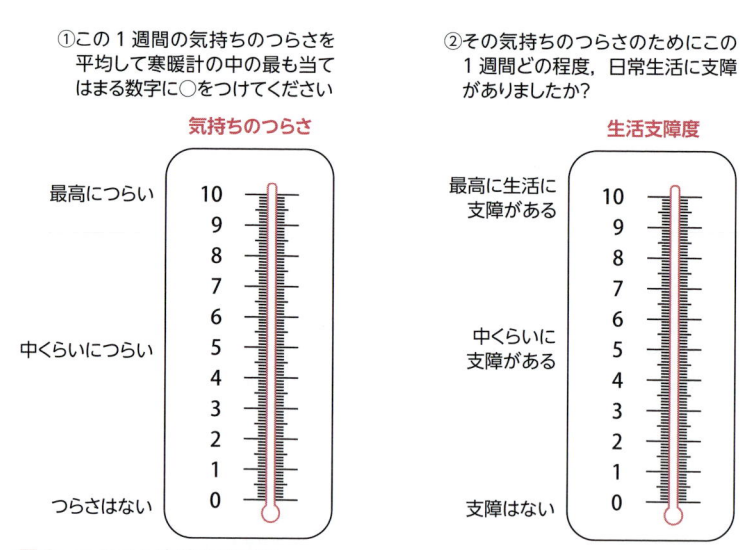

①この1週間の気持ちのつらさを平均して寒暖計の中の最も当てはまる数字に○をつけてください

気持ちのつらさ

- 最高につらい　10
- 　　　　　　　 9
- 　　　　　　　 8
- 　　　　　　　 7
- 　　　　　　　 6
- 中くらいにつらい 5
- 　　　　　　　 4
- 　　　　　　　 3
- 　　　　　　　 2
- 　　　　　　　 1
- つらさはない　 0

②その気持ちのつらさのためにこの1週間どの程度，日常生活に支障がありましたか？

生活支障度

- 最高に生活に支障がある　10
- 　　　　　　　　　　　 9
- 　　　　　　　　　　　 8
- 　　　　　　　　　　　 7
- 　　　　　　　　　　　 6
- 中くらいに支障がある　 5
- 　　　　　　　　　　　 4
- 　　　　　　　　　　　 3
- 　　　　　　　　　　　 2
- 　　　　　　　　　　　 1
- 支障はない　　　　　　 0

図3　つらさと支障の寒暖計
〔国立がん研究センター精神腫瘍学グループ，http://pod.ncc.go.jp より引用〕

いて，会話の流れのなかで質問する方法です（2質問法）。以下の2つの質問を行い，いずれかに「はい」という返答があった場合は，うつ病あるいは適応障害である可能性が高いと考えられます。

①気持ちがずっとふさぎ込んだり落ち込んだりしていませんか？
②いままで楽しみにされていたこと，例えば趣味や人との交流に興味がもてなくなっていませんか？

　上記の方法は会話のなかで尋ねられる一方で，返答が明確でない場合などは判断に迷うことがあります。2つ目に，定型的なスクリーニング法としてつらさと支障の寒暖計（**図3**）[7]などを用いる方法があります。つらさと支障の寒暖計は，2問からなるために短時間で施行可能であり，従来から広く使用されている HADS（Hospital Anxiety and Depression Scale）※とも同等の性能を有していることが示されており，臨床現場での使用が期待されます。

※ HADS…抑うつと不安に関する精神的状況を計測する自己記入式尺度。全14問で，それぞれに対して0～3点の4件法で回答を求める。合計得点によって全般的な精神的苦痛を測定し，11点以上の場合は適応障害やうつ病である可能性が高い。

表3 うつ病・適応障害の危険因子

- 医学的要因
  - 進行・再発がん
  - 痛みなどの身体症状の不十分なコントロール
  - 低い PS (performance status)
  - 化学療法・放射線療法など治療に伴うストレス
- 個人・社会的要因
  - （相対的）若年者
  - 神経質な性格
  - うつ病などの精神疾患の既往
  - 社会的サポートが乏しい（独居など）
  - 教育歴が短い

危険因子

　うつ病・適応障害の危険因子として抽出されているものを表3にまとめます。

　医学的要因として，早期がんよりは進行・再発がんにおいて有病率が高いことがあり，病状が進行していることはうつ病・適応障害の危険因子となります[2]。また，痛みなどの身体症状[4]や身体活動度の低下[6]，化学療法や放射線療法などの治療に伴うストレス[7]も危険因子となりえます。

　個人・社会的要因としては，がん年齢における相対的若年者[5]，神経質な性格[8]，うつ病などの精神疾患の既往[5]，社会的サポートの欠如[4]，教育歴が短い[5]ことなどが危険因子としてあげられています。ただし，疫学調査において，これらの要因の寄与する程度としてはそれほど大きくないため，ある特徴のある集団にうつ病・適応障害が集中するわけではありません。

治療目標

　治療目標は，うつ病・適応障害が消失することですが，いくつか留意すべき点があります。

(1) うつ病・適応障害の治療ががん治療に悪影響を及ぼさないようにする

　薬物療法の有害事象により，過鎮静，嘔気の増強，せん妄などが生じ，

抗がん治療の妨げになることがあります。特に身体状態が悪い場合には，精神症状への対応とほかの治療とのバランスを考慮する必要があります。

> **症例** 78歳，男性。胃がん・腹膜播種。精神的苦痛が強くうつ病を有しているが，亜イレウス状態に伴う嘔気，および悪液質に伴う倦怠感などの身体症状も強い。
>
> 患者「気持ちもつらいし，吐き気やだるさもつらくてしょうがない。とにかくこのつらさを少しでも楽にしてほしい…」
>
> ➡内科医と話し合ったところ，化学療法を実施することにより症状の緩和が期待されるとのことである。抗うつ薬の投与は倦怠感や嘔気などの身体的苦痛を増強させてしまい，化学療法の実施が遅れる可能性もあるため，選択しないこととした。精神的苦痛が強いときにヒドロキシジン（アタラックス®-P）25～50mg を経静脈的に投与し，化学療法後の経過をみていく方針を採択した。

(2) 死が差し迫った終末期がん患者の場合は抗うつ薬の効果が期待できない

予後が短めの週単位と予想される場合，抗うつ薬を使用しても精神症状の改善は期待できない一方で，有害事象が出現する可能性が高いと見積もられます。このような場合は，不眠や焦燥感に加え身体症状への対応を可能な限り行い，苦痛緩和に努めます。あらゆる介入を行っても耐えがたい苦痛が続く状況においては鎮静を用いることもあります[9]。

> **症例** 67歳，女性。肺がん終末期，うつ病。身体的には悪液質が進行し，予後は短めの週単位。不眠による苦痛が強い。夫は脳梗塞の既往があり，患者本人が介護をしていた。
>
> 患者「自分がいなくなった後，夫はどのようになってしまうのか，不憫でしかたがない。ただ，娘たちに夫のことで負担をかけるわけにもいかないのでどうしたらよいかわからない…」
>
> ➡抗うつ薬を投与しても抗うつ効果が発現するまでの時間は得られないが，薬物療法で行えることとして不眠の改善があると考えた。ベンゾジアゼピン系睡眠薬はせん妄を惹起する可能性が高いため，トラゾドン（デジレル®，レスリン®）錠25mg・1日1回・就寝前を開始した。また，夫の将来を悲観していることがうつ病と強く関連していると考え，夫の妹と本人の子ども達に本人の懸念を伝えた。家族は夫が安全な環境で過ごすための計画を具体的に考えており，その旨が本人に伝えられたところ安心できたとのことだった。

(3) 患者のニーズに応じて対応する

　精神的苦痛を有していても，周囲には「大丈夫」と表明し，感情を抑圧したり否認したりする患者に出会うことは少なくありません。この場合，「患者の苦痛の内容を探索したうえで苦痛に共感する」という一般的に推奨される対応は患者のニーズに合致しないことが多く，精神保健の専門家が介入することへの抵抗感が大きいことがあります。このような場合の対応は苦慮しますが，うつ病や適応障害の改善を目標とするのではなく，「不眠」などの症状への介入を提案しつつ，精神的苦痛が表出できるような関係性の構築を目指すことがあります。また，あまりに感情を抑圧・否認する傾向が強い場合，無理に介入することはかえって苦痛を増強させるので，本人の対処方法を尊重し，必要な場合はいつでも相談できることを伝えたうえでその時点では介入を差し控えることもあります。

> **症例** 43歳，男性。スキルス胃がんにて化学療法を実施中。精神的苦痛を訴えることは弱い人間だと思われるという懸念が根底にあるようだ。本人の自尊心を傷つけないように関わるなかで，少しずつ本心を話すようになることもある。
>
> 　患者「精神科の先生に来てもらうほど私は弱くないよ。いままで数々の修羅場を乗り越えてきた人間ですから」
> 　精神科医（具体的な本人の人生経験を十分に聞いたうえで）「そうですか，そんなご経験をされてきたのですか，すごいですね。それだったら大丈夫そうですね」
> 　患者「そうだろ。ただ，まぁいままで大きな病気をしてこなかったから，少しは戸惑うこともあるけどね。最近はときどき眠れないこともあるんだ」
> 　精神科医「どんな方でもこのような病気を経験すると，戸惑ったり，眠れなくなることぐらいありますよね。ご希望でしたら睡眠薬の調整などもできますので，いつでも言ってください」
> 　患者「まあ考えておくよ。またときどき顔を見せに来てください」

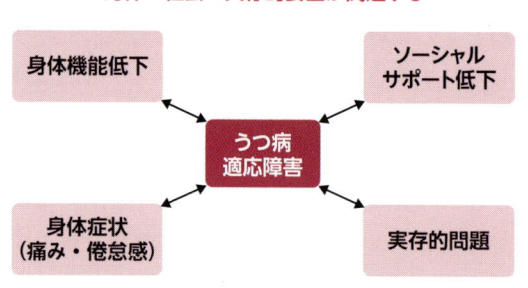

身体・社会・実存的要因が関連する

図4 がん患者に合併するうつ病・適応障害の特徴

治療

1 包括的な介入

　がん患者の精神症状は身体的苦痛・社会的苦痛・実存的苦痛と関連していることが示されています（図4）[10]。うつ病，適応障害に関連する要因として，身体症状である疼痛や倦怠感，社会的問題として経済的困窮や孤独，実存的苦痛としてとらえられる生きる意味・目的・希望の喪失があげられています。精神症状のみに焦点を絞ってもうまくいかないことが多く，患者の苦痛を包括的，全人的にとらえて，身体症状の緩和や社会的な問題の対処を並行して行う姿勢が必要となります。多面的な苦痛をもった患者については，さまざまな専門技術をもった多職種が介入することが望ましい場合もあります。

　多職種が介入する場合，関わる医療者の数が増えれば増えるほど情報共有や共通のゴール設定を意識して行うことが重要です。情報共有がなされないと，患者は異なる医療者から繰り返し同じような質問を受け，辟易するでしょう。また，医療者が目的を共有せずに介入を行うことも有害であるため，医療者間で情報共有を行い，共通したゴール設定を行います。

　複雑なケースの場合，関係者が集まってカンファレンスを開くことも必要となります。多職種が連携を行うためにハブとなる役割を誰かが果たすことが求められます。ハブの役割を担う医療者はこの職種でなければならないということはなく，ケースによって柔軟に考えればよいですが，患者

の意向を聴く機会が多く，さまざまな側面に対応可能という観点から，看護師が多職種のハブとなる役割を担うことが比較的多いと思われます。

　チーム医療の必要性が叫ばれて久しいですが，チームが課題の解決に向かって機能することは，特に患者の苦痛が大きければ大きいほど難しいことが多いです。チームの誰かに過剰に頼ろうとしたり，誰かを責めてみたり，あるいは自分の能力を誇示したいというような欲求が無意識のうちに働いていることが思いのほか多いです。常に，「自分たちは患者に何ができるか（できないか）」，「この提案は患者のためになるか」ということをオープンに話し合えることが望ましいですが，そのような雰囲気の醸成は一朝一夕にできるものではありません。

2 精神療法（患者の話を聴くこと）

　進行がん患者の抑うつ（うつ病に限らない）に対する精神療法の有効性を検討したRCT（randomised controlled trial）のメタアナリシスでは，精神療法により抑うつのスコアの有意な減少を認めることが示されており，効果量は0.44（95％信頼区間：0.08〜0.80）でした。6つのRCTのうち，4つは支持的精神療法，1つが問題解決療法，1つが認知行動療法でした。

　がん臨床の場面では精神療法的関わりは必須であり，最も一般的に行われるのは支持的精神療法です。患者は，診断直後や初期治療の時期は，今後病状がどうなっていくかという不安を抱えているかもしれません。無事治療が一段落しても，再発に対する不安が容易に生じてしまいます。進行，終末期になれば，隔絶された孤独感や疎外感を抱いているかもしれませんし，残される家族への思いを抱えているかもしれません。支持的精神療法とは，このような患者の思いを批判，解釈することなく受容し，できる限り理解しようと努力しながら，一貫して患者の苦しみを支え続ける関わりです。そのためには医療者の価値観をひとまず置いておいて，患者の個別性を尊重し，患者が歩んだ生活史や築いてきたもの，乗り越えてきたことなどを十分に傾聴します。また，患者のもてる困難への対処法を現在の苦難に対する対処法として支持することも大切です。自身の思いが医療者に伝わったという感覚をもてたときに，患者は苦悩から少し解放され，癒されます。

　筆者が心がけている精神療法のコツとして，次のようなものがあります。

① 「ああ，この人はこういうことでつらいんだな」と，自分が「理解できた」と感じるまで聴くことが大切である

> **例** 根治不能ながんに対して「死にたくない，助けてほしい」と言い，いつも外来で担当医を困らせる症例に対する問いかけ
> 「○○さんが死にたくないとおっしゃるのには，○○さんなりの何か理由があるのですか？」

② 「理解できた」と感じた場合，そのストーリーを患者に投げかけてみることを繰り返す

> **例** 「○○さんが『死ぬのが怖い』，『絶対に治してほしい』と言われるのは，お父さんが同じ病気で亡くなっていて，○○さんも同じ苦しみを体験するのではないかという恐怖があるからなのですか？」

③ 患者に関わるための工夫は常に考える必要があるが，患者の苦悩の表出が続くからといって，必ずしも医療者の対応が悪いわけではない。本人の感情が絶望感や怒りに満たされ続けるケースにもときどき遭遇する。そのような患者の場合の目標は，「できるケアを提供し続けること」になる

3 薬物療法

がん患者に合併する抑うつの特徴としては，次のようなものがあげられます。

① 反応性，軽症の抑うつ症状が多く，いわゆる内因性うつ病が少ない。また，純粋な抑うつ症状を呈する症例はまれであり，不安症状を合併していることが多い
② 経口摂取不可能な症例もあり，薬物投与経路の評価が必要である点も考慮しなければならない
③ 疾患，がん治療による身体症状をすでに有しており，抗うつ薬による副作用の出現には特に注意をはらう必要がある[10]。また，抗うつ薬の効果が出現するには，一般的に4週間程度の期間が必要であるため，予後が限られている終末期症例については，治療効果を得るための十分な投与期間が得られない[9]

英国 National Institute for Health and Care Excellence（NICE）の，がんを含む慢性身体疾患を有する成人のうつ病診療ガイドラインにおいては，精神療法や身体苦痛の緩和などをまず行うことを推奨しています。それでも改善しない場合に薬物療法が考慮され，軽症例が多いがん患者に合併するうつ病に関して安易に薬物療法を選択しない方向性を示しています。

　また，国立がん研究センターでは進行がん患者のうつ病に対する抗うつ薬のアルゴリズムを作成しています（図5）[11]。薬剤選択のポイントをまとめると以下のとおりです。

①がん患者においては経口投与ができない場合がときどきある。その際は唯一の注射剤であるクロミプラミン（アナフラニール®）が適応となるが，口渇・便秘・せん妄など抗コリン作用に伴う副作用が出現する可能性が高く，慎重に適応を考慮する
②軽症例に対しては即効性であることも考慮してアルプラゾラム（コンスタン®，ソラナックス®）を第一選択としている。ただし，せん妄を惹起する可能性があることと，長期予後が期待される症例の場合は耐性・依存性の問題に十分留意する必要がある

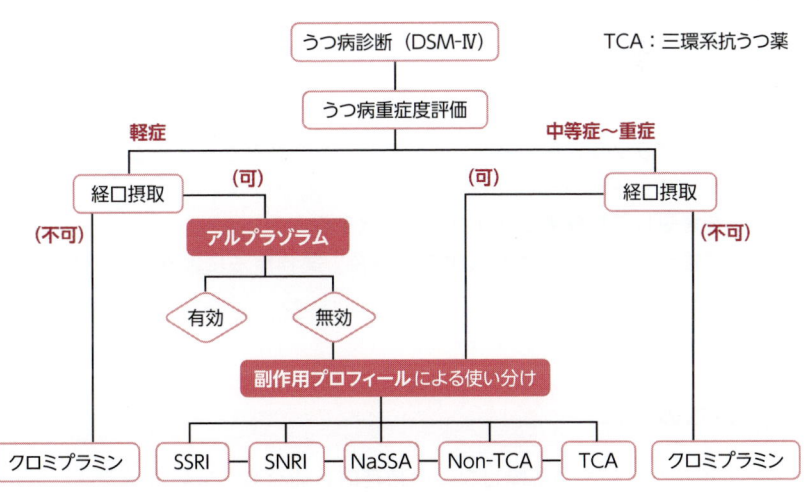

図5　進行がん患者のうつ病に対する薬物治療アルゴリズム
〔Okamura M, et al：Clinical experience of the use of a pharmacological treatment algorithm for major depressive disorder in patients with advanced cancer. Psychooncology, 17：154-160, 2008 より引用〕

③中等症以上のうつ病に関しては，副作用プロフィールを考慮しながら抗うつ薬の投与を行う。例えば，選択的セロトニン再取り込み阻害薬（SSRI）は比較的使用しやすい薬剤であり，抗不安効果も有するが，パロキセチン（パキシル®）やフルボキサミン（デプロメール®，ルボックス®）は肝臓の代謝酵素を阻害するため，化学療法，ホルモン療法施行中の患者には使用しにくい。また，強い嘔気に伴って投与を中断せざるをえないことがしばしばある。セロトニン・ノルアドレナリン再取り込み阻害薬（SNRI）は，保険適応外ではあるが末梢神経障害による神経障害性疼痛に対する有効性も示唆されており，鎮痛補助薬を兼ねて検討される場合がある一方，悪心・嘔吐や，排尿障害に注意する必要がある。ノルアドレナリン作動性/特異的セロトニン作動性抗うつ薬（NaSSA）のミルタザピン（リフレックス®，レメロン®）は，夜間の睡眠を促進し嘔気を生じないために，SSRIやSNRIが使用しにくい患者にも使用可能であり，がん患者に対して比較的高頻度で使用される薬剤である。倦怠感が強くなる場合があることに気をつける必要があり，初回投与時は7.5mg程度の少量から開始することを推奨する

以上をまとめると，がん患者の抑うつに対する薬物療法の指針は次のようになります。

①軽症のうつ病や適応障害に関しては薬物療法を積極的には考慮しない。本人の意向や，症状による苦痛の強さ，精神療法などほかの治療への反応性を踏まえて考えるが，もし使用する必要がある場合は，まずはアルプラゾラムなどのベンゾジアゼピン系薬剤を使用する
②中等症以上のうつ病に関しては，副作用プロフィールや薬物相互作用を考慮して投与する抗うつ薬を選択する
③予後が短いと推定される患者の場合，薬物療法による改善が得られにくいことに留意する

家族への対応

患者がうつ病や適応障害などの精神的苦痛を有している場合は，家族の精神的苦痛も強いことが多いです。家族は第二の患者といわれ，家族のケアを行うことが望ましいです。通常のケアのなかでも家族にねぎらいの言

葉をかけることは多いでしょうが，このような関わりのなかで，家族より「私も疲れている」，「どうしてよいかわからない」といった表出がある場合は積極的なケアの対象とすることを考慮します。その際，「少し奥様の話も聞かせてください」と尋ね，患者本人にも家族のケアを行うことを共有することが一般的に望ましいです。

家族は，患者以上にケアを受けることに消極的になることが多く，「私は大丈夫ですから」などと介入に抵抗を示すことも多いです。その場合は「ケアの参考にしたいので，奥様から見たご本人のご様子を教えてくださいませんか」などと，あくまでも本人に対するケアの一環で話を聴く機会を設けることを端緒にすることがあります。

精神科医から主治医・病棟スタッフへの説明

1 患者のストーリーを伝える

うつ病や適応障害という診断や，薬物療法の方針だけでなく，精神療法的な関わりのなかで理解に至った患者のストーリーを伝えることが役に立つことが多いです。

①本人の性格や価値観
➡ ②がん体験を本人がどのようにとらえているか
　➡ ③それに対してどのように対処しているか・対処できていないのか
　　➡ ④現在の精神的苦痛

　　Aさんはちょっと神経質で心配性の性格で，お父さんを肺がんで看取っているのですがそのときとても苦しんで亡くなられたそうで，「がん」という病気をことさらに恐れていたとのことです。その「がん」になってしまったショックが大きいことに加え，現在はまだ自分の病状の理解も不十分で大混乱しているようです。診断としては，強い不安と気持ちの落ち込みがありますが，うつ病の診断には至っておらず，適応障害でしょうか。対応としては，可能な範囲で安心できるような病状説明が大切ですね。特に，今後身体症状が出現してもきちんと対応すれば大丈夫であることを伝えていただくと安心されるように思います。

2 身体症状や社会的側面への介入に関するアドバイス

うつ病や適応障害に疼痛などの身体症状や社会的側面（経済的問題や介護の問題）が関与していると考えられる場合は，問題を特定し，対応するように推奨します。

> Bさんの場合は一人暮らしで頼れる親族もおらず，経済的にもゆとりがないため，今後のご自身の生活について心配されているようです。経済面や介護，さらに病状が進行した場合の療養に関してイメージができると安心できるかもしれません。ソーシャルワーカーに介入してもらうのはいかがでしょうか？

3 患者の精神的苦痛への対処（防衛）方法に基づいたアドバイス

心理的苦痛に対して患者がとる対処は，「大丈夫です」と抑圧・否認・反動形成（カラ元気）といった対処をとる場合や，「助けてほしい」と退行・依存的になる場合，医療者に怒りを向ける場合などさまざまです。

抑圧・否認する場合は，「苦悩の表出」を促進しようとしてもうまくいかないので，「否定したい」という心情を理解して適度の距離をとることがよいでしょう。依存・退行も過度の場合は医療者が辟易することがあるため，ガス抜きをしながら適度な関わりを探っていく必要があるでしょう。

「怒り」については，医療者が当惑したり自責的になったりすることがありますが，医療者が過度に自責的になると適切なケアが行えなくなってしまうので，不合理な八つ当たりについては患者側の問題を明確にしたうえで，医療者ができることとできないことを考えていくとよいです。

難しいケースの場合，医療者自身にさまざまな感情が生じますが，患者に対して誠実であろうとするあまり，負の感情を表出することに抵抗がある医療者も多いように感じます。そのような場合，「まいっちゃうな～」，「たいへんだな～」，「腹が立つな～」，「報われないな～」と率先して負の感情をほかの医療者とのコミュニケーションにおいて表出することは，医療者が過度に自責的にならないための役に立つこともあります。

■参考文献

1) Minagawa H, et al：Psychiatric morbidity in terminally ill cancer patients. A prospective study. Cancer, 78：1131-1137, 1996
2) Kugaya A, et al：Prevalence, predictive factors, and screening for psychologic distress in patients with newly diagnosed head and neck cancer. Cancer, 88：2817-2823, 2000
3) Okamura H, et al：Psychological distress following first recurrence of disease in patients with breast cancer: prevalence and risk factors. Breast Cancer Res Treat, 61：131-137, 2000
4) Akechi T, et al：Psychiatric disorders and associated and predictive factors in patients with unresectable nonsmall cell lung carcinoma: a longitudinal study. Cancer, 92：2609-2622, 2001
5) Uchitomi Y, et al：Depression and psychological distress in patients during the year after curative resection of non-small-cell lung cancer. J Clin Oncol, 21：69-77, 2003
6) Akechi T, et al：Major depression, adjustment disorders, and post-traumatic stress disorder in terminally ill cancer patients: associated and predictive factors. J Clin Oncol, 22：1957-1965, 2004
7) Akizuki N, et al：Development of an Impact Thermometer for use in combination with the Distress Thermometer as a brief screening tool for adjustment disorders and/or major depression in cancer patients. J Pain Symptom Manage, 29：91-99, 2005
8) Shimizu K, et al：Clinical biopsychosocial risk factors for depression in lung cancer patients: a comprehensive analysis using data from the Lung Cancer Database Project. Ann Oncol, 23：1973-1979, 2012
9) Shimizu K, et al：Can psychiatric intervention improve major depression in very near end-of-life cancer patients? Palliat Suppor Care, 5：3-9, 2007
10) Wilson KG, et al：Diagnosis and management of depression in palliative care. Handbook of psychiatry in palliative medicine (ed. by Chochinov HM, Breitbart W), Oxford University Press, pp25-49, 2000
11) Okamura M, et al：Clinical experience of the use of a pharmacological treatment algorithm for major depressive disorder in patients with advanced cancer. Psychooncology, 17：154-160, 2008

第 2 章　症状を見極めよう

2　不　眠

▼Point

医師
①不眠とせん妄の鑑別ができる
②不眠の適切な評価を行うことができる
③非薬物療法的アプローチを行うことできる
④適切な睡眠薬の使用および減量や中止を行うことができる

薬剤師
①不眠に関わる生活習慣や薬剤を評価できる
②睡眠薬の作用機序および薬物動態が理解できる
③睡眠薬の減量や中止にあたり適切なアドバイスを行うことができる

看護師
①不眠とせん妄の鑑別ができる
②不眠の適切な評価を行うことができる
③不眠に関わる生活習慣の見直し（睡眠衛生指導）を行うことができる

はじめに

　「眠れない」，「熟睡できない」といった不眠症状は，がん患者だけでなく臨床でよくみられる症状です。夜間に十分な睡眠がとれないことは患者にとって苦痛ですが，不眠や睡眠はともすれば軽視されやすく，使い慣れた睡眠薬を処方するだけの対応で終わってしまう場合も少なくないようです。しかしながら，不眠はうつ病や不安障害，統合失調症などほとんどの精神疾患に伴う症状であり，その回復過程や再燃を評価するためのバイタルサインとして睡眠は最も重要です。また，身体疾患をもつ不眠患者においては睡眠薬の薬理的特徴を理解したうえで薬剤を処方しないと，せん妄や呼吸不全，筋弛緩作用による転倒などを招いてしまいます。本節では，患者の不眠をどのように考え，そして対応していけばよいのかを説明していきたいと思います。

不眠の定義と診断のポイント

　不眠の基本的特徴は，睡眠の開始および維持困難による睡眠の量および

質に対する不満足感である不眠症状ですが，不眠の診断で必要なのは主観的な訴えのみで，終夜睡眠ポリグラフィなど客観的な検査所見はその診断上必要としません。このため，例えば睡眠の客観的な評価方法である終夜睡眠ポリグラフィにおいて，10分ぐらいで入眠し6時間の比較的十分な睡眠時間がとれていると評価されても，患者自身は「入眠に2時間以上かかり一晩中眠れなかった」と苦痛を訴えるならば，不眠と診断されます。また，逆に入眠に2時間以上かかり睡眠時間が4時間しかとれていなくても，困っていなければ臨床的には不眠と診断できません。

ただし，不眠は誰もが遭遇する症状なので，疾患（障害）として位置づけるにはもう少し厳密な基準があり，DSM-5における慢性不眠（不眠障害，insomnia disorder）の診断基準では入眠困難，中途覚醒，早朝覚醒など不眠症状が週に3日以上，3カ月以上，とその頻度と持続期間が定められ，さらに疲労感や注意力の低下など機能障害を伴っていることが必要とされます。このため，成人では約1/3に不眠症状がみられますが，慢性不眠の基準を満たすのは6～10％程度と推計されています[1]。なお，不眠の期間が1カ月以上3カ月未満の急性不眠でも，寛解と再燃を繰り返しながら慢性不眠に陥ってしまう場合も多いので，DSM-5の不眠障害の診断基準には該当しないからといって治療が必要ないわけではありません。

評価のポイント

不眠の評価のポイントとして表1の項目があげられます。入院患者，特にがん患者ではせん妄を生じやすく，不眠や睡眠覚醒リズムの乱れはせん妄の初期の症状としてみられることもあり，その鑑別には注意します。

(1) 不眠のタイプ

不眠の評価では，まず，不眠のタイプを把握します。一般的には最も多いタイプは入眠困難ですが，高齢者では中途覚醒・早朝覚醒といった睡眠後半の睡眠維持困難も増えます。次に不眠の発症年齢や発症に関わった要因を検討します。初めての不眠のエピソードは思春期や青年期になって経験することが多いですが，「特発性不眠症」という不眠では小児期から不眠を呈します。また，最初の不眠は仕事でのストレスや入院や旅行など環

第2章　症状を見極めよう

表1　不眠症患者のマネジメント

- **不眠の評価および診断**
  - 不眠のタイプ（入眠困難，睡眠の維持困難，早朝覚醒）
  - 頻度，期間
  - 不眠による患者の苦痛（日中の症状や機能障害）
  - 発症年齢，発症に関わったストレスや要因，経過
  - 夜間の症状（いびき，不安感など）
  - 睡眠に関わる生活習慣（24時間の睡眠・覚醒サイクル，就寝・起床時刻，昼寝，運動など）
  - リスク／素質的要因
  - 既往症／合併症（精神疾患，身体・神経疾患）
  - 薬剤
  - 嗜好品（カフェイン，アルコール）
- **原則不要であるが，必要に応じて睡眠検査（睡眠時無呼吸症候群などが疑われた場合など）**
- **睡眠に関する生活習慣（睡眠衛生）の指導（睡眠日誌の記載）**
- **可能な限り非薬物療法的アプローチ**
- **薬物療法（睡眠薬）的アプローチ**
  - リスクの評価（転倒，睡眠時無呼吸，呼吸器疾患，アルコールや薬物依存など）
  - 作用機序，薬物動態の特性に基づく睡眠薬の選択
  - 最少有効量の使用と副作用のモニタリング（例：ふらつき，日中の眠気など）
  - 可能な限り短期（原則4～6週間以上は使用しない）。場合によっては間欠的投与
  - 長期使用は慎重に選択された患者に限定

境の急激な変化に伴って生じ，普通は不眠の原因であったストレスが解消したり環境へ適応すれば改善しますが，不眠に対する不安感が強くなったり，臥床時間の増加など不眠を悪化させる生活習慣が固定化すると，不眠が慢性化してしまいます。つまり，不眠の契機となった原因と持続させる原因はしばしば異なります。

(2) 不眠の原因を探る

　夜間の症状では，就寝前の不安や緊張などの精神状態のほか，就寝時刻および自覚的な入眠時刻，中途覚醒を含めた覚醒時刻，起床時刻，昼寝の有無，日中の活動など24時間の生活習慣も聴取します。なお，勤務している人では平日と休日で異なることが多いので注意します。また，睡眠に影響を与える嗜好品（カフェイン，アルコール）の摂取状況も重要です。合併症として，慢性疼痛やうつ病など身体・精神疾患（状態）は不眠と並

表2 不眠のタイプと原因

不眠のタイプ	原　因
入眠困難	睡眠に関して問題のある生活習慣，寝室環境 精神生理性不眠 精神疾患（不安障害，うつ病や躁うつ病などの感情障害，統合失調症など） 身体疾患・神経疾患 睡眠相後退症候群 レストレスレッグス症候群（むずむず脚症候群）
睡眠維持障害	睡眠に関して問題のある生活習慣（長時間の臥床傾向，昼寝） 精神疾患（不安障害，うつ病，双極性感情障害，統合失調症など） 身体疾患・神経疾患 閉塞性睡眠時無呼吸症候群 アルコール レストレスレッグス症候群（むずむず脚症候群），周期性四肢運動異常症
早朝覚醒	うつ病（メランコリー親和型） 睡眠相前進症候群 同居している家族の生活に伴う強制覚醒

存しやすい疾患ですが，それ以外に女性では更年期障害に伴う慢性不眠もしばしばみられます。さらに睡眠薬や向精神薬を処方する場合を考えて，転倒・骨折のリスク，呼吸機能，心疾患や不整脈，肝障害，腎障害などについても評価します。また，いびきや下肢のむずむず感なども，睡眠時無呼吸症候群やレストレスレッグス症候群（むずむず脚症候群）など睡眠関連疾患に伴う二次性不眠の鑑別として必要です。

不眠のサブタイプ

1 不眠の時期によるサブタイプ

不眠は睡眠初期に生じる「入眠困難」，睡眠の中途で覚醒が生じる睡眠中期の「睡眠維持困難（中途覚醒）」，自分が望んでいる時刻より早く覚醒してしまう睡眠後期の「早朝覚醒」のタイプに分けられます（表2）。さらに不眠症状の出現時期と関連がなく，「眠った感じがしない」，「睡眠をとっても身体の疲れの回復を感じない」という「熟眠感欠如」を不眠のタイプとして加えることもあります。不眠のタイプは重なって生じることも

多く，経過や加齢とともに変わっていきます。例えば最初は入眠困難だったのが，経過とともに中途覚醒も伴うようになり，さらには早朝覚醒も生じる場合も少なくありません。不眠の時期のサブタイプによって，考慮するべき不眠の成因や睡眠薬の選択なども異なるため，不眠の時期を確認することは必須です。

2 不眠の成因によるサブタイプ

新しい睡眠障害国際分類（international classification of sleep disorders, third edition：ICSD-3）では，不眠の成因を明確に分けることができないことなどから成因による分類はなくなりましたが，慢性不眠はその成因によって精神生理性不眠，逆説性不眠（睡眠状態誤認），特発性不眠，不適切な睡眠衛生（習慣）に伴う不眠，睡眠関連疾患による二次性不眠，精神疾患に伴う不眠に分類されます。

(1) 精神生理性不眠

不眠は不安と同様に，「学習」により過覚醒を生じ慢性化してしまいます。精神生理性不眠は「8時間睡眠をとらないと身体が回復せず頭が働かない」，「十分な睡眠がとれなかったので昼寝をしなくてはならない」，「眠れないと神経衰弱になる。めまいや頭痛がする」といった睡眠に関する過剰な心配や考え方で不眠を慢性化させているタイプで，慢性不眠のなかではよくみられます。

(2) 逆説性不眠（睡眠状態誤認）

逆説性不眠の患者では，患者の主観的な睡眠の評価と，家族の観察や終夜睡眠ポリグラフィによる客観的な睡眠の評価が著しく乖離します。逆説性不眠の患者では，重篤な不眠と睡眠不足を訴えますが，実際にはある程度睡眠時間がとれていることもあり日中の過剰な眠気はほとんどみられません。また，しばしば「まったく眠れない」，「目が覚めていたので，夜中のことをすべて覚えている」と全不眠を訴え，覚醒していた証拠としてその状況や心理的過程を克明に表現するため，家族や医師を困らせます。重症の慢性不眠患者でしばしばみられる不眠ですが，実際には睡眠時間が得られているため，不眠の訴えに応じて睡眠薬を増量しても効果はあまり期

待できません。

(3) 特発性不眠症

一般的に，不眠は青年期以降に発症し，寛解や再燃を繰り返しながら中高齢者になって慢性不眠へと移行しますが，特発性不眠症では普通不眠が起こらない乳幼児期あるいは小児期に発症し，早い時期に慢性化する傾向があります。また一般的な不眠では，その発症や症状の持続に心理社会的ストレス，身体・精神疾患などが関与することが多いのに対し，特発性不眠症では明確なものがなく遺伝的・先天的な要因が大きいと考えられ，知的障害や発達障害と関連することもあります。

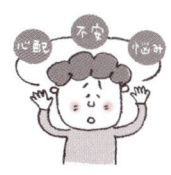

(4) 精神疾患に伴う不眠

不安障害やパニック障害，うつ病や躁うつ病，統合失調症など，ほとんどすべての精神疾患で不眠が生じます。不安障害では入眠困難が，うつ病ではさらに睡眠維持困難や早朝覚醒が多くなります。慢性不眠ではその背後に精神疾患がみられることが多いので注意が必要です。また，特に統合失調症やうつ病に伴う不眠などで，不眠が改善しない場合には速やかに精神科医への紹介を考えたほうがよいでしょう。

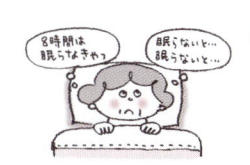

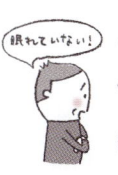

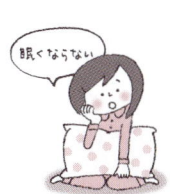

精神生理性不眠　　逆説性不眠　　特発性不眠症　　精神疾患に
　　　　　　　　（睡眠状態誤認）　　　　　　　　伴う不眠

病態生理

不眠はその視点によってさまざまな病態生理モデルがあります。臨床に役立つ病態生理モデルをいくつか呈示します。

第2章　症状を見極めよう

（図：睡眠・覚醒スペクトラム）

覚醒
注意力あり
創造力あり
問題解決力あり

過覚醒/
不眠

注意力なし

認知障害
（鈍い）

認知障害
（易刺激性）

過剰な日中の眠気/
うとうと/鎮静

パニック

幻覚/
精神病状態

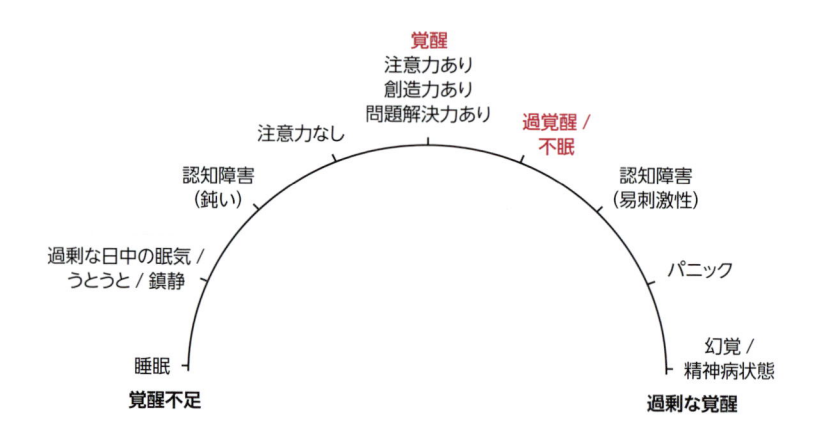

睡眠
覚醒不足

過剰な覚醒

図1　睡眠・覚醒スペクトラムと病態
〔Stahl SM（仙波純一・監訳）：睡眠覚醒障害とその治療．Stahl's Essential Psychopharmacology（精神薬理学エセンシャルズ）．第3版，メディカルサイエンスインターナショナル，pp791-836, 2010 より一部改変〕

（1）睡眠・覚醒スペクトラムモデル

　不眠と過眠は対極にある別個の症状としてとらえられがちですが，精神薬理学的にみれば不眠と覚醒，過眠は連続的であり，**図1**に示すように，睡眠状態からはっきり覚醒した状態，覚醒がオーバーシュートした病的状態までの連続した睡眠・覚醒スペクトラムとしてとらえることができます[2]。つまり，一番左に位置する「睡眠」からダイヤルを右に回していくにつれ，ヒスタミン，ドパミン，ノルアドレナリン，セロトニン，アセチルコリンという5つの覚醒に関わる重要な神経伝達物質により大脳皮質が賦活され「覚醒」に向かいます。正中の「覚醒」にダイヤルが合うと注意力や判断力のある適切な覚醒状態を維持できるようになります。さらにそれより覚醒度が上がると，「過覚醒」の状態にある「不眠」が生じ，さらにダイヤルが右に回ってしまい覚醒度が高くなると「認知障害」，「パニック」，「幻覚・精神病状態」という病的状態になると考えられます。

（2）Pigeon による3つの要因

　Pigeon は，不眠には，①睡眠ホメオスタシス，②体内時計（サーカディアンリズム）の乱れ，③過覚醒という3つの要因が関連していることを提唱していますが[3]，これは不眠の治療，特に非薬物療法を進めていくうえ

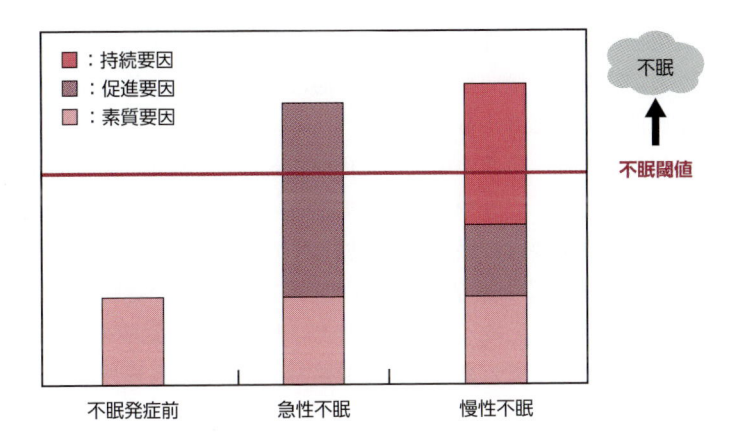

図2　不眠症の多面的モデル
〔Spielman AJ, Caruso LS, Glovinsky PB：A behavioral perspective on insomnia treatment. Psychiatr Clin North Am, 10(4)：541-543, 1987 を参考に作成〕

では重要な視点といえます。睡眠ホメオスタシスとは，覚醒している時間が長くなると眠くなるという睡眠を恒常に保つシステムです。徹夜すると時間の経過とともに眠気が強くなるのはこのシステムが働くからです。

　睡眠にはもう1つのシステムがあり，これが体内時計によるサーカディアンリズムで，昼行性の動物である人間は昼間に目が覚めていて夜間になると眠くなります。徹夜しても朝になると眠気が少し和らぐのはこのシステムが働くからです。慢性不眠で厄介なのが過覚醒という要因です。学校の試験などストレスがあると覚醒レベルが一時的に上がってしまい眠れなくなりますが，慢性不眠症ではこうしたストレスがなくなっても，睡眠や不眠に対する過剰な不安や緊張による過覚醒を生じてしまうと不眠が遷延化してしまいます。

(3) Spielman による不眠の3つの要因

　慢性不眠は複数の因子によって生じていることがほとんどで，①素質要因（predisposing factors），②促進要因（precipitating factors），③持続要因（perpetuating factors），という3つの要因の合計が不眠閾値を超えると不眠となるという Spielman による多面的モデルも，不眠の臨床評価や治療方針を考えるために有用です（**図2**）[4]。

素質要因は個人の特性で，緊張が強く過覚醒状態が生じやすい性格，幼児期からの夜更かし傾向などで，概念的には眠りを引き起こす睡眠系そのものが脆弱であると考えられます。
　次に促進要因は，急性の環境の変化やストレスであり，旅行などによる寝室環境の変化や，自分や家族の病気といった精神的ストレスがこのなかに入ります。素質要因に促進要因が加わって生じる急性不眠は，一時的な促進要因が消失すると解消するはずですが，Pigeonが提唱した3つの要因（睡眠ホメオスタシス，サーカディアンリズム，過覚醒の問題）からなる持続要因が加わってしまうと，促進要因が解消しても慢性不眠へ移行してしまいます。

不眠患者への対応のポイント

　不眠治療の基本的対応は高血圧や糖尿病など生活習慣病と同じで，まず行うべきなのは不眠に関する生活習慣の見直し（睡眠衛生指導）や認知行動療法などの非薬物療法です。しかしながら，非薬物療法には長期の取り組みが必要ですし，また，認知行動療法が利用できる場合も限られるため，実際には薬物療法（睡眠薬）が使われる場合が増えます。薬物療法に関しては「第3章 3. 睡眠薬」（p.139）で述べるため，ここでは不眠に対する対応を説明します。

(1) 急性不眠

　急性不眠の場合，不眠の原因となったストレスなどが解消すれば不眠症状は改善するはずですが，不安の強い患者では不眠に対する過剰な心配から過覚醒が生じ，さらにベンゾジアゼピン系睡眠薬を長期に服用すると，その反跳性不眠から睡眠薬依存性による慢性不眠へ移行してしまう場合もあります。このため，急性不眠では睡眠薬（特にベンゾジアゼピン系睡眠薬）はできるだけ短期間に限定して使用するようにします。

症例 58歳，女性。
　夫とは10年前に離婚し単身で生活。家族は娘が1人いるが，米国で暮らしている。左乳房のしこりに気がつき総合病院を受診した。精査の結果，乳がんと診断されて非常にショックを受けた。昼間は仕事をしていて何とかやれるが，夜，自宅に

帰ると自然に涙が出てきて，なかなか眠れず睡眠薬を服用するようになった。患者を心配した娘が米国から急遽帰国し，話をしているうちに次第に気持ちが落ち着くようになり睡眠薬を服用しなくても眠れるようになった。

(2) 慢性不眠

不眠の治療の基本は非薬物療法であり，薬物療法を行っていても不眠に関わる生活習慣の見直しは行うべきです（**表3**）。さらに積極的な非薬物療法として認知行動療法があり，これは認知療法と行動療法を組み合わせたものです。認知療法は，「8時間の睡眠をとらないと身体および精神的変調が生じる」など，不眠患者に特有な，不眠を悪化させている思考パターンを変えることを目的として行います。しかしながら，こうした認知療法のスキルを身につけるのにはトレーニングを要し，また，不眠症患者は思考優位であることが多く，その思考を変えるのはやさしいことではありません。このため，非薬物療法としては行動療法が中心に行われることが多く，そのなかでも睡眠時間制限療法がよく使われます。例えば下記の症例で具体的に考えてみます。

> **症例** 75歳，女性。
> 午後9時に就寝するがなかなか眠れない。眠っても些細な物音で目が覚めてしまい熟睡できない。午前6時には目が覚めるが，起きるとしんどいので午前8時まで横になっていることが多い。睡眠時間は一晩をあわせて5〜6時間くらい。このため，昼間に2時間程度横になって昼寝をとっている。眠れないと，体調が悪くならないか非常に心配になる。

表3 不眠に関わる生活習慣や環境の見直し（睡眠衛生指導）

- カフェイン摂取の制限（午後以降）
- 就寝2時間以降は激しい運動を禁止
- 休日を含め規則的な起床
- 快適な寝室環境を整える
- 就寝前の刺激的な活動は避ける
- 昼寝の禁止（特に睡眠維持に問題がある場合）
- 寝床から見える位置に時計を置かない

第2章　症状を見極めよう

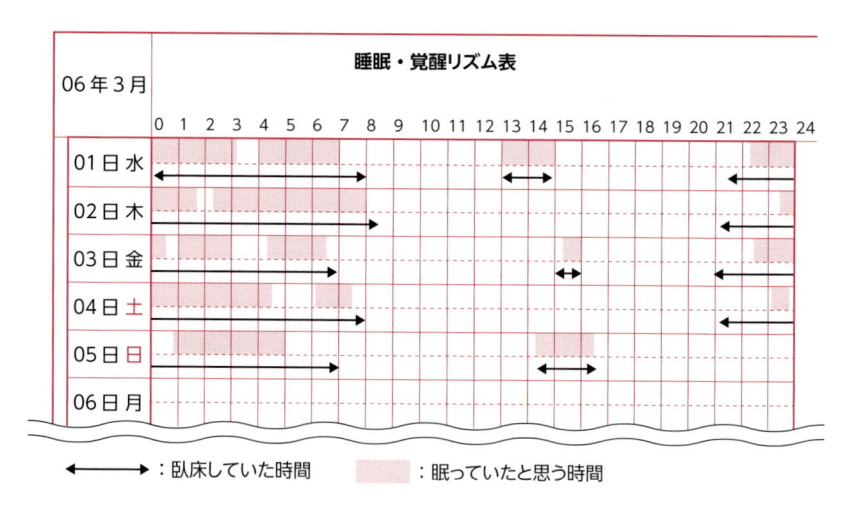

睡眠・覚醒リズム表

06年3月

	0 1 2 3 4 5 6 7 8 9 10 11 12 13 14 15 16 17 18 19 20 21 22 23 24
01日水	
02日木	
03日金	
04日土	
05日日	
06日月	

←→：臥床していた時間　　■：眠っていたと思う時間

図3　睡眠日誌（75歳，女性）

　指導にあたっては**図3**の睡眠日誌を利用すると行いやすくなります。この症例での臥床時間は昼寝を合わせると11〜13時間ですが，慢性不眠症患者では睡眠時間に対して臥床時間が長くなりやすく，睡眠時間／臥床時間×100で算出される睡眠効率（％）が低下する傾向があります。こうした際は睡眠効率80〜85％以上を目指して臥床時間を制限します（ただし5時間以上に設定）。この症例では自覚的な睡眠時間は6時間程度であり，臥床時間を7時間に制限します。ここまで厳しい制限が難しければ少し就寝時刻を遅らせたり起床時刻を早め，昼寝を禁止するなどの方法をとります。こうした臥床時間の制限によって1週間の平均の睡眠効率が85％を上回るようになった場合には，15〜20分ずつ臥床時間を増やしていきます。

(3) アルコール依存や薬物依存を伴う不眠

　ベンゾジアゼピン系や非ベンゾジアゼピン系の睡眠薬はアルコールと併用すると相互作用で作用が増強してしまうことや，アルコールと同様に睡眠薬への依存も生じやすいので注意が必要です。さらにアルコール依存患者の睡眠の障害の回復は非常に遅く，アルコールを中止しても1年以上にわたってその睡眠の障害は持続します[5]。また，いびきが激しい患者では，アルコールによる筋弛緩作用や呼吸抑制による閉塞性睡眠時無呼吸症候群にも注意が必要です。

> **症例** 62歳，男性．
> 　1年前に肺がんと診断され肺がん摘出術（右肺下葉）を施行．飲酒は20歳から毎晩，ビール500mLに焼酎2合を飲んでいた．特に肺がん診断後はいろいろなことが心配になって眠れなくなり，いつもの晩酌以外に眠る前にウイスキー200mLを飲酒するようになった．飲酒すると入眠はよいが中途で覚醒してしまう場合が多い．家族からも飲酒をやめるように言われているが，飲酒しないと眠れない．なお，肺がん手術のため入院した際にはアルコール離脱によるせん妄を生じた．

（4）睡眠関連疾患に伴う不眠

　睡眠関連疾患のなかでも，睡眠時無呼吸症候群やレストレスレッグス症候群（むずむず脚症候群）は遭遇する機会が多いので理解しておきましょう．

① 睡眠時無呼吸症候群

　睡眠時無呼吸症候群は，上気道の閉塞による閉塞性睡眠時無呼吸症候群と呼吸中枢の抑制による中枢性睡眠時無呼吸症候群の2つに分かれます．閉塞性睡眠時無呼吸症候群は，激しいいびきを特徴として日中の眠気を訴えることが多いのですが，ときには夜間頻尿や，中途覚醒や睡眠の分断による熟眠感欠如などを訴えて受診する場合もあります．また，作用時間が長く力価の高いオピオイドの使用や心不全では中枢性睡眠時無呼吸症候群を生じることもあります．

② レストレスレッグス症候群

　レストレスレッグス症候群は，重篤な不眠を呈することがある睡眠関連疾患です．その症状は特徴的で，じっとしていると下肢（ときには上肢や臀部など）に耐えがたい不快感が生じ，歩いたり叩いたりなどして動かすと軽減します．また，夕方から夜間にかけて不快感が増悪します．抗精神病薬や抗うつ薬などの副作用で生じることもあるので，症状出現時の前に処方薬の変更や増量が行われていれば見直しを行います．ドパミン作動薬〔プラミペキソール（ビ・シフロール®），ロチゴチン（ニュープロ®）〕，ガバペンチン エナカルビル（レグナイト®）を使用しますが，軽症であればクロナゼパム（ランドセン®，リボトリール®）でも有効です．睡眠薬は注意して使用する必要があり，不快な感覚を和らげようと行動し，薬剤によるふらつきで転倒し外傷を負うこともあります．また，レストレスレッグス症候群は潜在性の鉄欠乏で生じる場合があり，フェリチン値50ng/mL以下であれば鉄補充が勧められます．

家族への対応

　重篤な慢性不眠患者の訴えはときに執拗で，家族も辟易していることも少なくありません。もちろん患者の不眠に対する訴えを十分聞いた後にですが，家族の労をくみとり，ねぎらいの言葉をかけてあげましょう。また，高齢の不眠患者では夜間睡眠がとれないことで，しばしば日中臥床傾向になっていて，これが余計に夜間の不眠を増悪させていることもあります。こうした患者は，眠れないのに動くと身体の調子が悪くなるなど心配して外出したがりませんが，家族に折をみて散歩や外出などに誘ってもらうようにします。

精神科医から主治医・病棟スタッフへの説明

　不眠の患者に対する主治医や病棟スタッフへの説明のポイントとしては，①不眠の評価(特に入院によって不眠が悪化した場合には，その要因)，②不眠に関わる生活習慣や入院環境の見直し，③睡眠薬の選択および投与量などです。以下に返書の一例を示します。

> 　手術に際する不安もあるようですが，普段の就寝時刻が午前2～3時と遅く，さらにビール350mLを飲んで入眠していたようで，午後9時にゾルピデム(マイスリー®)10mgを服用してもなかなか眠れないようです。個室に入院されているようですので，就寝および睡眠薬の服用時刻を午前0時頃まで遅らせ入眠できるようになったら，就寝時刻を早めていくほうがよいと思います。なおも入眠できないようであれば，ゾルピデムの半減期が2時間と短く作用が減弱していることを考え，より半減期の長いエスゾピクロン(ルネスタ®)2～3mgに変更してください。また，睡眠覚醒リズムの前進が期待できることから，ラメルテオン〔ロゼレム®0.5錠(4mg)〕午後9時頃の併用もよいかもしれません(ロゼレム®錠は通常8mgですが，睡眠覚醒リズムの前進を図るためには少量で，就寝時よりも数時間早い時刻に服用するほうが効果的であることが報告されています)。

コンサルトのタイミング

多くて2剤の睡眠薬を臨床用量で使用しても不眠のコントロールが困難な場合や，せん妄や精神疾患に伴う不眠が考慮されたならば，精神腫瘍医や精神科医へのコンサルトが勧められます．

■参考文献
1) American Psychiatric Association：Insomnia disorder. Diagnostic and Statistical Manual of Mental Disorders：DSM-5®, pp362-372, 2013
2) Stahl SM（仙波純一・監訳）：睡眠覚醒障害とその治療．Stahl's Essential Psychopharmacology（精神薬理学エセンシャルズ）．第3版，メディカルサイエンスインターナショナル，pp791-836, 2010
3) Pigeon MR, Perlis mL：Sleep homeostasis in primary insomnia. Sleep Med Rev, 10（4）：247-254, 2006
4) Spielman AJ, Caruso LS, Glovinsky PB：A behavioral perspective on insomnia treatment. Psychiatr Clin North Am, 10（4）：541-543, 1987
5) Drummond SP, Gillin JC, Smith TL, Demondena A：The sleep of abstinent pure primary alcoholic patients：natural course and relationship to relapse. Alcohol Clin Exp Res, 22（8）：1796-1802, 1998

3 せん妄

第 2 章　症状を見極めよう

▼ Point

医師
① せん妄のタイプと原因を評価できる
② 治療目標を設定できる
③ 適切な薬剤選択ができる
④ 患者・家族への説明ができる

薬剤師
① 原因となりうる薬剤の評価ができる
② 抗精神病薬の特徴を理解できる
③ 患者・家族に薬剤の使用・中止理由を説明できる

看護師
① 評価につながる患者の状態を把握できる
② 症状のバリエーションに気づくことができる
③ 適切な苦痛緩和やケアができる
④ 患者・家族の苦悩へのサポートができる

はじめに

　がん治療の経過中に急激に発生した精神症状について，精神科・緩和ケアチームに以下のようなコンサルテーションが寄せられることがあります。

- 最近元気がなく，食事もとりません。「殺してくれ」と叫びます。うつ病では？
- 会話もかみ合わず，「そこに人がいる」などと幻視を訴えます。統合失調症では？
- 話したことを忘れることもしばしばで，自ら点滴を抜くなど指示に従いません。認知症では？
- 治療について拒絶的で，興奮して殴りかかろうとします。パーソナリティー障害では？

　その症状を部分的に切り取れば精神疾患のようにみえますが，発症過程，好発年齢を考慮すると，精神疾患の可能性よりもせん妄が潜んでいることが大半です。本節では，精神腫瘍医がどのようにせん妄を診立て，他疾患と鑑別しているかについて紹介します。

表1　せん妄の診断基準

A. 注意障害（注意の方向づけ，集中，維持，転換する能力の低下）と意識障害（見当識低下）
B. 短期間のうちに出現し（通常数時間〜数日），もととなる注意および意識水準からの変化を示し，重症度が日内変動する
C. 認知障害を伴う（記憶欠損，失見当識，言語，視空間認知，知覚など）
D. （認知症などの）他の原因による神経認知障害では説明できず，昏睡のような覚醒水準の著しい低下という状況下で起こるものではない
E. 医学的疾患，物質中毒または離脱，毒物への曝露，複数の病因による直接的な生理学的結果により引き起こされた

〔米国精神医学会：DSM-5® 精神疾患の診断・統計マニュアル（日本精神神経学会・日本語版用語監修，髙橋三郎，他・監訳），医学書院，pp588-589，2014 より一部改変〕

せん妄の定義と診断のポイント

　せん妄とは，脳の機能不全により意識変容を来した状態です。意識変容とは，疎通はある程度可能であるにもかかわらず，つじつまの合わない言動があり，ときに興奮や幻覚を伴う意識障害を指します。

　DSM-5によるせん妄の診断基準を**表1**にあげます。臨床現場でせん妄を疑うポイントとして，次の点に留意する必要があります。

- 急激に起こってきた抑うつ，物忘れ，妄想，幻覚
- ちぐはぐなやり取りや興奮に出現のパターンがある（夜間に多い）
- 特徴的な出来事を，後で意識清明時に尋ねても覚えていないことが多い
- 最近，薬を変えていたり，全身状態が悪い
- 高齢者に多い
- 患者の言動が長期的には不利益になるような内容のことも多い（「帰る」，「治療はしなくていい」，「殺してくれ」など）

　認知症や精神疾患とせん妄の鑑別には，元来の性格や人柄について十分な情報を集め，数日単位という急激な発症かどうかがポイントとなります。また，せん妄は精神疾患という概念ではなく，身体疾患や薬剤に影響された意識障害であるという認識をもち，包括的に評価することが重要です。

第2章　症状を見極めよう

	身体症状 ADL	精神症状	社会的問題	心理的問題	実存的問題
プライマリー（コンサルティー）　評価					
プライマリー（コンサルティー）　対応・ケア					

図1　包括的アセスメントシートの例
〔小川朝生：がん領域における精神心理的ケアの連携．日社精医会誌，22(2)：123，2013を一部改変〕

せん妄のアセスメントシート——CAS

　本項では包括的アセスメントシート(Comprehensive Assessment Sheet；CAS)を用いて評価を行います(図1)。CASは平井，小川らが開発した教育支援ツールで，①包括的アセスメントシートに従って各問題点を項目に従って並べることにより，自然と包括的なアセスメントが完成すること，②問題点を項目ごとに可視化することにより，問題の見落としを防ぐことができること，③各問題点とプライマリ・チームの認識を記載し比較することにより，コンサルテーションの介入ポイントとその優先順位，達成すべき目標も認識することができること——に特徴があります[1]。

　CASは左から，身体的，精神医学的，社会経済的，心理的，実存的問題の項に分かれ，この順番に評価を行います。せん妄は身体的疾患や薬剤性に引き起こされた意識変容状態であり，左側にあるほど介入の優先順位が高いことを示しています。記載することによってせん妄を引き起こす可能性のある身体疾患を見逃さないという利点もあります。

　アセスメント例を図2にあげます。熟練した精神腫瘍医であれば実際に表に記入せずとも，せん妄についてCASを左側から解決していくような思考過程をたどっています。

　せん妄の発症因子として，せん妄を起こりやすくする準備因子，促進・

		身体症状 ADL	精神症状	社会的問題	心理的問題	実存的問題
プライマリー（コンサルティー）	評価	大腸がん 骨転移 脳転移はない 低ナトリウム 疼痛 4/10 夜間不眠 内服 　トリアゾラム 　H₂ブロッカー 　オキシコドン	精神科既往なし 夜間徘徊・興奮 日中は穏やか 夜間の出来事を覚えていない？ 軽い抑うつ？ MMSE　28/30	職業：農業 妻と息子 経済的には困窮していない	治療が進まないことへの苛立ち 妻への申し訳なさ 病状の深刻さを知っている	信仰　○○ その他情報なし
	対応・ケア	電解質補正 疼痛緩和 睡眠薬を中止 必要に応じて抗精神病薬 H₂ブロッカーは変更？	まずは傾聴 認知症は除外 意識障害の有無を確認	妻からの情報を得る	支持的精神療法	必要に応じて

図2　CAS によるせん妄のアセスメント例

①**直接因子**
　脳機能の不全を来す身体疾患
　薬剤（離脱を含む），手術など強い侵襲

②**誘発因子**
　便秘，尿閉，疼痛，発熱などの身体要因
　心理・社会的ストレス，身体的拘束
　入院や部屋移動による環境変化
　感覚遮断(ICU あるいは難聴や視力障害)または感覚過剰　など

③**準備因子**
　高齢，脳の器質的脆弱性（脳血管障害，認知症など）
　神経質な性格
　疾患の重症度　など

せん妄発症
せん妄発症閾値

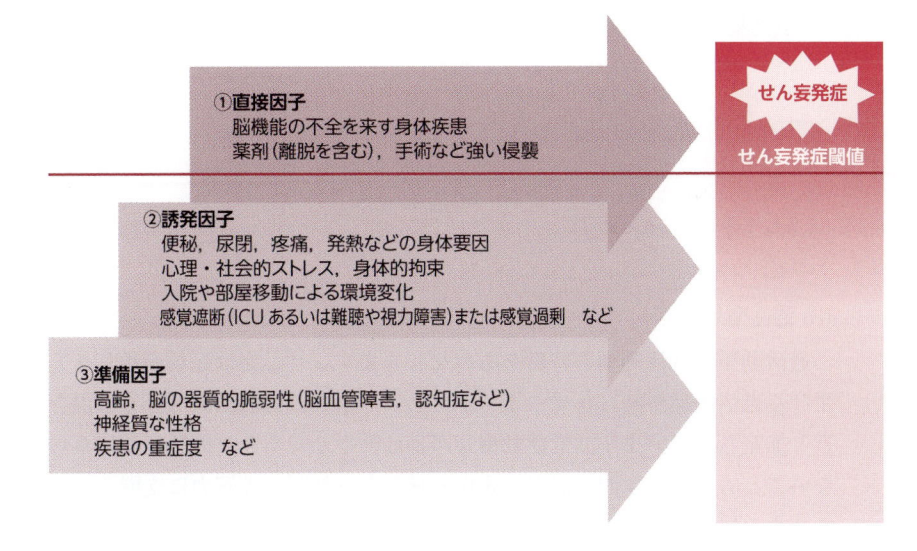

図3　せん妄発症因子

遷延化させる誘発因子，直接引き金となる直接因子があり（**図3**），さまざまな角度から因子を拾い上げる取り組みが必要です。

第2章　症状を見極めよう

せん妄のバリエーションを知ろう

　せん妄の診断を困難にするのは，その症状のバリエーションの広さです。興奮が強いもの，穏やかであるが記憶があやふやなもの，怒りや拒絶を示すもの，痛みや呼吸苦など身体的苦痛を繰り返し訴えるものなどさまざまです。以下に分類と特徴をあげます。

1 精神運動活動性と覚醒レベルによる分類

(1) 過活動型せん妄

　幻覚，妄想，興奮，失見当識が特徴的です。

> **症例** 70代，男性。昼間は意識清明であるが，夜になると目がらんらんと輝き，語気が強く，廊下を徘徊する。「息子がそこに迎えに来ている」，「殺される」など幻視と妄想を訴え，点滴をまさぐり引き抜こうとする。

(2) 低活動型せん妄

　混乱，傾眠，鎮静が特徴的で，著しい幻覚・妄想は伴いません。

> **症例** 60代，女性。夜はぼんやりと起きていることが多いが，穏やかに過ごしている。日中はうつらうつらして，強く話しかけてようやく「はい？」と返事をする。息子の毎日の面会も「昨日も来たかね？」と記憶はあいまいで，「わからん，わからん」と焦りをみせることもある。

(3) 混合型せん妄

　過活動型，低活動型の特徴をあわせもちます。せん妄は症状が激しさを帯びる過活動型が特に目立ちますが，およそ2/3は低活動型もしくは混合型と推定されています。低活動型せん妄は穏やかであり，問題行動に至らないことも多いですが，患者が苦痛を感じたり判断・理解力に支障を来したりする場合は積極的な介入が必要です。

2 臨床現場で経験する特徴的なせん妄

(1) 怒りを伴うせん妄

> **症例** 60代，男性。疼痛のために夜はぐっすりと眠れず，昼間にうつらうつらしている。ある日の夜「看護のやり方がまったくなっていない。どうなっているんだ，

この病院を訴えてやる」と興奮し，看護スタッフに殴りかかろうとした。翌朝になると傾眠がちで，昨夜のことについてはすっかり覚えていない。面会の家族にも「訴える」などの言動はない。

(2) 拒絶を伴うせん妄

症例 50代，男性。入院して数日後から「この薬は何ですか？　私の？　いや間違いだと思います。飲みません」，「もう治療はいいです。検査も受けません」と話す。応答に一貫性がなく，時間帯によっては受け入れる場合もある。

(3) 疼痛など身体的苦痛を訴え続けるせん妄

症例 40代，女性。日中はオピオイドにより疼痛コントロールが保たれているが，消灯後から疼痛の訴えが増し，レスキューを何度も内服するが効かず夜が明ける。朝方に疼痛評価をすると「痛くありません」と話し，昨夜の出来事はあまり覚えていない。

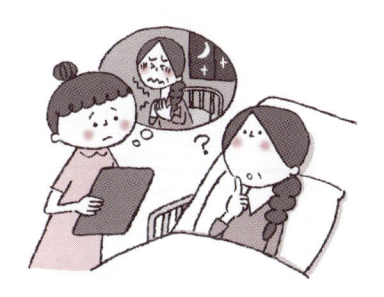

　これらの症例は，怒り，拒絶に対する身体的苦痛や心理的背景を探ること，あるいは疼痛など身体的苦痛の積極的なマネジメントが重要であることに加え，意識状態を評価し，せん妄の可能性を考慮する必要があります。

せん妄の病態生理

　せん妄の原因は多要因であることが多く，現時点で病態生理や病因がすべて解明されているわけではありません。原因となる疾患・状態については表2にあげます。以下に，身体的治療の重要性の理解や薬剤選択を考慮する際の補助となる2つの機序をあげます。

第2章 症状を見極めよう

表2 せん妄の原因

中枢神経系への浸潤	脳腫瘍，脳転移，髄膜転移
臓器不全による代謝性脳症	高アンモニア血症，腎機能障害，呼吸不全
電解質異常	高カルシウム血症，低ナトリウム血症
感染症	敗血症，髄膜炎，脳炎
血液学的異常	貧血，DIC
薬剤性	ベンゾジアゼピン系，オピオイド，抗コリン薬
その他	脱水症

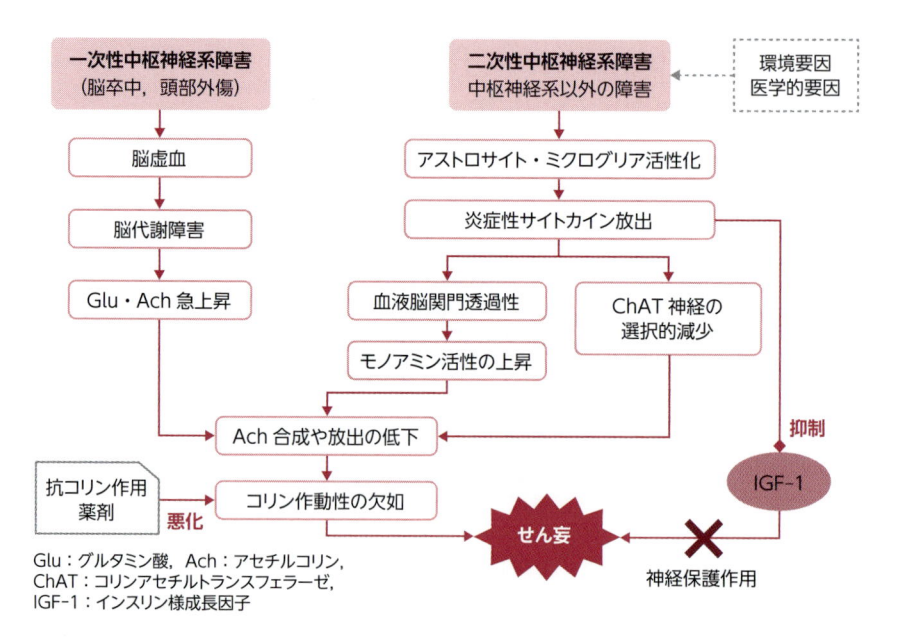

Glu：グルタミン酸，Ach：アセチルコリン，
ChAT：コリンアセチルトランスフェラーゼ，
IGF-1：インスリン様成長因子

図4 器質的要因とせん妄
〔Hshieh et al：J Gerontol A Biol Sci Med Sci, 63：764-772, 2008 より引用〕

1 器質的要因からみたせん妄

　脳梗塞後など脳血管性の働きが脆弱，あるいは全身性の炎症などサイトカインが放出している状態では，コリン作動性の欠如によりせん妄に至ります（図4）[2]。よって，脳機能に影響する不要な薬剤を中止し，身体疾患をコントロールすることが，いかにせん妄症状の改善に寄与するかを理解していただきたいところです。

ドパミン過剰
過活動型せん妄・精神病症状と関連
低酸素により生じる
ドパミン遮断は抗コリン性せん妄を軽減
DA経路とCho経路は解剖学的に重なる

セロトニン過剰
学習・記憶の障害
海馬 $5HT_{3,6}$ への結合

セロトニン欠乏
前頭皮質 $5HT_{1A, 2A, 4}$ の遮断

アセチルコリン低下

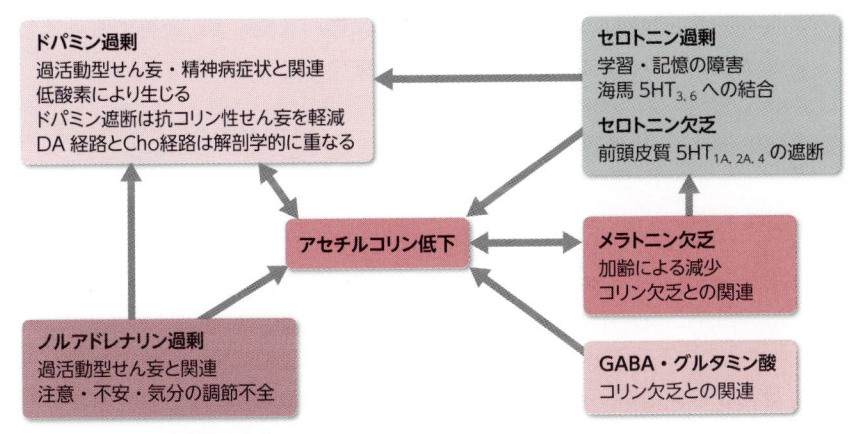

メラトニン欠乏
加齢による減少
コリン欠乏との関連

ノルアドレナリン過剰
過活動型せん妄と関連
注意・不安・気分の調節不全

GABA・グルタミン酸
コリン欠乏との関連

図5　せん妄と神経伝達物質
〔Hshieh et al：J Gerontol A Biol Sci Med Sci, 63：764-772, 2008 より引用〕

2 脳内の神経伝達物質からみたせん妄

　ドパミンの過剰やセロトニンの不均衡，メラトニンの欠乏などがアセチルコリンを介したシグナル伝達の不均衡を起こし，意識障害につながると推察されます（図5）[2]。よって，ドパミンを調整するために抗ドパミン作用のある抗精神病薬を，メラトニン欠乏に対しメラトニン受容体刺激薬を使用し，抗コリン作用のある薬剤を中止することは理にかなっています。

治療目標を設定する

1 回復するせん妄

> **症例** 70代，男性。夜間徘徊や興奮などを認め，せん妄を疑った。アセスメントの結果，肺炎，低ナトリウム血症と睡眠薬トリアゾラム（ハルシオン®）の内服がせん妄の原因と推察された。睡眠薬を中止し，肺炎の治療，電解質の補正を行い，炎症所見が落ち着いた3日後からはせん妄は出現しなかった。

　せん妄の原因がベンゾジアゼピン系睡眠薬による薬剤性であれば，薬剤を中止し，必要に応じて抗精神病薬に置換することによって，せん妄の改善が期待できます。また，電解質異常が原因であれば，補正することで改善が見込めます。このように原因が除去できる見通しの立つ要因ばかりであれば，回復可能なせん妄であるといえます。この場合は本人と家族にせ

ん妄の病態を説明し，原因の除去とそれに伴い意識障害が改善する見通しを伝え，不安や誤解を生じないように配慮する必要があります。

2 回復が難しいせん妄

> **症例** 70代，女性。日中は傾眠がちで，強く呼びかけるとようやく返事をする。夜になると大きなうめき声をあげ，ベッドから起き上がろうとする。アセスメントにより，肝不全，呼吸不全によるせん妄と判断された。夜間は熟睡できるように抗精神病薬を中心に投与した。

　せん妄の原因が，がんの終末期の多臓器不全など複合的で除去することが難しい場合は，せん妄からの回復も困難である場合が多いです。回復可能な場合とは治療のゴールが異なり，本人と家族の意向を尊重しつつ，いかに穏やかに過ごせるかが目標となります。夜間不眠には抗精神病薬に加え，ときにベンゾジアゼピン系薬剤も併用することもあります。患者の苦悩に十分寄り添い，場合によっては苦痛緩和のための鎮静を選択することもあります。また，家族にとっては患者との離別が迫っている状況であり，つらい気持ちを汲み取るとともに，最期まで家族ができるケア（声かけ，清拭，身体をさするなど）を勧めます。

せん妄に対する治療

　治療に関しては，日本緩和医療学会と日本サイコオンコロジー学会が開発した「症状評価とマネジメントを中心とした緩和ケアのための医師の継続プログラム PEACE（Palliative care Emphasis program on symptom management and Assessment for Continuous medical Education）の「せん妄」の項に準拠しつつ，一部加筆しています。

1 原疾患の治療

　表2であげた原因となりうる疾患，すなわちせん妄の直接因子の改善を図ることが治療の肝となります。脱水であれば補液を，肺炎など感染症であれば抗菌薬による治療を，高カルシウム血症であればキレート剤による補正などを速やかに行います。原疾患を取り去ることが困難な終末期で

あっても，原因治療により20〜30%の回復が見込めるとされますが，軽減させる取り組みが患者の負担にならないように配慮する必要があります。また，患者にとって不快な症状は増悪因子になりうるので，疼痛，便秘，口渇などのコントロールを心がけます。

2 内服薬の見直し

　　ベンゾジアゼピン系睡眠薬・抗不安薬は意識水準を低下させ，せん妄の原因となりうるので中止することが望ましいです。オピオイドもせん妄の原因になりえますが，患者の疼痛緩和にとっては重要な薬剤であり，変更を要する場合にはオピオイドスイッチングを行い，患者・家族にオピオイドへの不安を軽減させるよう配慮します。また，抗コリン作用のある薬剤，H_2受容体拮抗薬でもせん妄を起こす可能性があり，中止や置換を行うのがよいです（付録，表2，p.408参照）。せん妄ではありませんが，せん妄と鑑別を要する病態である静坐不能症（アカシジア）は抗ドパミン作用のある制吐薬で引き起こされることがあり，漫然と使用しないよう留意します。

3 環境への介入

　　せん妄では睡眠覚醒リズムが障害されており，朝は陽を浴び，部屋を日中は明るく，夜は薄明かりにするなどの昼夜のメリハリをつけることが必要です。「朝ごはんですよ」，「痛みの薬ですよ」，「今日は◯月◯日ですね」と語りかけ，カレンダーや時計を用いて自然な形のオリエンテーションを繰り返すことで，刺激を与えて覚醒度を高めることも重要です。また，感覚遮断状態では情報量が少なく猜疑心や不安を助長するため，高齢者では眼鏡や補聴器を使用し，場合によっては筆談や文字盤を用いたコミュニケーションを増やす必要があります。

> **症例** 70代，男性。夜になると「誰かが襲ってくる」と，引き出しに入っていた果物ナイフを持ち，廊下を歩き回る。他者に対して刃先を向けることはないが，ナイフを渡してほしいという医療者側の説得に応じない。

　　せん妄時には点滴の自己抜去，転倒転落，危険物による怪我などの事故に気をつけなければなりません。患者の身の回りの危険物は前もって排除しておく配慮が必要です。

第2章　症状を見極めよう

表3　せん妄によく使用される薬剤

薬効分類	薬剤名	1回量	特徴
抗精神病薬	ハロペリドール（セレネース®）	0.75〜1.5mg	鎮静は弱い，注射液あり
	リスペリドン（リスパダール®）	0.5〜1mg	鎮静作用が強い
	クエチアピン（セロクエル®）	25〜100mg	半減期が短い，糖尿病禁忌
	ペロスピロン（ルーラン®）	4〜8mg	副作用が少ない
	オランザピン（ジプレキサ®）	2.5〜5mg	制吐作用あり，糖尿病禁忌
	アリピプラゾール（エビリファイ®）	1.5〜3mg	低活動性せん妄に使いやすい
睡眠薬	ラメルテオン（ロゼレム®）	8mg	定期的な睡眠薬として使用
抗うつ薬	ミルタザピン（レメロン®，リフレックス®）	7.5〜15mg	鎮静作用が強い
漢方薬	抑肝散	2.5g	低カリウム血症に注意

4　抗精神病薬などの使用

　前述の「せん妄の病態生理」（p.65）で取り上げたように，せん妄は脳内の神経伝達物質の不均衡による意識障害が一因であり，抗ドパミン作用を有する抗精神病薬を中心に治療を行います。精神科医以外は抗精神病薬を扱うのに慣れていないこと，現時点で薬剤の選択や用量設定に明確な指針がないこと，国内で適応外使用の薬を使用しなければならないことが，せん妄治療への抵抗感につながっています。**表3**には，せん妄治療に使用する薬剤の一覧を示しました。繰り返しますが，国内では適応に限りがあること，明快なエビデンスに乏しいこともあるので，使用の際には十分留意してください。以下に，薬剤選択のポイントを記します。

（1）興奮の度合いによる薬剤の選択

> **症例** 60代，男性。入院3日目に「自分を殺そうとしているだろ」とスタッフの制止を振り払い興奮し始めた。21時にリスペリドン（リスパダール®）1mgを内服し，22時にリスペリドン1mgを追加したところ，23時から朝方までぐっすりと眠った。

　せん妄が初めて発生した場合や，時折起こす程度であれば，抗精神病薬の頓用投与で対応します。興奮が強い場合は，リスペリドンのように鎮静

作用が比較的強い薬剤を選択し，30分〜1時間程度の間を空けて初回投与量を追加し，一晩に4回まで使用します。

> **症例** 70代，男性。毎日20時頃から「家に帰らないといかん」と，身の回りの荷物をまとめ始める。興奮こそないが，明け方まで病棟内を歩き回るために，日中は傾眠がちに過ごす。クエチアピン（セロクエル®）を夕食後に25mg，就寝前に50mg投与したところ，夜間はぐっすりと眠るようになり，日中の覚醒度も改善した。

せん妄が毎日発生するならば，抗精神病薬の定期投与を検討します。この場合は，せん妄状態に入る時間を把握し，その前から投与するのがコツです。

> **症例** 60代，女性。夜は比較的眠っているが，日中はぼんやりと過ごし，軽い記憶障害があり，低活動性せん妄と診断された。アリピプラゾール（エビリファイ®）1.5mgを朝食後に内服したところ，「頭がしっかり働きます」とせん妄状態は改善した。

低活動性せん妄の場合，夜間に眠れるのであれば無理に抗精神病薬を使用せず，全身状態が回復するのを待つのもよいでしょう。しかし，判断力の低下が治療の妨げになったり，苦痛につながったりするようであれば薬剤投与を検討します。就寝前にハロペリドール（セレネース®）やクエチアピンのような鎮静が少なく半減期が短い薬剤を投与する方法と，朝食後にアリピプラゾールを少量投与する方法があります。

(2) 副作用や有害事象を考慮した薬剤の選択

> **症例** 80代，男性。夕方に緊急入院となり，その夜から「殺してくれー」と叫ぶなどせん妄状態となった。全身状態も不良であり，合併症の詳しい情報も入手できていない。ハロペリドール0.75mgの頓用を数回使用し，うつらうつらした状態で朝を迎えた。

抗精神病薬は，特に高齢者では心血管系のリスクが指摘されます。術後で全身状態不良の場合や，患者情報が乏しい状況では，鎮静が少なく，エビデンスが豊富なハロペリドールの内服・注射剤を使うことが多いです。

> **症例** 50代，女性。糖尿病の治療中である。夜間になると「おなかが張る」と連日訴えるが，便秘もなく，翌朝にはその訴えを覚えていない。興奮こそないが，夜間の不眠が続くため，ペロスピロン（ルーラン®）8mgを就寝前に投与し，安定した睡眠を得られるようになった。

クエチアピンやオランザピン（ジプレキサ®）は糖尿病の患者に対する使用が禁忌であり，ほかの抗精神病薬も脂質代謝に影響があります．合併症を有する場合には，比較的使用制限の少ないペロスピロンの投与を検討します．

> **症例** 70代，女性．脳梗塞の既往などせん妄のリスクを抱えている．3日後から化学療法を始める予定であるが，不眠が続いている．就寝前にラメルテオン（ロゼレム®）8mgの内服を開始した．

せん妄に対する抗精神病薬の予防投与は認められていません．せん妄が発生していない状況での不眠には，メラトニン受容体作動薬であるラメルテオンの定期投与は理にかなっています．また，抑肝散の就寝前投与も候補にあがります．

(3) 注射剤の使用

> **症例** 60代，男性．夜になるとせん妄状態で興奮し，点滴を抜こうとしたり，立ち上がろうとしたりして危険な状態である．内服を勧めるが困難であり，生理食塩液100mLにハロペリドール5mg 1Aを溶解し，2時間の速度で点滴した．

内服が困難な場合には，ハロペリドールやクロルプロマジン（ウインタミン®，コントミン®）の注射剤を使用します．ハロペリドールは静注・点滴注，筋注，皮下注で，クロルプロマジンは筋注で使います．薬剤性パーキンソニズムの予防のために使用されるビペリデン（アキネトン®）は抗コリン薬であり，せん妄を悪化させる可能性もあるので，原則として使用しません．

> **症例** 50代，男性．連日，夜になるとせん妄状態になり，明け方まで大声で叫びながら歩き回るなど不眠が続いている．夕食後，就寝前にリスペリドン1mgずつ内服しているが改善しなかった．生理食塩液100mLにフルニトラゼパム（サイレース®，ロヒプノール®）注2mL 1Aを溶解し，2時間の速度で点滴し，1時間ほどで眠り，点滴を中止した．SpO$_2$は90％まで低下したが，肩枕により数分で改善し，朝方まで就寝した．

夜間にせん妄状態が連日続く場合，あるいは興奮が著しくスタッフが制御できない場合には，ベンゾジアゼピン系睡眠薬を使うことがあります．フルニトラゼパムは静注，点滴ともに有効ですがSpO$_2$の低下に注意しなければなりません．静注の場合は生理食塩液10〜20mLで溶解し，話しかけながらゆっくり静注すると，しだいにろれつが回らなくなってくるの

で，効果を確認しながら適量を使用することができます。

　点滴の場合は生理食塩液50〜100mLで溶解し，2時間の速度で滴下する方法があります。眠ったら中断，目が覚めたら再開，とすると安定した睡眠が維持できます。この投与方法であれば，SpO$_2$低下の主な原因は舌根沈下であり，気道の確保や肩枕，補助換気などの理学的処置によって，速やかに呼吸状態が改善します。ベンゾジアゼピン系の投与が効果的であれば，就寝前に内服薬でフルニトラゼパムやエスタゾラム（ユーロジン®）など中長期型睡眠薬を投与すると安定した睡眠が得られることもあります。しかし，トリアゾラムやゾルピデム（マイスリー®）などの超短期・短期型の睡眠薬はせん妄を惹起するので，原則使用しません。

(4) いつまで投与を続けるべきか

　回復可能なせん妄では，身体的な原因を除去できれば抗精神病薬も漸減・中止することができます。抗精神病薬の少量投与の場合には離脱症状（嘔気嘔吐や不安など）に過度に配慮する必要はありませんが，急激な中断は不眠にもつながるため，数日おきに漸減するのが望ましいです。回復が困難なせん妄の場合は，興奮や苦痛を抑え，夜間の睡眠を安定させるために継続した内服が効果的なことが多いです。終末期のせん妄で興奮が著しく，改善が見込めない場合には，患者の意思を尊重したうえで苦痛緩和のための鎮静が行われますが，その適応と方法については日本緩和医療学会「苦痛緩和のための鎮静に関するガイドライン」を参照ください。

患者への対応

1 せん妄状態のときの対応

- 患者の会話内容がつじつまの合わないことでも，無理に訂正せず上手に話を合わせる
- 一緒に歩いたり，やや明るいところで答えやすい質問・会話をする
- 穏やかで，のんびりとした低いトーンで会話を続ける

　患者はがん治療では常に環境変化や病状悪化に対する不安を抱えており，せん妄状態では猜疑心，恐怖感，興奮，怒り，拒絶として表出する場

合もあります。その患者の会話内容を批判したり否定したりすると逆に興奮に至ることがあり，まずは「ああ，そうですか。へぇ，そんなこともあるんですね」などと話を合わせて安心させるのがよいでしょう。ベッドに横になってもすぐに起き上がる場合は，地元，職業，家族のことなど答えやすい質問を，穏やかで，のんびりとした低いトーンで続けると眠気を催すこともあります。興奮が著しい場合には抗精神病薬の投与を検討します。

2 せん妄が治まった後の対応

- 評価のために状態を把握する
- 不安を与えないように配慮する
- 日中の覚醒やリハビリなどを促して，患者自身の取り組みがせん妄予防になることを説明するが，非可逆的な場合には無理のないように配慮する

　せん妄が治まった後，その評価のために細やかな診察が必要ですが，患者はせん妄のことを覚えていないことが多く，周囲の雰囲気から「何か迷惑をかけたようだ」と落ち込むことがあります。せん妄の病状説明をしつつ「がんの治療中においてはよくある症状であること」と付け加え，不安を助長しないケアが必要です。可逆的な場合には原因となる要因をあげ，改善するであろうことを保証します。非可逆的な場合は傾聴に努め，不安に寄り添う姿勢がより必要です。

家族への対応

- 驚く家族に対し，共感的に接しつつ，誤解のないように機序を説明する
- 可逆的である場合は，その病態と改善の見通しを説明する
- 非可逆的である場合は，病状が進行しているサインであることを説明して，その悲しみに配慮する
- 家族にもせん妄治療・予防に協力を依頼する

　がん患者の家族も精神的負担を抱えており，「病院に迷惑をかけている」と感じていることも多いです。そのため，「このような状態になって驚かれているでしょう」などと共感的に話を聞きつつ，せん妄はがん治療にお

いてありふれた状態であることを説明します。非可逆的せん妄では当然家族は悲嘆にくれますが，この状況は患者にとって意識変容により苦痛を減らそうとする仕組みかもしれないことや，身体をさすったり，声をかけたりするなど患者の安寧につながるケアを勧めるのがよいでしょう。

　また，「精神論でどうにかなる」，「がんの悩みで頭がおかしくなった」と理解する家族もいる場合には，特に身体の状態による意識障害であることを強調し，誤解を与えないような配慮が必要です。

　医療者に対し「どうなっているんだ」，「医療ミスではないか」という怒りや拒絶の反応を示す場合がありますが，「家族が現状を受け入れられず，驚いている状況」である可能性もあり，共感的なコミュニケーションを続けて家族の心情を探る必要があります。

　日中の家族の面会は，患者を安心させ，覚醒度を維持して，せん妄のケアに有効です。「危ないからせん妄患者に付き添ってほしい」という理由だけではなく，せん妄治療への協力者として関係を結ぶのが理想的です。

精神科医から主治医・病棟スタッフへの説明

　精神腫瘍医が主治医への説明のなかで心がけている点として，下記の点があげられます。

- せん妄は薬剤性，あるいは身体疾患による脳の機能障害であり，原因を取り去ることが最大の治療につながる
- 包括的にアセスメントすることが必要である
- 特にベンゾジアゼピン系の睡眠薬・抗不安薬，抗コリン作用のある薬剤，H_2受容体拮抗薬は，可能な限り減量・中止する。減量・中止が困難な場合はより影響の少ないものに変更する
- オピオイドが原因と考えられる場合はオピオイドスイッチングを行う
- 炎症や電解質異常など，意識障害に寄与すると思われる身体疾患の治療を行う
- 興奮や不眠が著しい場合は，抗精神病薬を中心に薬剤使用を検討する
- 可逆的な症状なのか非可逆的症状なのかを見定め，せん妄治療のゴールを考える
- 看護師など病棟スタッフには便秘や疼痛など苦痛の緩和，オリエンテーションの確認，リハビリテーションの励行，朝陽を浴びリズムのある生活などのケアを依頼する

第2章　症状を見極めよう

　丁寧に説明することによって，せん妄に関する主治医の知識と，病棟スタッフの対処技能を高めることができます。最終的な目標は，精神科医・緩和ケアチームでなくてもせん妄を対処できるようになることであるため，アドバイスは直接主治医・病棟スタッフに行うのが望ましいです。また，せん妄への対応に苦慮する病棟スタッフと円滑な関係性を保つことは，適切な情報を得ることができ，大事な所見の見落としを防ぐことにもつながります。病棟の不安を解消するのもコンサルテーションを受ける側の仕事です。コンサルテーションの返書の概要例を示しますので，お互いに丁寧なやり取りを心がけてほしいです。

　　患者様を本日午前中に診察しました。訪問時は短期記憶障害，見当識障害はなく，認知症という印象はありません。昨夜のことをあまり覚えておらず，おそらくせん妄を起こしていたのではないかと思います。
　せん妄は薬剤性，あるいは身体疾患によって脳の機能障害を起こした状態です。よって，原因薬剤を中止し，身体症状を治すことが優先されます。
　被疑薬である泌尿器科薬（抗コリン作用），胃薬（H_2ブロッカー），睡眠薬（ベンゾジアゼピン系）は可能であれば中止・変更してください。吐き気がなければ制吐薬（抗ドパミン作用，アカシジアの原因となります）も中止してください。オピオイドは，現在の疼痛を考えると急な変更は躊躇されます。上記の薬剤を止めてもせん妄が改善しない場合にはオピオイドスイッチングを検討してください。
　また，身体疾患では発熱，肺炎，低ナトリウムに対し，肺炎をしっかり治し，電解質のコントロールをしてください。不眠時はベンゾジアゼピン系睡眠薬ではなく，抗精神病薬であるリスペリドン0.5mgあるいはクエチアピン25mgを内服してください。夜間に興奮が強いようであれば，同量の内服を時間を空けず3回まで可能とします。しっかり眠ることも治療に役立ちます。
　現時点では，被疑薬の中止，身体症状の改善により，せん妄も改善する見通しです。改善後には抗精神病薬を中止してください。長引くよう

であれば別の身体疾患などを考慮する必要があります。意識障害の元を取り去れない場合は，継続的に抗精神病薬の投与が必要とも考えます。

また，日中のメリハリ，オリエンテーションをつけることが重要です。看護師がまめに声をかけたり，朝は陽を浴びたり，日中はリハビリを取り入れるなど刺激を与えるのは効果的です。また，家族の面会も効果的なので，ぜひ勧めてください。

御紹介ありがとうございました。今後ともよろしくお願いいたします。

コンサルトのタイミング

精神科医や緩和ケアチームへのコンサルテーションは次のような場合に行います。

(1) せん妄の診断が難しい場合

せん妄と認知症・うつ病など精神疾患との鑑別が困難な場合には，精神科医による診察や助言が必要な場合があります。

(2) 一般的な抗精神病薬の使用では改善しない場合

せん妄では少量の抗精神病薬から使用を開始しますが，増量や種類の変更によっても症状改善を認めないことがあります。その場合，抗精神病薬の高用量の投与や，トラゾドンやミアンセリンなど抗うつ薬の使用など，向精神薬の調整に関して工夫が必要になることが多く，専門医のアドバイスを求めるのがよいでしょう。

■参考文献
1) 小川朝生：がん領域における精神心理的ケアの連携.「精神疾患地域連携クリティカルパス」. 日社精医会誌, 22(2)：123, 2013
2) Hshieh TT, Fong TG, Marcantonio ER, Inouye SK：Cholinergic deficiency hypothesis in delirium：a synthesis of current evidence. J Gerontol A Biol Sci Med Sci, 63：764-772, 2008

第 2 章　症状を見極めよう

4　認知症

▼ Point

医師
① 認知症の診断ができる（特に鑑別診断ができる）
② 認知機能の程度が評価できる
③ BPSD が出現する背景を評価できる
④ 患者の認知機能に見合った身体症状評価ができる
⑤ 適切な薬剤選択ができる
⑥ 患者・家族へ説明ができる

薬剤師
① 認知機能低下を引き起こしている薬剤の評価ができる
② 抗認知症薬の特徴を理解できる
③ BPSD に使用される薬剤を理解できる
④ 患者・家族に薬剤の使用・中止理由を説明できる

看護師
① 評価につながる患者の状態を把握できる
② 患者の認知機能に見合った説明や対応ができる
③ BPSD への対応を工夫できる
④ 適切な苦痛緩和やケアができる
⑤ 患者・家族の苦悩へのサポートができる

はじめに

　わが国は，世界に先駆けて超高齢化社会を迎えています．内閣府の統計によれば，2013年の国勢調査にて，全人口は3年連続で減少しているのに対し，65歳以上の高齢者人口はまだまだ増加傾向にあります．高齢化率（全人口に対する65歳以上の人口の割合）はついに25.1％となり，国民の4人に1人は高齢者です．

　認知症は，高齢になればなるほど有病率が上昇します．また，がんも，高齢になればなるほど有病率が上昇します．すなわち，高齢者が増えているということは，がんと認知症の両方を有する患者が増えてくるということになります．それまでの住み慣れた環境で，習慣化された生活を送っているときには特に問題にならなくても，治療や検査，入院という非日常的な出来事が加わることで，初めて認知症に気づかれる場合もあります．

ところで，認知症を合併したがん患者では，どういった問題が起こりえるのでしょうか。精神科や緩和ケアチームに寄せられる相談では，例えば以下のようなものがあります。

- 検査の説明時には穏やかにうなずいていたのに，いざ検査を始めたら「聞いてない」，「知らない」と言って怒り，検査ができません
- 入院したら，「家に帰る」と言って落ち着かなくなりました。これでは化学療法もできません
- 本人に薬を持たせると，間違って2回飲んでしまうことがあります。一人暮らしなのに，退院後の薬の管理はどうしたらよいのでしょう
- 「痛い痛い」と繰り返し訴えるので，それにあわせてオピオイドのレスキューを使っていたら，呼吸抑制が起きてしまいました。実は，痛みもよくわからないまま「痛い」と言っているのかもしれません
- 今後の治療をどうしていきたいのか，患者の意思がコロコロ変わるので，方針が定まりません

本節では，精神腫瘍医がどのように認知症を診立て，どのように対応を考えているのかを紹介していきます。

認知症の定義と診断のポイント

認知症というと，一般的には「もの忘れ」，すなわち記憶障害を来す疾患だと受け止められています。確かに記憶障害は認知症の主要な症状ですが，特に初期には記憶障害が目立たないタイプの認知症もあります。逆に，記憶障害だけでほかに症状がない場合には，認知症以外の疾患を疑うこともあります。

DSM-5による認知症の診断基準を**表1**にあげました。つまり認知症とは，複数の認知領域の障害が認められて，初めて診断に至ります。多くの場合，記憶障害だけでなく，実行機能（計画する，組織立てて考える，推論する，抽象的な思考をするなど）の障害が加わります。その結果，以前ならできたことができなくなって，社会生活に支障を来します。

認知症のなかで最も多いとされるアルツハイマー病を疑うことは，そう難しくありません。もの忘れが目立ってきた，さっき言ったこともすぐ忘れてしまう，計画的に行動できない，といった症状があると，誰でも認知

第2章　症状を見極めよう

表1　DSM-5における認知症（Major Neurocognitive Disorder）の診断基準

A. 1つ以上の認知領域（複雑性注意，実行機能，学習および記憶，言語，知覚—運動，社会的認知）において，以前の行為水準から有意な認知の低下があるという証拠が以下に基づいている：
　(1) 本人，本人をよく知る情報提供者，または臨床家による，有意な認知機能の低下があったという懸念，および
　(2) 可能であれば標準化された神経心理学的検査に記録された，それがなければ他の定量化された臨床的評価によって実証された認知行為の障害
B. 毎日の活動において，認知欠損が自立を阻害する（すなわち，最低限，請求書を支払う，内服薬を管理するなどの，複雑な手段的日常生活動作に援助を必要とする）。
C. その認知欠損は，せん妄の状況でのみ起こるものではない。
D. その認知欠損は，他の精神疾患によってうまく説明されない（例：うつ病，総合失調症）。

〔米国精神医学会：DSM-5® 精神疾患の診断・統計マニュアル（日本精神神経学会・日本語版用語監修，高橋三郎，他・監訳），医学書院，p594，2014より引用〕

症を疑うのではないでしょうか。むしろ難しいのは鑑別診断です。
　一番問題となるのは，せん妄との鑑別です。例えば，身体症状の悪化によって入院した場合に，環境変化という促進因子も加わり，入院当日の夜からせん妄を発症することがあります。一方で認知症の方も，入院したという記憶自体が薄らいでしまうと，なぜ自分は見慣れない所にいるのかと不安に感じ，夕方頃から「家に帰らせてほしい」と言って落ち着かなくなります。実際のところ，短期間の観察だけでは両者の鑑別は困難なうえ，結局両者の合併という診断になることもしばしばです。重要なのは，認知症にせん妄が重畳しやすいことを常に念頭に置き，上述のような病態を見たときに，早々に片方だけに決めつけずに治療やケアを考えていくことです。
　また，何らかの認知機能障害があっても，「以前できていたことができなくなった」のではなく「以前からできなかった」というのであれば，認知症とは異なり，もとから知的発達障害があったのかもしれません。また，統合失調症でも認知機能障害を示すことが多くあります（統合失調症という疾患が最初に提唱された1900年頃には，「早発性痴呆」という病名をつけられていました）。
　さらに，抗コリン薬やオピオイド，ベンゾジアゼピン系などの薬剤の影

響で，一時的に認知機能が低下する場合もあります。また認知症だと思っていたら，実は脳転移だったり，肝性脳症だったり，甲状腺機能低下症だったり，ビタミン B_{12} 欠乏症だったりというように，身体疾患の場合もありますので，身体的検索は必要です。

加えて抑うつ状態のときには，悲観的な考えだけでなく，「頭がうまく回らない」，「考えがまとまらない」という思考制止の症状も出現しやすく，その場合に認知症と間違われることも多々あります。

したがって，認知症の診断は，むしろ他疾患との鑑別が重要であり，ポイントとしては以下があげられます。

- 親族や周囲の人から，もともとの認知機能についての情報を得る
- 身体検索を行う，使用中の薬剤の影響を検討する
- うつ病の可能性を検討する
- せん妄との重畳を常に念頭に置く

認知症の病型，病態生理，症状

認知症だろうと考えたら，次に認知症の病型を考えます。認知症では，中核症状とされる認知機能の低下自体は意外に問題にならず，むしろ怒りっぽさ，興奮，被害妄想，徘徊，強い不安などのBPSD（behavioral and psychological symptoms of dementia：認知症の行動・心理症状）のほうが，周囲が支援するうえで大きな壁となることも珍しくありません。病型によって生じやすいBPSDも異なってきますし，環境調整や薬物療法を行ううえでも重要になるので，代表的な認知症の病型を知っておくことが重要です（**表2**）。

評価のポイント

認知症のスクリーニング検査として最も広く知られているのは，改訂長谷川式簡易知能評価スケール（HDS-R）（**表3**）です。満点が30点で，総得点が20点以下のときには認知症を疑う，ということになっています。主として認知症，特にアルツハイマー病のスクリーニングを目的としたス

第2章　症状を見極めよう

表2　認知症の病型

	発症のメカニズム	障害部位	中核症状
アルツハイマー病	アミロイドβ蛋白の脳内沈着が原因となって、神経原線維変化が生じ、神経細胞死に至る	側頭葉・頭頂葉を中心とした症状から始まり、次第に全般的な機能低下に至る	記憶障害：最近の出来事が思い出せない、思い出せない・忘れたこと自体に気づくことが難しい 見当識障害：時間や場所、人物の認識が難しくなる。最初は昼と夜を間違え、夜中に雨戸を開けたりすることで気づかれる。次第に道に迷うようになる 実行機能障害：物事の段取りを組むことが難しくなる。仕事を効率よくこなせなくなる。女性では、切る・焼く・炒めるなどのそれぞれの動作はできるものの、一つの料理を完成させることができなくなる
血管性認知症	脳血管障害に関連して出現した認知症を総称する	梗塞・出血を生じた部位に関連して機能障害が生じる	情動の変動：気分の変化（怒りっぽくなる、ちょっとしたことで泣く）が生じやすい 覚醒レベルの変動：1日や数日のなかで意識レベルの変動があり、せん妄を生じやすい 記憶障害：最近の出来事が思い出せない。思い出せない・忘れたこと自体に気づくことが難しい 実行機能障害：物事の段取りを組むことが難しくなる。仕事を効率よくこなせなくなる。女性では、切る・焼く・炒めるなどのそれぞれの動作はできるものの、一つの料理を完成させることができなくなる
レビー小体型認知症	αシヌクレインが蓄積し、レビー小体となり、神経細胞死を誘導する	後頭葉を中心とした症状（幻視）から始まり、次第に全般的な機能低下に至る	覚醒レベルの変動：1日や数日のなかで意識レベルの変動があり、注意力の障害が出る。せん妄を生じやすい 幻視：鮮明でありありとした幻視が出やすい パーキンソン症状：前傾姿勢やすり足歩行、姿勢反射障害、固縮などが出やすい 抗精神病薬への過敏性：少量でもパーキンソン症状や過鎮静が生じやすい
前頭側頭葉変性症	3リピートタウの蓄積が関係	前頭葉から側頭葉にかけての機能障害	常同行動：同じ言動を日課のように繰り返す 脱抑制：欲求のコントロールが難しくなり、周囲への配慮に欠ける言動が増える 注意力障害：注意の転導性亢進、集中維持が難しくなる。ちょっとした周囲の刺激に反応してしまい、作業を続けることが難しくなる

ケールであり、重症度の評価は本来の目的ではありません。

　一方 Mini-Mental State Examination（MMSE）（表4）は、標準化された知的機能検査であるWAISとの相関性、信頼性、妥当性も検証されており、認知機能低下について重症度の評価もある程度可能といえます。HDS-Rに比し、動作性検査が多く含まれています。

周辺症状	ケアのポイント
抑うつ，意欲の低下：実行機能の低下に伴って，作業の負荷が大きくなるなどの環境要因と神経細胞の脱落という器質的な要素がからむ **妄想**：物盗られ妄想が多い（物をどこかにしまい，しまった場所がわからなくなる。そうなると，身近な介護者が盗んだと確信して責める） **徘徊** **失禁**	認知症の進行を遅らせる抗認知症薬の使用 周辺症状（意欲の低下，妄想，徘徊，失禁）などの行動障害が出現するメカニズムを発見し，その対処をする
意欲の低下，抑うつ：梗塞・出血に関連した脳機能の低下 **人格の先鋭化**：人格の特徴がより強く出てくる。慎重な性格が頑固で融通の利かない人格に，マイペースな性格が自己中心的な人格に，気さくな性格が無遠慮で横柄な人格になる	梗塞・出血に関連した神経症状への対応（嚥下困難，片麻痺など） 安定した環境の提供 せん妄の予防と対処
抑うつ，不安：病初期には記憶障害や幻視に先行して，意欲の低下や抑うつ気分，不安焦燥感で受診する場合がある **パーキンソン症状**：突進歩行，転倒	**抑うつ・不安への対応**：環境調整や薬物療法を行う **幻視**に対しては，抗認知症薬を使用 **せん妄**に対しては，パーキンソン症状の出現しにくい非定型抗精神病薬を少量使用する
被影響性の亢進：外界からの刺激に影響されて，相手の動作をまねたり，同じ言葉を発する（オウム返し）が出る **自発性の低下，感情の平板化**：進行すると無関心が目立ち始め，最終的には意欲も低下する	常同行為による時刻表的な生活をうまく利用する。外界からの刺激を少なくなるように調整して，同じ時間に同じ職員が同じ対応をとれるようにする

〔小川朝生・内富庸介・編：精神腫瘍学ポケットガイド これだけは知っておきたいがん医療における心のケア．創造出版，pp86-87, 2010 より一部改変〕

いずれも，特にアルツハイマー病の初期には，時間的見当識，遅延再生課題〔3つの言葉（桜・猫・電車など）を後から再度復唱させる〕で失点しやすいといわれています[1]。余談ですが，せん妄の場合は意識障害のために注意が障害されやすく，軽度でも「100から順に7を引く」といった課題で失点しやすいとされます。

第2章　症状を見極めよう

表3　改訂 長谷川式簡易知能評価スケール (HDS-R)

1	お歳はいくつですか？（2年までの誤差は正解）		0	1
2	今日は何年何月何日ですか？　何曜日ですか？ (年月日，曜日が正解でそれぞれ1点ずつ)	年 月 日 曜日	0 0 0 0	1 1 1 1
3	私たちがいまいるところはどこですか？ (自発的に出れば2点，5秒おいて，家ですか？　病院ですか？　施設ですか？　のなかから正しい選択をすれば1点)		0　1　2	
4	これから言う3つの言葉を言ってみてください あとでまた聞きますのでよく覚えておいてください (以下の系列のいずれか1つで，採用した系列に○印をつけておく) 1：a) 桜　b) 猫　c) 電車　　2：a) 梅　b) 犬　c) 自動車		0 0 0	1 1 1
5	100から7を順番に引いてください (100-7は？　93，それからまた7を引くと？　と質問する。最初の答えが不正解の場合，打ち切る)	(93) (86)	0 0	1 1
6	私がこれから言う数字を逆から言ってください (6-8-2，3-5-2-9) (3桁逆唱に失敗したら打ち切り)	2-8-6 9-2-5-3	0 0	1 1
7	先ほど覚えてもらった言葉をもう一度言ってみてください (自発的に回答があれば各2点，もし回答がない場合，以下のヒントを与え正解であれば1点) a) 植物　b) 動物　c) 乗り物		a：0　1　2 b：0　1　2 c：0　1　2	
8	これから5つの品物をみせます。それを隠しますので何があったか言ってください (時計，鍵，タバコ，ペン，硬貨など必ず相互に無関係なもの)		0　1　2 3　4　5	
9	知っている野菜の名前をできるだけ多く言ってください (答えた野菜の名前を右欄に記入する。途中で詰まり，約10秒間待っても出ない場合には そこで打ち切る) 0～5＝0点，6＝1点，7＝2点， 8＝3点，9＝4点，10＝5点		0　1　2 3　4　5	
		合計得点		

本スケールの満点は30点である。総得点が20点以下のときには認知症を疑う。主として認知症のスクリーニングを目的としたスケールで，重症度の段階評価はしない。
〔加藤伸司，他：改訂長谷川式簡易知能評価スケール（HDS-R）の作成．老年精神医学雑誌，2：1339-1347，1991 より引用〕

表4 Mini-Mental State Examination (MMSE)

	質問内容	回答	得点
1（5点）	今年は何年ですか	年	
	今日は何曜日ですか	曜日	
	今の季節は何ですか		
	今日は何月何日ですか	月　日	
2（5点）	ここは，何県ですか	県	
	ここは，何市ですか	市	
	ここは，何病院ですか	病院	
	ここは，何階ですか	階	
	ここは，何地方ですか（例：関東地方）		
3（3点）	物品名3個（相互に無関係） 検者は物の名前を1秒間に1個ずつ言う その後，被検者に繰り返させる 正答1個につき1点を与える。3個すべて言うまで繰り返す（6回まで） 何回繰り返したかを記せ＿＿＿＿回		
4（5点）	100から順に7を引く（5回まで）あるいは「フジノヤマ」を逆唱させる		
5（3点）	3で提示した物品名を再度復唱させる		
6（2点）	（時計を見せながら）これは何ですか （鉛筆を見せながら）これは何ですか		
7（1点）	次の文章を繰り返す 「みんなで　力を合わせて　綱を　引きます」		
8（3点）	（3段階の命令） 「右手にこの紙を持ってください」 「それを半分に折り畳んでください」 「机の上に置いてください」		
9（1点）	（次の文章を読んで，その指示に従ってください） 「目を閉じなさい」		
10（1点）	（なにか文章を書いてください）		
11（1点）	（次の図形を書いてください）		
		合計得点	

〔Folstein MF, et al："Mini-Mental State"；A practical method for grading the cognitive state of patients for clinician. J Psychiatr Res, 12：189-198，1975 より引用〕

実際に患者にHDS-RやMMSEを施行するのが困難なことも少なくありません。その場合，アルツハイマー病を対象としたものではありますが，患者を観察したり介護者から情報を得ることで，大まかな重症度を評価できるClinical Dementia Rating（CDR）（**表5**）は有用です。

他疾患を鑑別する意味でも，認知症の重症度や病型を評価する意味でも，頭部画像検査は必須です。まずは形態画像としてMRIを，長時間の安静が保てない場合や体内金属がある場合にはCT検査を施行します。認知症の早期には，大脳萎縮より先に血流や代謝が低下するため，形態画像ではっきりしない場合には機能画像としてPET，SPECTを行います。特にレビー小体型認知症を疑う場合には，後頭葉の血流・代謝低下が早期診断の補助となります。

治療目標

認知症そのものの治療，すなわち認知機能障害の回復が現代の医学では困難であることから，治療目標をどこに設定するのかが非常に重要なポイントとなります。患者の症状に対し，誰が・いつ・どういう理由で困っているのか，という視点が重要です。

周囲が困ることが多いのは，興奮，易怒性，粗暴な行為，徘徊といった症状でしょう。ただし，例えば興奮についても，「興奮しないようにする」という治療目標を立てると，興奮を抑えるために過剰な向精神薬を用いることになり，転倒・骨折や誤嚥性肺炎のリスクが上昇し，何のために治療したのかわからなくなってしまうこともあります。よく確認すると，興奮する相手が限られていたり，時間帯も午前中とか夕方以降などと傾向がはっきりしていることもあります。また，点滴すると興奮しやすいものの，そもそも点滴自体が絶対に必要というほどでもない場合もあります。そのような場合，興奮しやすい状況を避けるだけで「治療」自体が不要となりますし，どうしても避けられない場合でも，その状況は何時間程度なのか，頻度はどれくらいなのかによって，治療内容も変わってきます。したがって，できるだけ細かな条件がついた治療目標を設定することが重要となります。

表5 Clinical Dementia Rating (CDR)

	健康 (CDR0)	認知症の疑い (CDR0.5)	軽度認知症 (CDR1)	中等度認知症 (CDR2)	重度認知症 (CDR3)
記憶	記憶障害なしときに若干のもの忘れ	一貫した軽いもの忘れ 出来事を部分的に思い出す良性の健忘	中等度記憶障害,特に最近の出来事に対するもの 日常活動に支障	重度記憶障害 高度に学習した記憶は保持,新しいものはすぐに忘れる	重度記憶障害 断片的記憶のみ残存
見当識	見当識障害なし	同左	時間に対しての障害あり,検査では場所,人物の失見当なし,しかしときに地理的失見当あり	常時,時間の失見当 ときに場所の失見当	人物への見当識のみ
判断力と問題解決	適切な判断力,問題解決	問題解決能力の障害が疑われる	複雑な問題解決に関する中等度の障害 社会的判断力は保持	重度の問題解決能力の障害 社会的判断力の障害	判断不能 問題解決不能
社会適応	仕事,買い物,ビジネス,金銭の取り扱い,ボランティアや社会的グループで,普通の自立した機能	左記の活動の軽度の障害もしくはその疑い	左記の活動のいくつかに関わっていても,自立した機能が果たせない	家庭外(一般社会)では独立した機能は果たせない	同左
家庭状況および趣味・関心	家での生活趣味,知的関心が保持されている	同左,もしくは若干の障害	軽度の家庭生活の障害 複雑な家事は障害 高度の趣味・関心の喪失	単純な家事のみ 限定された関心	家庭内不適応
介護状況	セルフケア完全	同左	ときどき激励が必要	着衣,衛生管理など身の回りのことに介助が必要	日常生活に十分な介護を要する しばしば失禁

〔Hughes CP, et al：A new clinical scale for the staging of dementia. Br J Psychiatry, 140：566-572, 1982 より引用〕

認知症のBPSDに対する治療

1 認知機能低下を引き起こす要因の検討

　診断のポイントでもあげたとおり，認知機能を低下させる要因として，抗コリン薬やオピオイド，ベンゾジアゼピン系などの薬剤の使用を確認し，他剤への変更や減量の可否について検討します。また，脳転移や肝性脳症，重症貧血，甲状腺機能低下症，ビタミンB_{12}欠乏症などの身体的要因も確認し，治療可能な場合はまず身体的治療を行います。

2 対象となるBPSDについて情報を集める

　介護者や関わっているスタッフで相談し，まずは問題点を確認します。問題となっているBPSDの頻度や持続時間，起こりやすい場所や状況（誰といたかなど）を1～2週間，診療録や看護記録を見ながら振り返るのもよいですし，問題発覚から1～2週間かけてスタッフ総出で気づいたことを出し合ってもよいでしょう。介護者から，これまで同様の症状が起きたことはないか，あったとしたらそのときはどのように対処したか，情報を得るのも大事です。対象となるBPSDの引き金となる要因や，そのBPSDが消退する契機が特定できると，介入につなげることができます。

3 治療法を多職種で協議する

　例えば，相談を受けることの多い「徘徊」を例にあげましょう。気づくと病棟内を徘徊していて，ときにほかの病棟に行ってしまい，迷子になる患者がいます。実は，同じ「徘徊」といっても，病型によって「徘徊」というBPSDの出現するきっかけは異なります。

(1) アルツハイマー病の場合

　アルツハイマー病の場合は，純粋に視空間認知の障害，記憶障害によって徘徊に至ることが多いのです。観察していると，トイレに行こうとしてトイレがわからずにそのまま徘徊になってしまう，あるいはトイレまではわかってもトイレの後に自室がわからなくなって徘徊になってしまう，という具合です。この場合，患者の行動範囲に道標を掲げると患者も安心しますし，結果として徘徊も減ることが多いです。例えば，自室入口には

「〇〇さんの部屋」と大きな字で見やすく書いて貼ります。名前をでかでかと貼られることを嫌う場合には，花紙で作成した目立つ花を飾ったりして覚えやすくします。トイレへの道順にも，矢印と「トイレ」と書いた紙を貼ります。

(2) レビー小体型認知症の場合

　レビー小体型認知症の場合には，幻視が契機となって徘徊に至ってしまうことが多々あります。自分のベッドに，ほかの人がすでに寝ているのが見え，自分のベッドではなかったのだと考え，自分のベッドを探しているうちに迷子になってしまったりします。また，何かしら怖いもの，蛇や蜘蛛などの幻視があって，怖くて逃げているうちに迷子になることもしばしばです。何か見えたのか聞いてみましょう。レビー小体型認知症での幻視は，近づくと，あるいは実際に触ってみると消えることが多いので，我々には見えないこと，幻かもしれないことを説明しつつ，一緒に触ってみるという体験を繰り返してみましょう。次第に，何か見えても自分で近づき，触り，幻だと確認できるようになり，徘徊も減ります。

(3) 前頭側頭葉変性症の場合

　前頭側頭葉変性症の場合は，徘徊していても迷子になることは滅多にありません。厳密にいえば，これは徘徊ではなく，いつも決まったコースを歩く「周徊」であり，常同行動の一種です。決まった時間に周徊する，時刻表的生活を呈することもしばしばです。この場合は，むしろ患者の常同性をうまく利用し，〇時には散歩，〇時には処置，とほぼ毎日決まった時

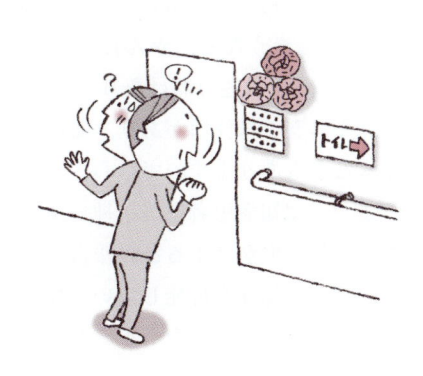

間に決まった日課を行うと，だんだんそれに馴染んできて落ち着くことも多いのです[2)]。平日の散歩にはリハビリスタッフが，休日の散歩にはご家族が付き添うようにするなど，役割分担も決めるとよいかもしれません。散歩の後に処置をすると，散歩の疲れも加わるのか，処置への抵抗が減る場合も多々あります。

このように，多職種でアイディアを出し合い，どういう介入なら誰ができそうかといった協議も重要になってきます。認知症の患者では，薬物療法では副作用も出やすいことを考慮し，薬物療法は必要最低限におさえ，可能な限りほかの手段を考えることが大事になります。

4 BPSDの薬物療法

認知症の患者では，前述のとおり，薬物療法では副作用が出やすくなっています。基本的に高齢者であり，体内での薬物処理力（代謝，排泄）が低下していますし，そもそも認知症とは脳の脆弱性を来している疾患です。ましてがん患者では，化学療法やオピオイド，ほかの鎮痛補助薬，制吐薬など多種類の併用薬があるので，薬物相互作用も起こりやすくなっています。有害反応が生じても，認知症のために適切に訴えることができず，発見が遅れることもしばしばですし，回復にも時間を要します。

最も注意しなければならない副作用は，やはりせん妄です。不安が強い，不眠だ，ということでベンゾジアゼピン系薬剤が使用され，せん妄に至ってしまうケースに頻回に遭遇します。認知症ではせん妄が重畳しやすいことを念頭に置いた薬物選択が必要になってきます。

また，鎮静作用を有する薬物では，ふらつきや転倒を招くことがあります。結果として骨折してしまうなど，がん以外の理由でADL (activities of daily living) 低下を招くことは避けねばなりません。

特に抗精神病薬は，キニジン様作用があり，薬剤性QT延長症候群から致死性の不整脈を来すこともありますので，心電図を適宜チェックすることが推奨されます。また，認知症患者に抗精神病薬を投与すると，感染症などのリスクが高まり，死亡率が高まるとの報告もあります。

したがって，がん患者で認知症を併発している場合のBPSDに対して薬物療法を行う際，重要となるのは以下のポイントです。

- 本当に薬物療法が必要なのか，ほかの方法はないのか，常に考える
- 薬物を使用するとしても必要最低限にできるよう，ほかの方法を駆使する
- 薬物によってかえって悪化させることがないよう，薬物選択する
- 毎日定期的に使用する場合も，最初はごく少量から開始し，副作用を確認しながら増量していく

なお，以下で紹介する薬物療法は，いずれも適応外処方となりますので，使用の際は患者・家族に十分な説明を行い，リスク・ベネフィットを常に考慮することが重要です。

(1) 興奮，易怒性，粗暴な行為，被害妄想など

①頓用の場合

興奮が強い際は，以下を30分〜1時間あけて1日4回まで使用します。

- リスペリドン（リスパダール®）0.5〜1mg　➡ただし血圧低下に注意
- クエチアピン（セロクエル®）12.5〜25mg　➡糖尿病の場合は禁忌
- チアプリド（グラマリール®）25mg
  ➡腎排泄性のため，腎機能障害時は蓄積しやすい

経口不可能な場合，

- ハロペリドール（セレネース®）5mg　0.5Aを生理食塩液100mLに溶解して点滴

②毎日定期使用が必要な場合

- 抑肝散 2.5gずつ　1日3回　毎食前
- メマンチン（メマリー®）5mg　1日1回　夕食後
  ➡1週間ごとに5mgずつ増量し，最大20mgまで使用できる。抗認知症薬の中でも鎮静作用を有する。腎排泄性のため腎機能障害時は蓄積しやすい
- バルプロ酸（セレニカ®，デパケン®）1回25〜100mg　1日2回
  ➡血中濃度をみながら増量できる。高アンモニア血症に注意。もともと抗てんかん薬であるため，急な中止でてんかん発作を起こすことがある
- 前述の①「頓用の場合」に記載された4種
  ➡いずれも抗精神病薬であるため，増量する場合は錐体外路症状に注意が必要

(2) 不眠，昼夜逆転

- エスゾピクロン（ルネスタ®）1mg　不眠時の頓用，あるいは1日1回　寝る前
  - ➡非ベンゾジアゼピン系の睡眠薬。1時間以上あけて一晩2回まで使用できる
- 酸棗仁湯 2.5gずつ　1日3回　毎食前，あるいは1日1回　寝る前
  - ➡改善するまでの期間には個人差があり，1カ月程度要する場合もある。甘草が含まれているため，低カリウム血症に注意
- ラメルテオン（ロゼレム®）4〜8mg　1日1回　夕食後
  - ➡メラトニン受容体作動薬であり，睡眠リズムを整える。改善に2週間程度要する場合もある
- スボレキサント（ベルソムラ®）7.5〜15mg　1日1回　夕食後
  - ➡オレキシン受容体拮抗薬
- トラゾドン（デジレル®，レスリン®）25mg　1日1回　夕食後または寝る前
  - ➡本来は抗うつ薬であるが，鎮静作用を有し，深睡眠を増やすとの報告がある。腎排泄性

(3) 強い不安，同じことを執拗に何度も聞く，同じ訴えを何度も繰り返す

- タンドスピロン（セディール®）5〜10mgずつ　頓用，あるいは1日3回　毎食後　最大1日60mgまで
  - ➡抗不安薬であるが，ベンゾジアゼピン系ではないため，せん妄を惹起しにくい
- トラゾドン（デジレル®，レスリン®）25mg　頓用，あるいは1日1回　夕食後または寝る前
  - ➡30分〜1時間あけて1日4回まで使用できる

(4) 幻視

レビー小体型認知症で頻発する症状です。レビー小体型認知症では薬剤過敏性があり，特に抗精神病薬で少量でも錐体外路症状などの副作用が生じやすくなっており，使用を避けたほうが無難です。レビー小体型認知症の幻視には，抗認知症薬が効果があるとされています[3]。

- ドネペジル（アリセプト®）3〜5mg　1日1回　朝食後

➡ときに嘔気，下痢，まれに易興奮性といった副作用が生じる場合がある
- ガランタミン（レミニール®）1回4～12mg　1日2回　食後
　　➡ときに嘔気，下痢，まれに易興奮性といった副作用が生じる場合がある
- メマンチン（メマリー®）5mg　1日1回　夕食後
　　➡1週間ごとに5mgずつ，20mgまで増量可
- 抑肝散2.5gずつ　1日3回　毎食前

(5) 覇気がない，意欲がない，日々ただぼーっと過ごしている
- ドネペジル（アリセプト®）3～5mg　1日1回　朝食後
　　➡ときに嘔気，下痢，まれに易興奮性といった副作用が生じる場合がある
- ガランタミン（レミニール®）1回4～12mg　1日2回　食後
　　➡ときに嘔気，下痢，まれに易興奮性といった副作用が生じる場合がある
- リバスチグミン（イクセロン®，リバスタッチ®）パッチ剤 4.5mg　1日1回貼付
　　➡4週ごとに4.5mgずつ増量し，18mgまで増量可

(6) いつまで投与を続けるべきか
　薬物療法を行い，よく効いていたとしても，常に薬物療法以外の方法はないか考え，可能な限り早期に薬物の減量・中止を考えるべきです。いま現在副作用が生じていなくても，遅れて生じてくる場合もありますし，ほかの理由で急に中止せざるをえなくなる場合もあります。

患者への対応

1 必要な検査・治療に対して怒ってしまったとき

　可能であれば，対応する人，場所を変えましょう。場面転換を図ることで気分の転換も可能となったり，先ほどまでの嫌な出来事の記憶も薄らぐ場合があります。何があったのか，どうして怒ったのか，本人なりのストーリーを聞いてみましょう。患者はただでさえ馴染みのない環境で不安を抱えているため，猜疑的になりやすく，怒りにつながりやすくなっています。そのもととなる不安の部分に共感を示しつつ，本人なりのストーリーを一部利用しながら，「それで病院にいらしたんですね。実はそのと

きの検査で，肝臓に悪い部分が見つかったようなんですよ」，「なので，追加の検査が必要だそうですよ」と，少しずつ現実の話に戻して行きます。

ただし，人を変え場所を変えても，いろいろと話をしてみても，やっぱりどうしても難しい場合には，少し時間をおいたり日を改めることも必要になってきます。興奮が著しい場合には，一時的に薬物療法を検討せざるをえないかもしれません。

2 「家に帰る」と言って落ち着かないとき

多くは夕方以降にみられます。夜眠れないときや，中途覚醒時にもしばしばみられます。本人にどうしたのか話を聞くと，たいていは「ちょっとお邪魔しただけなのに，こんな時間になってしまって」といったストーリーが語られます。見当識が障害されており，入院していることを認識できない場合が多々あります。

ここが病院であること，病気のために入院していることを説明し，それで納得する場合もありますので，まずは優しく伝えてみましょう。

しかし，多くの場合は「そんなことない，ここは○○さん宅だ」と言い張り，「これ以上ご迷惑はかけられない，帰ります！」などと強硬に帰宅を要求します。患者の話を否定すると，かえって興奮させてしまう場合もあるので，患者のストーリーに少し乗っかりながら，少しずつ現実に話を戻していくほうがうまくいくことが多いです。

> **例**「私はその○○の嫁ですが，○○からあなたにおもてなしするよう言いつかっており，もう明朝の分の食事もご用意しています。いまあなたに帰られると，私が叱られます」，「(患者の出身が雪国の場合)いま，雪で交通機関がすべて止まってしまっていますから，今晩は泊まっていかれたほうがよいですよ」などと伝える。それでいくらか納得してもらえたら，「お部屋はこちらに用意しています」と自室に連れて行き，「見覚えありませんか？　ここは△△病院ですよ，肝臓のことで入院されたんでしたよね」と段階的に話を戻していく。
>
> なかなか納得してもらえない場合には，「では心配なので，途中までご一緒してもいいですか？」と伝えて歩いてもらい，出口を聞かれても「私もよく知らないんです」，「ここはまるで迷路のようですね，私もわからなくなりました」と言いながら，患者の不安に共感を示しつつ，一緒にしばらく歩く。時間がたつこと，歩いて疲れてくること，さらに一緒にいてくれる人がいる安心感で，帰ろうとしていたこと自体，記憶から薄らいでいくことが多いので，頃合いをみて「そろそろ帰りませんか？　私も疲れてきました」と帰室を促すと，抵抗なく戻る場合も多い。

いずれもポイントは，本人なりのストーリーを確認し，それを否定せず，むしろいったんそのストーリーに乗っかりながら，少しずつ現実に話を戻していく，ということです。

ただし，毎晩のように不眠で，毎晩のように帰宅要求がある場合には，やはり薬物療法を検討したほうがよいでしょう．夕方の決まった時間に帰宅要求がある場合には，その時間帯にご家族に面会に来てもらうのもよいでしょう．

3 疼痛を適切に表現できず，オピオイドのレスキューを使いづらいとき

実は疼痛があって，それをうまく表現できずに易怒的になっている患者が時折います．逆に，不安をうまく表現できず，「痛い」と言えば誰かしら来てくれることを何となく覚えて，ひたすら「痛い」と表現し，過量にオピオイドを使うことになってしまう患者もいます．

このような場合，病棟のスタッフはもちろん，家族にも協力してもらい，誰でも判別できる客観的な指標を作成します．

> 例 「痛い」と言いつつもテレビを見ていられるときは大丈夫．本当に痛いときは顔を伏せてしまうので，テレビは見られないようだ．そういうときにレスキューを使ったら，10分後にはまたテレビを見ていたので，痛みが和らいだようだ．

できれば，痛みのレベルを5段階程度に階層分けして，それぞれに客観的な指標をつけます．その例を**表6**に示しました．このような指標を作成して，「レベル3だったらレスキューを使いましょう」というように利用し，数日ごとにこの指標が合っているか，レスキューの使い方が適切か，評価検討を行います．

表6 痛みレベルの客観的な指標の例

痛みレベル	握　手	上肢を伸ばす	テレビ
1	できる	できる	見ている
2	できる	できるが，すぐやめる	時々うつむいている
3	できるが，すぐ手を離す	伸ばしきる前にやめる	時々うつむいている
4	できない	拒否する	時々ちらっと見る
5	触るだけで怒る	触るだけで怒る	まったく見ない

家族への対応

1 病状説明，治療への協力要請

　認知症の程度，病型，今後予想される症状や経過について説明します。また，がん治療に及ぼす影響についても丁寧に説明すべきです。

　なお，高齢患者の配偶者も高齢で，軽度ながら認知機能障害を有している場合が時折あります。認知機能障害がなくても，体力的にも患者の介護を一人で行っていくには限界があります。したがって，可能であれば配偶者だけでなく，違う年代の親族（多くは子）にも病状説明を行い，今後の支援体制について一緒に考えていくとよいでしょう。そのうえで，認知症という特性上，見慣れない場所では不安を感じやすいこと，見慣れた人がいると安心することを説明し，家族の可能な範囲で面会や付き添いをお願いします。特に安静が必要な検査や治療などの際は，家族がいてくれるだけで，鎮静作用のある薬物の使用量が少なくてすむこともあります。

2 病院外での介護について

　退院が不可能でない限りは，できるだけ介護申請を行ってもらいましょう。入院中であっても，早めに動いて損はありません。介護者にも休息や自分の時間が必要であること，介護者が倒れたら元も子もないことを説明し，積極的に介護サービスを利用してもらう体制を作っていきます。

　また，認知症を発症していると疼痛を適切に訴えられないだけでなく，疼痛以外の身体不調も訴えられず，再発・転移などの発見が遅れる場合もままあります。したがって体調を客観的に把握する必要があります。薬も飲み間違えがあるので，介護者が管理せねばなりません。病状によっては，食事内容や形態にも気を遣います。訪問看護は家族にとって心強い味方になりますし，家族の疲労も気遣ってくれますので，ぜひ利用してもらいましょう。

　入院中から，院内のケースワーカーや地元のケアマネジャーとの間で，相談しやすい関係を築いておいてもらうとなおよいでしょう。何より，家族が一人で抱え込まない体制を作っておくことが重要です。

3 患者が病状や治療について理解できず，治療方針の決定ができないとき

　客観的には化学療法を続けたほうがよいにもかかわらず，認知症によって本人にはそれが理解できないため，いざ点滴を行えば嫌がり，嘔気が生じると怒ったり混乱したりする場合があります。家族はもちろんですが，主治医や看護スタッフとしても，苦痛を伴う治療を理解できない患者にどこまで強要してよいのか，と悩む場面が多くあります。

　基本的には，本来の患者だったらどう希望するかという視点を大事にしながら，現在の本人と家族が治療方針を話し合っていくよう推奨されています[4]。

　そうはいっても，安静を保てなければ危険を伴うような検査・治療は，やはり安全上の理由で施行できないこともあります。

　まず理解力がどの程度なのか，今後介入方法の工夫や薬物療法などで安静がどの程度保てるようになるのか，薬物療法のリスクはどの程度あるのか，といった内容を精神科医に確認し，それをもとにして，最善の方法を関係者全員で話し合っていくしかありません。

　家族は常に，どんな選択肢を選んでも，本当にこれでよかったのかと苦悩します。そんな家族の苦悩に寄り添う姿勢が重要です。

精神科医から主治医・病棟スタッフへの説明

　精神腫瘍医が主治医への説明のなかで心がけているポイントとしては，

- 理解力・判断力の程度を明らかにする
- 認知症の病型，今後予想される症状，経過を説明する
- BPSDへの対処方法，治療可能性を説明する
- せん妄が重畳しやすいので，せん妄を惹起しやすい薬剤使用を避けてもらう
- 看護師など病棟スタッフには，興奮したときや帰宅要求の際の具体的な対応方法について説明し，実践を促す

といったものがあげられます。精神科医からのこういった説明内容によって，患者のその後の治療選択が変わってくることもまれではありませんし，できることなら，認知症だというだけで有効な治療を諦めてしまうこ

とが減るよう，精神科医も協力していきたいと考えています。

　認知症は今後，いわゆるCommon Diseaseになりますので，精神科だけが対応する疾患ではなく，誰でもある程度は対応できねばならない疾患という立ち位置に変わっていきます。したがって，一例一例を通して，精神科医がどのように認知症を診断・評価しているのか，その内容ががん治療でどう生かされるのか，BPSDへの具体的な対応はどうなのか，主治医や病棟スタッフに吸収してもらえるよう，丁寧な説明を心がけます。

　コンサルテーションの返書例を下記に示します。

　先程はご連絡ありがとうございました。ちょうど興奮している最中の患者様を診察いたしました。患者様の言い分としては，大金を持って来たはずなのに，床頭台のどこを探しても見当たらないため，その直前に訪室した看護師に盗まれた，とのことでした。

　当院では大金の持ち込みはお断りしているため，入院時にご家族に持ち帰っていただいたはずだとご説明しましたが，まったく聞き入れていただけませんでした。このため，患者様と一緒に再度床頭台からベッドの下まで探してみましたが納得されず，「警察に行く」とおっしゃるため，患者様に同行させていただきました。出口とは反対の方向に歩いて行かれましたので，今日の天気や昨日の選挙の話など，話題を逸らしているうちに，盗まれたとの話も徐々に忘れてしまわれたようで，誘導により自室に戻られました。

　もの忘れについては自覚があるそうなので，HDS-Rを施行させていただきました。18/30であり，特に時間の見当識，記憶の保持が障害されていました。過日先生のほうで施行された頭部MRIを拝見しても，側頭葉内側の萎縮が強く，血管性変化はあまり目立ちませんので，基本的にはアルツハイマー病の中等症と考えられます。

　ただし，泌尿器科薬（抗コリン作用）が認知機能低下に若干影響を与えている可能性もあります。最近の排尿状態は良好だそうなので，減量・中止をご検討いただければ幸いです。

　ご家族の情報では，元から頑固で曲がったことが嫌いな性格だそうで，特に最近は些細な記憶違いから怒ってしまうことが多かったようです。

　ご本人に，認知症の予防にもなることをご説明し抑肝散の服用をお勧

めしたところ，漢方は大好きだとおっしゃっていましたので，易怒性への効果も期待して，本日より処方してみました。

また，病棟スタッフとも，興奮時の対応について，少しばかりディスカッションさせていただきました．近日ご家族がいらした際に，認知症の診断や程度について，および介護申請についてご説明させていただければと思います．

今後も貴科治療上，認知機能低下やBPSDでお困りのことが生じた際には，ご連絡いただけますと幸いです．今後ともよろしくお願い申し上げます．

コンサルトのタイミング

精神科医や緩和ケアチームへのコンサルテーションは，次のような場合に行うとよいでしょう．

- 認知症の診断が難しい場合（特にせん妄やうつ病との鑑別）
- 理解力・判断力の程度がわからず，今後の治療選択に迷う場合
- BPSDへの対処が困難な場合

■参考文献
1) 堀　宏治，稲田俊也，前山智美，他：アルツハイマー型痴呆の進展と認知機能の変化：行動症候の観点から．老年精神医学雑誌，12：1299-1307，2001
2) Tanabe H, Ikeda M, Komori K：Behavioral symptomatology and care of patients with frontotemporal lobe degeneration; based on the aspects of the phylogenetic and ontogenetic processes. Dement Geriatr Cogn Disord, 10, Suppl 1, 50-54, 1999
3) 小坂憲司，勝瀬大海：レビー小体型痴呆の治療．痴呆疾患の治療ガイドライン（中村重信・編），ワールドプランニング，pp95-99，2003
4) 小賀野晶一：認知症の終末期医療・意思決定プロセスと法的整備．老年精神医学雑誌，25：170-175，2014
5) 日本老年精神医学会・編：改訂・老年精神医学講座　総論・各論．ワールドプランニング，2011

第 2 章 症状を見極めよう

5 てんかん・けいれん

▼ Point

医師
① てんかんの発作とその種類・原因を評価できる
② 治療目標を設定できる
③ 適切な薬剤選択ができる
④ 患者・家族への説明ができる

薬剤師
① 抗てんかん薬・抗けいれん薬の特徴を理解できる
② 患者・家族に薬剤の使用・中止理由を説明できる

看護師
① 評価につながる患者の状態を把握できる
② 症状のバリエーションに気づくことができる
③ 適切なケアができる
④ 患者・家族の苦悩へのサポートができる

はじめに

　てんかんは小児に多い疾患とされてきましたが，近年では高齢者においてもてんかんを発症することが知られてきており[1]，がん患者においても注意が必要な疾患といえます。けいれん発作を起こしたがん患者に対応する際，まず考えないといけないのはその原因です。主な原因としてすぐに思いつくのは脳腫瘍（転移を含む），脳梗塞，脳出血，脳炎などの直接的な器質因ですが，その他，低血糖をはじめとした代謝異常，低ナトリウム血症，低カルシウム血症，低マグネシウム血症などの電解質異常といった外因が考えられ，放射線照射や抗がん薬による治療に伴う副作用なども忘れてはいけません。また，発作を起こす一因として精神的ストレスからてんかん発作様の症状を呈する場合があり注意が必要です。本節では精神腫瘍医がけいれん発作を認めたとき，どのようなプロセスで診断し，治療していくかを紹介します。

てんかんの定義と診断のポイント

　てんかんは，脳起源のてんかん（性けいれん）発作を繰り返し起こす慢性疾患です。1回のみのけいれんや回避可能なものに関しては，てんかんと位置づけられないこともあります。また発作は"病気の症状が突発的に起こること"を意味します。そのため，"けいれん"であるのか"発作"であるのかをしっかりと情報収集する必要があります。

　まず"けいれん"がどのようなものなのかを鑑別していきましょう。てんかんは脳起源であるため中枢神経によるものでありますが，末梢神経や筋肉が主として起こるけいれんがあります。単一の筋肉，神経において生じる筋収縮であるスパズムやこむらがえりに代表されるような痛みを伴った有痛性けいれん，カルシウムやリンなどの電解質異常などで起こるとされる不随意筋緊張の亢進であるテタニーなどがあります。

　"発作"はてんかん発作のほかに非てんかん発作として迷走神経反射などに認められるような意識消失を伴う発作，振戦や，悪化すれば意識障害を伴う低血糖発作，アルコールや中枢性に作用する薬物による発作，ヒステリー発作とよばれる心因性発作までさまざまなものがあります[2]。これらの鑑別と次に示すてんかんの発作の特徴を情報収集することによって，つなぎ合わせていくことが診断のポイントとなります。

てんかんの症状を知っておこう

　てんかん発作は表1[3]に示すように，発作型で大きく部分発作と全般発作に分けられます。部分発作は，意識障害を伴わない単純部分発作と意識障害を伴う複雑部分発作に分けられますが，全般発作に移行するものもあります。全般発作は意識消失を主症状とする欠神発作，意識障害は伴わず突然，全身あるいは四肢・体幹に強いけいれんが起こるミオクロニー発作，ミオクロニー発作がリズミカルに反復される間代発作，意識障害を伴い数秒間体が硬くこわばる強直発作，その両方が起こる強直間代発作，乳幼児に多く認める姿勢の保持を行う筋緊張が低下するために起こる脱力発作があります。

　また表2[4]に示すようにその原因から分ける方法もあります。このなか

表1 てんかん発作国際分類（1981年版）

部分（焦点性，局在性）発作	A. 単純部分発作（意識減損はない） 　1. 運動徴候を呈するもの 　2. 体性感覚または特殊感覚症状を呈するもの 　3. 自律神経症状あるいは徴候を呈するもの 　4. 精神症状を呈するもの（多くは"複雑部分発作"として経験される） B. 複雑部分発作 　1. 単純部分発作ではじまり意識減損に移行するもの 　　a. 単純部分発作ではじまるもの 　　b. 自動症ではじまるもの 　　c. 意識減損ではじまるもの C. 二次的に全般化する部分発作 　1. 単純部分発作（A）が全般発作に進展するもの 　2. 複雑部分発作（B）から全般発作に進展するもの 　3. 単純部分発作から複雑部分発作を経て全般発作に進展するもの
全般発作	A. 1. 欠神発作 　　　a. 意識減損のみのもの 　　　b. 軽度の間代要素を伴うもの 　　　c. 脱力要素を伴うもの 　　　d. 強直要素を伴うもの 　　　e. 自動症を伴うもの 　　　f. 自律神経要素を伴うもの（b～fは単独でも，組み合わせでもありうる） 　　2. 非定型欠神発作 　　　a. 筋緊張の変化はA1よりも明瞭 　　　b. 発作の起始／終末は急激でない B. ミオクロニー発作 C. 間代発作 D. 強直発作 E. 強直間代発作（明確に対応するものなし） F. 脱力発作

〔清野昌一，他・訳：てんかん研，5：62，1987より一部改変〕

で，がん患者に関連するものは局在関連性（焦点性）で症候性の側頭葉てんかん，後頭葉てんかん，前頭葉てんかん，頭頂葉てんかんなどです。もちろんこれらのてんかんも，全般性に移行することがあります。

　てんかんを疑ったときにはまず意識障害の有無を確認します。意識障害を伴わない場合は単純部分発作とミオクロニー発作を疑います。意識障害が認められた場合，けいれんが認められれば間代発作，筋が固くこわばるようであれば強直発作となります。意識消失のあと数秒から十数秒の強直けいれんを起こし，その後，間代けいれんを十数秒起こすものが強直間代

表2 てんかんの4分法分類

		原因 特発性	原因 症候性
病態生理	局在関連性（焦点性）	・中心・側頭部棘波（を伴う）良性小児てんかん ・後頭部突発波小児てんかん など 治療→無治療あるいは CBZ	・側頭葉てんかん ・後頭葉てんかん ・前頭葉てんかん ・頭頂葉てんかん など 治療→ CBZ
	全般性	・小児欠神てんかん ・若年ミオクロニーてんかん など 治療→ VPA, ESM	・West 症候群 ・Lennox-Gastaut 症候群 など 治療困難→ VPA, CZP, 　　　　　　ビタミン, B_6, ACTH

CBZ：カルバマゼピン，VPA：バルプロ酸，ESM：エトスクシミド，CZP：クロナゼパム，ACTH：副腎皮質刺激ホルモン，□□□：がん患者に関連するてんかん
〔飛松省三，他：てんかんの分類．てんかんテキスト New Version ―アクチュアル脳・神経疾患の臨床―（宇川義一・専門編集，辻　省次，他・編），中山書店，p52, 2012 より一部改変〕

表3 てんかん発作の分類とその脳波

		脳波
部分発作	単純部分発作	棘波を病巣に認める
	複雑部分発作	棘徐波を側頭葉に認める
全般発作	欠神発作	3Hz 棘徐波複合
	ミオクロニー発作	多棘徐波複合
	脱力発作	多棘徐波, 平坦化 低振幅速波
	強直間代発作	強直時：全般性棘波 間代時：全般性棘徐波複合

発作です．
　診断のポイントとしては，意識障害の有無，どのような発作をどれくらいの時間起こしたかなどが重要です．また表3に示すように脳波も診断に非常に重要なツールで，発作によって特徴的な突発性異常波が認められます．

てんかんの病態生理

　てんかんの発作は図1で示すように，①中枢神経のNMDA受容体やAMPA受容体をはじめとした興奮系神経細胞と，②GABA（γ-アミノ酪

第2章 症状を見極めよう

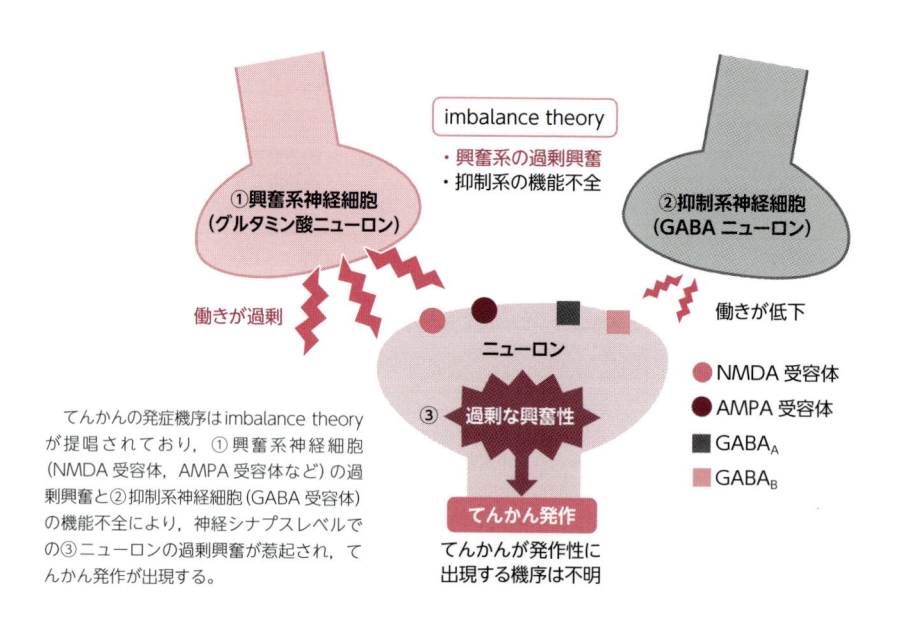

図中のテキスト:

imbalance theory
・興奮系の過剰興奮
・抑制系の機能不全

①興奮系神経細胞（グルタミン酸ニューロン） — 働きが過剰

②抑制系神経細胞（GABAニューロン） — 働きが低下

③過剰な興奮性 → てんかん発作

ニューロン

● NMDA 受容体
● AMPA 受容体
■ GABA$_A$
■ GABA$_B$

てんかんの発症機序はimbalance theoryが提唱されており，①興奮系神経細胞（NMDA受容体，AMPA受容体など）の過剰興奮と②抑制系神経細胞（GABA受容体）の機能不全により，神経シナプスレベルでの③ニューロンの過剰興奮が惹起され，てんかん発作が出現する．

てんかんが発作性に出現する機序は不明

図1 てんかん発作のメカニズム
〔辻　貞俊：ビジュアル de 病態 てんかん．HosPha, 24(1)：16, 2014 より一部改変〕

酸）受容体を中心とした抑制系神経細胞の均衡が崩れることで起きます[5]。この均衡がさまざまな原因から崩れることで発作が出現すると考えられていますが，てんかん症状が出現，消失する機序はよくわかっていません．ベンゾジアゼピン系の抗けいれん薬や抗てんかん薬などはこれらの均衡を保つように作用することで症状を抑えることができます．詳細は「第3章 5.抗てんかん薬」(p.166) を参照ください．

治療目標を設定する

(1) 脳腫瘍術後に起こった全般発作

症例　50歳，男性．星細胞腫．MRI上T2強調画像にて高信号を呈する腫瘍が認められていたため，脳外科にて切除術施行した．術後のある日，突然意識を消失し，20秒ほど手足を伸ばした状態で硬くなり，その後1分ほど手足の間代けいれんが認められた．しばらくすると症状は消失したが，それ以降繰り返すようになった．

脳腫瘍術後にもけいれん発作を起こすことが多く，術後の放射線治療の影響でけいれんが認められる場合もあります。治療の経過に応じて脳外科医と相談し抗てんかん薬の定期処方を考慮する必要があります。

(2) 抗がん薬により起こった発作（可逆性後白質脳症症候群）

> **症例** 60歳，女性。悪性リンパ腫。CHOP療法（シクロホスファミド，ドキソルビシン，ビンクリスチン）による化学療法開始後より2週間たったある日，急速な視力低下を認めるようになった。高血圧（190/112mmHg）も認めたため，眼科にコンサルトしたところ，明らかな視力低下の原因は認められなかった。同日の午後に意識消失に伴い体の一部が最初はピクついていただけであったが徐々に全身に広がり，全身の間代けいれんを認めるようになった。

免疫抑制薬や抗がん薬により高血圧や視力障害，けいれんなどの中枢神経症状を引き起こす病態が，Hinchey[6]が提唱した可逆性後白質脳症症候群（reversible posterior leukoencephalopathy syndorome；RPLS）です。画像上は後頭葉において白質に可逆性の変化を認めることが特徴とされています。治療としては降圧や脳浸透圧の低下を図りながら原因薬剤を中止することが望ましいとされています。

(3) 強い不安が引き起こしたヒステリー発作

> **症例** 45歳，女性。乳がん。元来不安が強く神経質な性格。外来通院中から先行きの不安を訴えていた。乳房切除術を行うため入院した日の夜に，テレビで乳がんの特集を見ているときに，過呼吸が出現し，全身性の間代発作を起こした。

心因性の発作は意識の消失や強直発作，間代発作，強直間代発作など，てんかんの発作に類似した発作を起こすことも少なくありません。器質的な要因の除外はもちろん必要ですが，発作を起こす前後の様子やストレス因に目を向け，アセスメントする必要があります。発作や不安に対しての薬物療法としては，抗不安薬で抗けいれん薬でもあるベンゾジアゼピン系薬剤のジアゼパム投与を考慮することも必要ですが，まずは本人の不安を支持的，共感的に傾聴することが大事な治療となります。

表4 がん患者のてんかん・けいれんの原因となりうる病態

中枢神経系病変		
・原発性脳腫瘍 ・転移性脳腫瘍	・脳梗塞 ・脳出血	・髄膜炎
代謝・電解質異常		
・肝不全 ・腎不全 ・低血糖	・低ナトリウム血症 ・低カルシウム血症 ・低マグネシウム血症	・傍腫瘍性辺縁系脳炎 　(抗NMDA受容体脳炎)
薬剤性		
・抗がん薬　　SIADH(抗利尿ホルモン不適合分泌症候群)による電解質異常 　　　　　　　RPLS(可逆性後白質脳症症候群) 　　　　　　　TLS(腫瘍崩壊症候群)→尿毒症		
放射線		
・放射線脳脊髄炎	・全脳照射による脳浮腫	

〔内富庸介, 小川朝生：編：精神腫瘍学, 医学書院, p158, 2011 を参考に作成〕

てんかん・けいれんに対する治療

1 原因の除去

表4[7)]に示すようにてんかん，けいれんを起こす要因になりうる病態の改善を図ることが大事です．電解質異常であれば輸液による補正を行い，抗がん薬や放射線による影響であれば治療の中断も考慮する必要があります．

2 抗けいれん薬，抗てんかん薬の使用

原因の除去が不可能または可能であっても発作が続くようであれば，**表5**[8)]に示すように発作の種類によって抗てんかん薬の使い分けを行います．

特徴としては，部分発作の第一選択薬はCBZ：カルバマゼピン(テグレトール®)ですが，ほとんどの発作に対してVPA：バルプロ酸(セレニカ®，デパケン®)が効果的であることです．また最近では新規の抗てんかん薬であるLTG：ラモトリギン(ラミクタール®)，TPM：トピラマート(トピナ®)，LEV：レベチラセタム(イーケプラ®)，GBP：ガバペンチン(ガバペン®)などの効果も注目されてきています．

表5 発作型に対する薬剤選択

発作型	第一選択薬	第二選択薬
全般強直間代発作	CBZ, LTG, TPM, VPA	CLB, LEV
欠神発作	ESM, LTG, VPA	CLB, CZP, TPM
ミオクロニー発作	VPA	CLB, CZP, LTG, LEV, TMP
強直発作	LTG, VPA	CLB, CZP, LEV
脱力発作	LTG, VPA	CLB, CZP, TPM, LEV
部分発作 ±二次性全般化	CBZ, LTG, TPM, VPA	CLB, GBP, LEV, PHT

CBZ：カルバマゼピン（テグレトール®），CLB：クロバザム（マイスタン®）
CZP：クロナゼパム（リボトリール®，ランドセン®）
ESM：エトスクシミド（エピレオプチマル®，ザロンチン®），GBP：ガバペンチン（ガバペン®）
LEV：レベチラセタム（イーケプラ®），LTG：ラモトリギン（ラミクタール®）
PHT：フェニトイン（アレビアチン®，ヒダントール®），TPM：トピラマート（トピナ®）
VPA：バルプロ酸ナトリウム（デパケン®，セレニカ®）
〔日本神経学会・監：てんかん治療ガイドライン2010，医学書院，p56，2010 より一部改変〕

患者への対応

1 けいれん発作時の対応

　発作が単回の部分発作であれば経過観察としますが，部分発作が繰り返され2次性に全般化したり，全般発作が認められたりするようであれば以下のような処置を行います。

> **処置** 気道確保，静脈路を確保し，酸素投与。SpO₂，EKG モニターを装着。けいれんが重積しないように抗けいれん薬（ベンゾジアゼピン系薬剤や抗てんかん薬）を投与。

> **処方例** ジアゼパム（セルシン®，ホリゾン®）5mg　1A　ゆっくりと静注

効果がないようであれば繰り返し施行。これが無効であれば，

> **処方例** フェニトイン（アレビアチン®，ヒダントール®）250mg＋生食50mL
> 　　　　　　　　　　　　　　　　　　　　　15分で点滴静注

初期投与として，

> **処方例** ホスフェニトイン（ホストイン®）体重×22.5mg＋生食50mL
> 　　　　　　　　　　　　　　　　　　　　　15分以上かけて点滴静注

維持投与としては，初期投与から12時間以上あけて，

> **処方例** ホスフェニトイン（ホストイン®）体重×5〜7.5mg ＋生食 50mL
> 15分以上かけて点滴静注

それでも無効であれば，原疾患の治療状況に応じて，人工呼吸器管理下でのプロポフォール（ディプリバン®）などの投与も考慮が必要です。

2 けいれん発作後の対応

発作が脳器質的な病変によるものであれば，抗てんかん薬の使用を考慮します。

脳器質的な病変とは関係なく起こっているものであれば状況に応じて，抗てんかん薬の使用を考慮します。

> **処方例** バルプロ酸（セレニカ®，デパケン®）1回 200〜600mg
> 1日2回　朝夕食後

効果が不十分であれば，ほかの抗てんかん薬のローテーションや併用を考慮します。

患者は発作を起こした際，これらの体験を苦痛や恐怖に感じることも少なくありません。そのため，発作に対しての処置が終了した後で，それらの心情に支持的に共感的に接し何が原因で症状が起こりどのように対応したか，今後症状の再発が起こらないようにどのように治療していくか，を説明していく必要があります。症状が可逆的である場合は，その病態と治療方針，改善の見通しを説明しますが，不可逆的な状態によるものであった場合，病状の進行である可能性があることを説明し，その心情に配慮するよう心がけます。

家族への対応

患者が目の前で発作を起こした場合，家族もその症状を恐怖に感じ，驚くことが予想されます。患者に対して行ったのと同様に共感的に接し，何が原因で症状が起こっているのか，どのように対応したのか，今後再発が起こらないようにどのように治療していくか，を説明していく必要があり

ます。症状が可逆的である場合は，その病態と治療方針，改善の見通しを説明します。不可逆的な状態によるものであった場合，病状の進行である可能性があることを説明し，その心情に配慮しながら患者へのサポートをお願いします。

精神科医から主治医・病棟スタッフへの説明

　精神腫瘍医が主治医や病棟スタッフへの説明として，心がけなければいけないことは何でしょうか。

　第一に，がん患者が発作を起こす原因として何が考えられるか，その原因の除去により症状が治療可能なものであるかということです。原因が脳の器質的な問題であれば抗てんかん薬の使用を考慮します。抗がん薬の副作用による場合，中止可能であれば中止を検討してもらいますが，中止が不可能であれば抗てんかん薬の使用を考慮してもらうこともあります。低血糖や電解質異常などの身体合併症に伴う発作が考えられる場合は，それらの補正をお願いします。

　第二に，患者が発作を起こすことに慣れていない主治医や病棟スタッフに対しては，緊急時の対応や処置の仕方を具体的に伝えることで不安を解消するのも大事なことだと思われます。コンサルテーションの返信例を示します。

> 　平素よりお世話になりありがとうございます。本日拝察いたしました。ご紹介いただきましたように本日朝に意識消失を伴う全身性の強直間代発作が認められたようです。ジアゼパムの静脈投与にて発作は改善いたしましたが，ここ数日同じような発作が何度か認められているとのことでした。繰り返し起こっていることから，その原因を検索する必要があるかと思われます。
> 　本日行った血液検査で，肝機能や腎機能などの大きな問題は認めませんでしたが，念のためカルシウムやマグネシウムなどの電解質の検査をお願いできないでしょうか。また脳の器質的な病変の検索も必要かと思われます。頭部 CT や可能であれば MRI などの画像検査や脳波検査も施

第2章　症状を見極めよう

行ください．原因によって，今後の抗てんかん薬の投与も検討したいと考えております．

　本人やご家族においては発作に対する不安が強かったため，その想いを支持的に傾聴し，主治医と協力して発作を起こしうる原因を検索し再発を防ぐサポートをさせていただくようお伝えしました．今回のような発作が出現した際の対応・処置に関しまして以下に示します．病棟スタッフにも伝えてありますので不明な点がありましたらご連絡ください．ご紹介ありがとうございました．今後ともよろしくお願いいたします．

発作時

呼吸状態に気をつけながら　ジアゼパム 5mg　1A　ゆっくりと静注
効果がないようであれば繰り返し施行
無効であれば　フェニトイン 250mg　1A＋生食50mL　15分で点滴静注

コンサルトのタイミング

　精神科医や緩和ケアチームへのコンサルテーションは次のような場合に行います．

①発作の原因がわからない場合

　発作の原因は多岐にわたるため，診立てが難しい場合があります．そのためこれらの評価に精神科医の診察・助言が必要な場合があります．

②一般的な薬剤の投与方法では発作が改善しない場合

　発作に対して，ベンゾジアゼピン系の抗けいれん薬や抗てんかん薬を使用しますが，改善に乏しいことがあります．その場合，抗てんかん薬のローテーションや併用などの薬剤調整が必要なことがあり，専門的な助言が必要となります．

■ 参考文献

1) Olafsson E, Ludvingsson P, Gudmundsson G, et al : Incidence of unprovoked seizures and epilepsy in Iceland and assessment of the epilepsy syndrome classification : a prospective study. Lancet Nerol, 4 : 627-634, 2005
2) 兼本浩祐，大島智弘：専門医のための精神科臨床リュミエール 14　精神科領域におけるけいれん・けいれん様運動．第 1 版，中山書店，pp10-21, 2009
3) 清野昌一，他・訳：てんかん研，5：62, 1987
4) 飛松省三，他：てんかんの分類．てんかんテキスト New Version ―アクチュアル脳・神経疾患の臨床―（宇川義一・専門編集，辻　省次，他・編），中山書店，pp48-54, 2012
5) 辻　貞俊：てんかん．ビジュアル de 病態，HosPha, No.1；16, 2014
6) Hinchey J, Chaves C, Appignani B, et al : A reversible posterior leukoencephalopathy syndrome. N Engl J Med, 334 : 494-500, 1996
7) 内富庸介，小川朝生・編：精神腫瘍学，医学書院，pp156-160, 2011
8) 辻　貞俊：難治てんかんの薬物療法．てんかん治療ガイドライン 2010（日本神経学会・監），医学書院，p55-59, 2010

抗てんかん薬は予防的に使用してよいですか？

　原発性であっても転移性であっても脳腫瘍が認められた場合，まだてんかんの発作が起きていなくても，今後の発作のために予防的に抗てんかん薬を投与してよいのでしょうか．

　答えはNOです．Sirvenら[※]によるメタ解析によれば，てんかんの既往がない脳腫瘍患者に抗てんかん薬を予防的に投与しても効果がないことが示されています．

※ Sirven JI, Wingerchuk DM, et al : Seizure prophylaxis in patients with brain tumors : a meta-analysis. Mayo Clin Proc, 79 (12) : 1489-1494, 2004

質のよい睡眠をとるために何かよい方法や睡眠薬はありますか？

　残念ながら，睡眠の質を上げるために確立されたよい方法や睡眠薬はありません。もちろん快適な睡眠環境（寝室，枕や寝具など）を整えることは重要ですが，寝具などに関しては個人差も大きく，また寝具による睡眠の質の変化などは科学的にはわかっていません。それよりも，質のよい睡眠をとるためにはカフェインやアルコールなど睡眠を妨害している要因の見直しを図ることのほうが重要です。なお，睡眠薬を使用する場合，ベンゾジアゼピン系睡眠薬は深睡眠やレム睡眠を減少させるため，非ベンゾジアゼピン系睡眠薬やラメルテオン（ロゼレム®），スボレキサント（ベルソムラ®）など新しい作用機序の睡眠薬のほうがより生理的な睡眠が得られると考えられます。

不眠は生活習慣病を悪化させますか？

　不眠が一概に生活習慣病を悪化させるわけではありません。最近の研究では睡眠不足によって耐糖能の低下や食欲の増加を招くことが報告され，疫学研究でも睡眠不足によってさまざまな生活習慣病のリスクを高めることが裏づけられています。しかしながら，本来とれる睡眠時間を制限した睡眠不足と不眠とは同一の病態ではないので，睡眠不足の結果を不眠の結果として置き換えることはできません。ただし最近の研究では，睡眠不足と同様に，不眠のなかでも終夜睡眠ポリグラフィで客観的睡眠時間を測定し，5時間未満の睡眠時間しかとれていない不眠では高血圧など生活習慣病の悪化を生じるという報告がなされています。

不眠になると免疫能や細胞の修復能は低下しますか？

　感染や発熱の際に長く眠るのはよく経験することであり，免疫機能を賦活化する物質には睡眠を促進する作用があることがわかっています。また，睡眠不足やシフトワーク勤務では発がんリスクを上昇させるという報告があり，夜間に十分な睡眠時間をとることは生体防御のために必要と考えられます。しかしながら，不眠と生活習慣病との関係と同様に，不眠患者で免疫能や細胞の修復能力が低下するのか，さらには不眠を治療すると免疫能や細胞の修復能が向上するのかどうかはよくわかっていません。

第 3 章

薬を使いこなそう

1. 抗うつ薬
2. 抗不安薬
3. 睡眠薬
4. 抗精神病薬
5. 抗てんかん薬

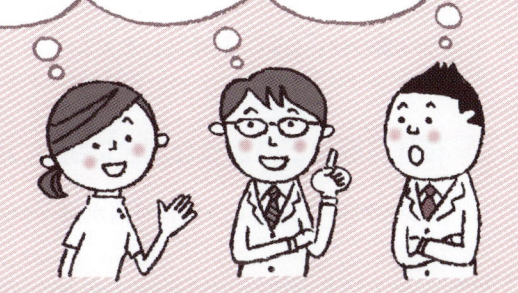

第3章 薬を使いこなそう

1 抗うつ薬

▼ Point

医師
① 各抗うつ薬の種類と特性，副作用について理解している
② 抗うつ薬の選択における順序と投与量決定の際の注意点について理解している
③ 効果と副作用を評価し，用量調整や薬剤の変更・中止が考慮できる

薬剤師
① 各抗うつ薬の種類と特性，副作用について医師に助言できる。抗うつ薬間での特性の違い（薬理作用，血中消失半減期，相互作用など）が説明できる
② 患者および家族の不安に配慮しながら，適切に抗うつ薬の説明ができる
③ 副作用評価ができ，医師に伝達できる

看護師
① 抗うつ薬のおおよその薬理作用と副作用が説明できる
② 副作用の評価ができ，そのことを医師に伝達できる

はじめに

　抗うつ薬は主にうつ病に対して用いられますが，一部の薬剤はパニック障害や強迫性障害，社交不安障害といった不安障害にも保険適用が認められています。また，精神疾患のみならず，がん医療において遭遇する疼痛や悪心・嘔吐，不眠，ホットフラッシュ，掻痒といった症状の緩和にも用いられることがあります。このように多彩な効果ゆえに難しく感じられるかもしれませんが，抗うつ薬の効果や副作用は比較的シンプルな薬理作用（各種受容体への作用）から説明することができます。
　本節では，抗うつ薬の薬理作用を通して特性や副作用を説明し，"各抗うつ薬の使い分け"を概説します。

精神科医はどのような場合に抗うつ薬を用いるか？

　がん医療において，精神科医が抗うつ薬を処方する機会はうつ病（うつ

表1　がん医療において抗うつ薬の使用が検討される場面

- うつ病（うつ状態）
- 不安障害
- 適応障害
- 不眠症（睡眠薬で効果不十分または睡眠薬によりせん妄の危険性が高い場合）
- せん妄
- 神経障害性疼痛
- ホットフラッシュ（ほてり）
- 悪心・嘔吐　　など

※すべての抗うつ薬が上記に対して同等に有効ではなく，薬剤の特性・目的に応じて使い分けが必要

状態）が最も多く，不安障害はあまり多くありません。がん患者では，特定の不安障害よりも適応障害に伴う抑うつや不安の割合が多く，適応障害に対しても抗うつ薬が用いられる場合があります。また，眠気が出やすい薬剤を睡眠確保の目的で不眠症やせん妄の患者に使用することもあります（表1）。

前述のように，神経障害性疼痛や悪心・嘔吐，ホットフラッシュといった"身体症状"に対して特定の抗うつ薬を用いる場合もあります。なお，これらは一部を除いて保険適応外となります。

薬剤選択に際して必要な知識，考慮すべき点

1　抗うつ薬の薬理作用と効果・副作用との関係

うつ病のモノアミン仮説によると，抗うつ薬は主にセロトニンやノルアドレナリンといったモノアミンの作用を増強することで，抗うつ効果を発揮すると考えられています。実際，現在発売されている多くの抗うつ薬は，前シナプスにあるモノアミントランスポーターに結合して，モノアミンの再取り込みを阻害する作用を有しています。その結果，シナプス間隙におけるモノアミンが増加し，神経伝達を改善（正常化）させると考えられています。なお，ミルタザピン（リフレックス®，レメロン®）やスルピリド（ドグマチール®）は異なる作用機序を有しますが，間接的にモノアミン（前者はセロトニン・ノルアドレナリン，後者はドパミン）を増加させ

表2 代表的な抗うつ薬と各種トランスポーター・受容体への親和性

分類	抗うつ薬	NA再取り込み	5HT再取り込み	DA再取り込み
SSRI	エスシタロプラム	−	+++	−
	セルトラリン	+	+++	+
	パロキセチン	++	+++	−
SNRI	デュロキセチン	++	+++	±
	ミルナシプラン	++	++	−
NaSSA	ミルタザピン	−	−	−
三環系	アミトリプチリン	++	++	−
	アモキサピン	+++	+	−
	イミプラミン	++	++	−
	クロミプラミン	++	+++	−
	ノルトリプチリン	+++	+	−
四環系	ミアンセリン	++	−	−
その他	トラゾドン	−	+	−

SSRI：選択的セロトニン再取り込み阻害薬，SNRI：セロトニン・ノルアドレナリン再取り込み阻害薬，NaSSA：ノルアドレナリン作動性/特異的セロトニン作動性抗うつ薬，NA：ノルアドレナリン，5HT：セロトニン，DA：ドパミン，D_2：ドパミン2受容体，α：ノルアドレナリン受容体，

ることで効果を発揮します。

　一般に，抗うつ薬の臨床効果は発現までに数週間を要する一方で，副作用は早期から出現することが知られています。薬剤ごとに副作用は異なりますが，各種受容体に対する作用から説明することができます。前述のセロトニントランスポーター (SERT) およびノルアドレナリントランスポーター (NET) に対する再取り込み阻害作用に加えて，アドレナリンα_1受容体遮断作用，ヒスタミンH_1受容体遮断作用，ムスカリン性アセチルコリンM_1受容体遮断作用などに対する薬理学的特性を理解しておくとよいでしょう（**表2**，**表3**）。

　逆に，これらの副作用を利用して症状の改善につなげることもあります。例えば，α_1受容体やH_1受容体を遮断することで眠気を生じますが，就寝前に用いれば睡眠薬の代わりになります。また，H_1受容体や$5HT_2/5HT_3$受容体の遮断によって食欲改善効果が期待できます。

	D$_2$ 遮断	α$_1$ 遮断	α$_2$ 遮断	5HT$_2$ 遮断	mAch 遮断	H$_1$ 遮断
	−	−	−	−	−	−
	−	+	−	−	±	−
	−	−	−	−	+	−
	−	−	−	−	−	−
	−	−	−	−	−	−
	−	±	++	+++	±	+++
	−	+++	++	++	++	+++
	+	++	−	+++	±	++
	−	++	−	++	++	++
	+	++	−	++	++	++
	−	++	−	++	+	++
	−	++	++	+++	+	++
	−	++	+	+++	−	+

mAch：ムスカリン性アセチルコリン受容体，H$_1$：ヒスタミン1受容体
＋＋＋：非常に強く作用する　＋＋：強く作用する　＋：弱い作用のみ　−：ほとんど作用しない

表3　抗うつ薬の各種受容体への薬理作用と関連する副作用

薬理作用	副作用	代表的な抗うつ薬
セロトニン再取り込み阻害	嘔気，頭痛，消化器症状，性機能障害，神経過敏，アカシジア	エスシタロプラム，セルトラリン，パロキセチン，デュロキセチン，ミルナシプラン，クロミプラミン
ノルアドレナリン再取り込み阻害	振戦，頻脈，勃起・射精障害，ノルアドレナリンの昇圧効果増強	デュロキセチン，ミルナシプラン，イミプラミン，ノルトリプチリン，アモキサピン
アドレナリンα$_1$受容体遮断	鎮静，起立性低血圧，眩暈，反射性頻脈	アミトリプチリン，クロミプラミン，ミアンセリン，トラゾドン
セロトニン5HT$_2$受容体遮断	射精障害，低血圧，食欲亢進	ミルタザピン，ミアンセリン，トラゾドン，アモキサピン
ヒスタミンH$_1$受容体遮断	鎮静，眠気，体重増加，低血圧	ミルタザピン，ミアンセリン，アミトリプチリン
ムスカリン性アセチルコリンM$_1$受容体遮断	霧視，口渇，洞性頻脈，便秘，排尿障害，短期記憶障害，せん妄，ミオクローヌス	アミトリプチリン，クロミプラミン，イミプラミン，パロキセチン

2 抗うつ薬の血中消失半減期，最高血中濃度到達時間

各抗うつ薬の血中消失半減期および最高血中濃度到達時間を**表4**にまとめました。

(1) 血中消失半減期（$T_{1/2}$）

抗うつ薬は，臨床効果よりも副作用の面で半減期に注意が必要です。副作用は薬剤によって異なりますが，眠気や傾眠は選択的セロトニン再取り込み阻害薬（SSRI）やセロトニン・ノルアドレナリン再取り込み阻害薬（SNRI）であっても出現することがあります。日中の眠気や翌朝の持ち越し効果は睡眠覚醒リズムの乱れを招きますので，せん妄を誘発したり，治療そのものに悪影響が出る可能性もあります。とりわけ，三環系抗うつ薬やミルタザピンを使用する際には注意が必要です。また，SSRIやSNRIでは悪心・嘔吐の出現頻度が高く，がん患者の場合は特に避けるべき副作用の一つといえます。半減期の長い薬剤も多いことから，あらかじめ制吐薬を併用するとよいでしょう。

一方，抗うつ薬を継続服用した後に，急激に減量・中断すると中断後症候群を生じる可能性があります。特にSSRIでの報告が多く，SSRIのなかでも比較的半減期の短いパロキセチン（パキシル®）で注意が必要です。

(2) 最高血中濃度到達時間（T_{max}）

抗うつ効果の発現は，服用後数週間でみられます。一方，T_{max}は副作用発現の目安として考えるとよいでしょう。例えば，眠気を利用して睡眠薬として用いる場合，T_{max}の短い薬剤が候補となります。

3 代謝および排泄経路

がん患者は身体的に重篤となりやすく，高齢者も多いことから，処方の際には代謝や排泄の低下を念頭に置く必要があります。通常の半量または少量より開始し，副作用と効果を見極めながら慎重に漸増していくとよいでしょう。

抗うつ薬を含め，向精神薬の大半は肝臓（肝代謝酵素チトクロムP450；CYP）で代謝され，その後，グルクロン酸抱合などによって尿中や糞中へ排泄されます。ゆえに，肝機能障害がある患者では薬物代謝が低下

表4 抗うつ薬の血中消失半減期と最高血中濃度到達時間

薬剤名	剤形, 用法・用量	血中消失半減期 $T_{1/2}$ (hr)	最大血中濃度到達時間 T_{max} (hr)	食事の影響
エスシタロプラム	錠剤 10mg 単回・絶食	27.7 ± 7.5	3.8 ± 0.4	なし
セルトラリン	錠剤 50mg 単回・食後	22.5 ± 8.1	8.7 ± 2.1	なし
パロキセチン	錠剤 20mg 単回	14.4 ± 11.0	5.1 ± 1.2	なし
	徐放錠 12.5mg 単回	13.0 ± 2.2	8.0	なし
デュロキセチン	カプセル 20mg 単回・食後	12.8 ± 5.9	7.8 ± 2.3	なし
ミルナシプラン	錠剤 25mg 単回・食後	8.2 ± 1.0	2.0 ± 0.0	なし
ミルタザピン	錠剤 15mg 単回	31.7 ± 8.2	1.1 ± 0.3	高脂肪食で T_{max} がわずかに遅延
アミトリプチリン	—	—	31 ± 13	—
クロミプラミン (※海外データ)	錠剤 50mg 単回	20.4 ± 6.1 (活性代謝物 36.5 ± 13.2)	5 (活性代謝物 8)	—
	点滴静注 50mg 単回	17.7 ± 2.6 (活性代謝物 42.8 ± 16.0)	2 (活性代謝物 12)	—
ミアンセリン	錠剤 10mg 単回	18.2 ± 1.3	2.0 ± 0.1	—
トラゾドン	錠剤 50mg 単回・食後	6.4 ± 1.8	2.6 ± 0.5	—

し，場合によっては肝機能を増悪させる可能性もあります．また，肝代謝酵素を阻害または誘導する薬剤と併用する際には，使用する薬剤がどの分子種で代謝されるのか知っておく必要があります．

　一方，ミルナシプラン（トレドミン®）やスルピリドは主に腎排泄性であり，腎機能障害がある患者では使用を避けたほうがよいでしょう．また，肝代謝後に尿中排泄される抗うつ薬のうち，パロキセチン，デュロキセチン（サインバルタ®），ミアンセリン（テトラミド®），イミプラミン（トフラニール®，イミドール®），クロミプラミン（アナフラニール®）などは腎機能障害の程度によって禁忌または慎重投与となっています．

第3章　薬を使いこなそう

4　使用禁忌

　トラゾドン（デジレル®，レスリン®）（およびスルピリド）を除くすべての抗うつ薬は，セロトニン症候群など重篤な副作用を来す危険性があるため，モノアミン酸化酵素（MAO）阻害薬（セレギリン）と併用禁忌になっています。加えて，三環系抗うつ薬は中止後14日以内も併用できません。また，SSRIはQT延長の危険からピモジド（オーラップ®）とも併用禁忌になっており，なかでもフルボキサミン（デプロメール®，ルボックス®）はチザニジン（テルネリン®）やラメルテオン（ロゼレム®）との併用も禁止されています。SNRIでは，ミルナシプランは尿閉に，デュロキセチンは高度の肝障害・腎障害やコントロール不良の閉塞隅角緑内障に禁忌となっています。比較的安全なトラゾドンについては，薬物相互作用の問題からサキナビル（HIVプロテアーゼ阻害薬）とのみ併用禁忌です。

　三環系抗うつ薬は副作用が強いため，がん患者ではあまり用いられませんが，緑内障，心筋梗塞の回復初期，尿閉，QT延長症候群には使用禁忌となっています。これらは，三環系抗うつ薬の有する抗コリン作用やナトリウムチャネル阻害作用が原因と考えられています。

5　薬物相互作用

　がん患者ではすでに多くの薬剤を併用しているため，抗うつ薬の使用に際しても薬物相互作用に注意する必要があります。薬物相互作用は薬物動態学的相互作用と薬力学的相互作用の2つに分類されます。

　抗うつ薬では，主に薬物動態学的相互作用が問題となることが多く，各薬剤の肝代謝酵素分子種（CYP）を吟味しなければなりません（表5）。一般に，あるCYP阻害作用をもつ薬剤AとそのCYPで代謝される薬剤Bを併用した場合，薬剤Bの作用（副作用）が増強することが予想されます。ゆえに，どの分子種で代謝され，また，どの分子種を阻害するのかを把握したうえで，薬剤を変更したり用量を減らしたり調整を行う必要があります。また，乳がんの補助化学療法で用いられるタモキシフェン（ノルバデックス®）とパロキセチンの併用は，乳がんの再発・死亡リスクを上昇させることから避けたほうがよいでしょう。CYP2D6を介してタモキシフェンの活性代謝物が生成されますが，パロキセチンのCYP2D6阻害によって抗がん作用は減弱することが指摘されています。なお，パロキセチ

表5 主な抗うつ薬の肝代謝酵素と阻害活性

	肝代謝酵素	CYP 阻害活性				
		3A4	2D6	1A2	2C19	2C9
エスシタロプラム	2C19(主)・2D6・3A4	0	+	0	0	0
セルトラリン	2C19・2C9・2B6・3A4	+	+/++	+	+	+
パロキセチン	2D6	+	+++	+	+	+
フルボキサミン	2D6	++	+	+++	+++	++
デュロキセチン	1A2(主)・2D6	0	++	0	0	0
ミルタザピン	1A2・2D6・3A4	+	0	+	0	0

・パロキセチンとセルトラリンはP-糖蛋白を強く阻害する。
・三環系抗うつ薬は主にCYP2D6で代謝される。
・ミアンセリンはCYP1A2・2D6・3A4で，トラゾドンはCYP3A4・2D6で代謝される。
＋＋＋：強い阻害作用　＋＋：中等度の阻害作用　＋：弱い阻害作用　－：阻害作用なし

ンに限らず，セルトラリン(ジェイゾロフト®)やデュロキセチンもCYP2D6阻害作用を有しています。

　薬力学的相互作用はそれほど多くありませんが，オピオイド系鎮痛薬のトラマドール(トラマール®)はセロトニン・ノルアドレナリン再取り込み阻害作用を有していることから，抗うつ薬の作用が増強される可能性があります。同様に，フェンタニルでもSSRIなどと併用する際には注意が必要です。また，制吐薬として用いられるセロトニン5HT$_3$拮抗薬も相乗的に作用する場合があります。**SSRI/SNRIは血小板凝集を抑制するため，NSAIDsを併用すると消化管出血の危険性が高まります。**

6 剤　形

　抗うつ薬は経口投与がほとんどで，注射剤としてはクロミプラミン(三環系抗うつ薬)のみとなります。内服と比べて抗うつ効果に差はありませんが，血中濃度の立ち上がりが早く，高齢者やがん患者ではせん妄など副作用の発現に注意が必要です。少量(1/4～1/2アンプル)から開始するとよいでしょう。スルピリドも注射剤はありますが，投与経路は筋注のみで，適応も統合失調症に限定されています。がん患者のうつ病には適しません。

　最近では，セルトラリンとパロキセチンの口腔内崩壊錠が利用可能とな

りましたが，坐剤や貼付剤といった剤形はなく，投与経路は限定されます。パロキセチンの徐放錠も放出が緩徐となるのみで，通常の経口投与と変わりません。経口摂取が困難となった場合，胃管や胃ろうがなければ，クロミプラミン点滴静注のみとなります。

さまざまな考慮点を実際どのような順序で考え，薬剤を選択するか？

　がん患者に対する抗うつ薬の選択は，可能な限り副作用（有害事象）を最小限にとどめるよう留意する必要があります。一般のうつ病患者では，メタ解析の結果からセルトラリンやエスシタロプラム（レクサプロ®）が推奨されますが，がん患者のうつ病では十分なエビデンスは存在しません。各抗うつ薬の有効性は同等と考え，副作用の面から薬剤を選択するとよいでしょう。がん治療を通してさまざまな苦痛や副作用に苦しんだ患者も少なくなく，通常より少ない用量から開始し，有害事象の予防や速やかな対処など，細やかな配慮が望まれます。

　また，軽症うつ病であれば，抗うつ薬の効果（治療反応性）も限定されるため，必ずしも初回から抗うつ薬が必須とはいえません。注意深く，間を空けすぎずに診察しながら，支持的精神療法を中心に抗うつ薬治療の必要性を検討するとよいでしょう。

　以上を踏まえて，抗うつ薬の選択のポイントを順番に示します。

①重症度の評価と薬物治療の必要性を吟味
- 軽症の場合は，抗うつ薬による薬物療法の導入を控えてもよい。
- 代替案として，抗不安薬から開始してもよい。

②身体機能の評価と予後の把握
- 使用禁忌となる身体状態，腎機能障害や肝機能障害を確認する。
- 便秘が強い場合，M_1受容体に親和性の高い薬剤は避ける。
- 悪心や食欲不振がある場合，SSRI/SNRIは避けるか，制吐薬をあらかじめ併用する。
- 前立腺肥大や排尿困難がある場合，三環系抗うつ薬やミルナシプランは避けて他剤を選択する。

- 緑内障があれば，三環系抗うつ薬やデュロキセチンは避ける。
- 循環動態が不安定であれば，α_1受容体に強く作用する薬剤の使用は避ける。
- 抗うつ薬の効果発現には数週間（2週間以上）を要するため，予後を考慮して使用の是非を決定する。
- ミルタザピンや少量のスルピリドは効果発現が早い（1週目）ことが指摘されている。

③薬物相互作用の評価
- MAO阻害薬やピモジドなど併用禁忌の薬剤がないか確認する。
- CYP阻害作用の有無を確認し，薬物代謝に影響を与える場合は変更するか投与量を調整する。
- タモキシフェン投与中の患者にはCYP2D6阻害作用のある薬剤（パロキセチンなど）は避ける。

④標的症状の検討
- 不安・焦燥が強い場合には，α_1受容体やH_1受容体に作用する薬剤を選択することで鎮静効果が期待できる〔ミルタザピンやアミトリプチリンなど〕。
- 不眠やせん妄に対しては，上記の鎮静効果に加えて，$5HT_2$受容体遮断作用により睡眠構築の改善が期待できるトラゾドンやミアンセリンも有効である。
- 悪心や食欲低下を認める場合は，SSRI/SNRIよりも制吐作用・食欲増進作用のあるミルタザピンやスルピリドが適切である。ミルタザピンは$5HT_3$受容体・$5HT_2$受容体・H_1受容体を遮断することで，スルピリドはD_2受容体を遮断することで効果を発揮する。
- 疼痛を訴える場合には，SNRIや少量の三環系抗うつ薬を用いることで，下行性疼痛抑制系の賦活作用による改善が期待できる。

⑤血中消失半減期や薬理学的特性
- たいていの抗うつ薬は半減期が長いため，フルボキサミンやミルナシプラン，スルピリドを除いて，1日1回投与で構わない（トラゾドンは睡眠薬の代替として就寝前に用いることが多い）。
- 代謝排泄機能が低下している場合には，嘔気や眠気など好ましくない副作用が遷延する可能性もある。

投与量設定の注意点

原則として少量（規格最小用量やその半量）から開始し，通常の維持用量の半分を目指して，週1〜2回の頻度で漸増します。投与初期には治療効果よりも副作用が出現しやすく，治療脱落を避けるためにも慎重に投与します。効果と副作用のバランスを勘案しながら増減しつつ，至適用量を見つけます。

注意すべき症例

①低活動型せん妄や認知症，パーキンソン病など

しばしば，うつ病と間違われることがありますが，一般に抗うつ薬の効果は期待できません。それぞれの病態に応じた治療が必要となります。

②双極性障害

双極性障害のうつ状態（双極うつ病）では，抗うつ薬によって躁状態が誘発されたり，病状が不安定となる可能性もありますので，使用は避けたほうが安全です。より専門的な治療が必要となります。（軽）躁状態の既往がないか確認するとよいでしょう。

③自殺念慮が強い症例

入院治療に加えて，緊急性が高い場合には行動制限や電気痙攣療法も検討されます。

④若年者

特に24歳以下の患者では，抗うつ薬投与によって不安，焦燥，不眠，易刺激性，衝動性などが惹起され，自殺行動に至る可能性が指摘されています（賦活症候群）。投与初期（14日以内）や増量後に生じることが多く，減量中止または抗不安薬の併用が必要となります。

主な副作用とその対処法

1 主な症状

ほとんどの副作用は，その薬剤の薬理学的特性（表2，表3）から理解・説明することができます。

① 眠気，倦怠感，起立性低血圧，ふらつき，転倒
　➡主に$α_1$受容体・H_1受容体の遮断作用
② 悪心・嘔吐，食欲低下，下痢
　➡主にセロトニン再取り込み作用（5HT_3受容体の刺激作用）
③ 便秘，尿閉，口渇，かすみ目
　➡主にM_1受容体の遮断作用（抗コリン作用）
　SNRIでは$α_1$受容体の刺激作用によって尿閉を来す
④ せん妄，短期記憶障害
　➡主に抗コリン作用
⑤ 錐体外路症状（パーキンソン症状）
　➡主にD_2受容体遮断作用（スルピリド・アモキサピン）
　まれにSSRIでも生じることがある（間接的にドパミン神経系を抑制する）
⑥ 賦活症候群（不安，焦燥，不眠，易刺激性，衝動性，敵意など）
　➡主にセロトニン再取り込み作用（特に24歳以下では注意）
⑦ セロトニン症候群（発熱，発汗，血圧上昇，不随意運動，興奮，錯乱など）
　➡セロトニン再取り込み作用

なお，高齢のがん患者では，SSRIや三環系抗うつ薬による低ナトリウム血症がときに経験されます。薬理作用によってSIADHが惹起されることが想定されており，まれではありますが，高齢者や悪性腫瘍は危険因子であることから注意が必要です。

2 対処法

対処①：薬剤の減量・中止または他剤への変更を検討する。
対処②：薬理作用を勘案して対症療法を行う。
　　　　悪心・嘔吐：制吐薬（5HT_3受容体遮断作用のあるミルタザピンへの変更）
　　　　便秘：緩下剤（抗コリン作用の少ないSSRI/SNRIへの変更）

尿閉：コリン作動薬
起立性低血圧：昇圧薬
賦活症候群：抗不安薬

抗うつ薬の使用にあたっての注意点

　がん患者では身体状態やがん治療の影響から，「うつ」を正確に把握することが難しく，抗うつ薬の使用や選択に迷うことが少なくありません。また，うつ病であっても，必ずしも抗うつ薬を必要とするわけではなく，薬物治療の適応かどうかを見極める必要があります。

　また，抗うつ薬の導入に際しては，投与初期は治療効果よりも副作用が出現しやすく，十分な情報提供を行ったうえで副作用のマネジメントが重要となります。終末期では抗うつ薬の効果も限られるため，漫然と使用せず，予後を踏まえた治療計画を立てることも必要です。

　疼痛，悪心・嘔吐，不眠，ホットフラッシュ，そう痒といった身体症状のマネジメントに用いる場合も漫然と継続せず，症状改善後に中止を検討すべきです。

①病態の把握と鑑別診断を心がける。
②症状，重症度，身体状態などから薬物療法の適応かどうか判断する。
③予後を念頭に，効果や副作用を勘案しつつ，開始から終了までの治療計画を事前に立てる。
④身体症状のマネジメントに用いる場合も漫然と継続しない。

第 3 章　薬を使いこなそう

2　抗不安薬

▼ Point

医師
① 抗不安薬の種類・作用機序・特性・副作用について理解している
② 症例に応じて抗不安薬を選択でき，投与量などを調整できる

薬剤師
① 抗不安薬の種類・特性・副作用について医師に助言できる
② 抗不安薬について患者・家族に説明できる
③ 効果・副作用の評価ができ，そのことを医師に伝達できる

看護師
① 抗不安薬のおおよその作用を理解している
② 効果・副作用の評価ができ，そのことを医師に伝達できる

はじめに

　不安とはすべての人間がもつ基本的な感情の一つであり，そのすべてが治療対象になるものではありません。しかし，不安の程度が大きく，悪影響を及ぼすとなれば治療の対象となりえます[1]。

　がん患者において，痛みやコントロールされにくい症状や差し迫った死を目前にした当然の反応として不安は頻繁に現れます。不安は患者に苦痛を与えるばかりでなく，情動を不安定にさせ，社会的な機能にさえも影響を与えます。そのため不安の程度が大きかったり苦痛を伴ったりすれば，通常のサポートに加えて薬物療法も考慮されます[2]。

　また，がん患者の全経過において抑うつが数〜数十％に存在し，メタ解析によると有病率は16％といわれています[3]。

　抑うつや不安を早く診断し，適切に介入することで，がん患者のQOLは向上し，がん治療や緩和ケアを受けながらでも人生を有意義に過ごすことが可能となります[4]。

　本節では，がん患者における不安・抑うつの治療で使用される抗不安薬の種類・役割について概説します。

第3章　薬を使いこなそう

抗不安薬の分類・作用機序

　現在，わが国の医療において抗不安薬に分類されている薬剤は，エチゾラム（デパス®），アルプラゾラム（コンスタン®，ソラナックス®）やロラゼパム（ワイパックス®）などのベンゾジアゼピン系薬剤，タンドスピロン（セディール®）などのセロトニン作動薬などがあります。また抗ヒスタミン薬であるヒドロキシジン（アタラックス®）もしばしば不安に対して使用されます。

1 ベンゾジアゼピン系抗不安薬の作用機序

　ベンゾジアゼピン系抗不安薬（benzodiazepines；BZs）は抗不安作用，鎮静・催眠作用，筋弛緩作用，抗けいれん作用の4つの薬理作用を共通してもっています。抗不安作用は大脳皮質および辺縁系に対する作用で，抑制系神経伝達物質である γ-アミノ酪酸（GABA）系の機能の促進と考えられています。BZsの結合部位であるベンゾジアゼピン受容体（BZ 受容体）は，$GABA_A$ 受容体およびCl^-チャネルとともに1つの複合体を形成しています。これは$GABA_A$-BZ 受容体Cl^-チャネル複合体とよばれています（図1）。GABAが$GABA_A$ 受容体に結合すると，Cl^-チャネルが開き，

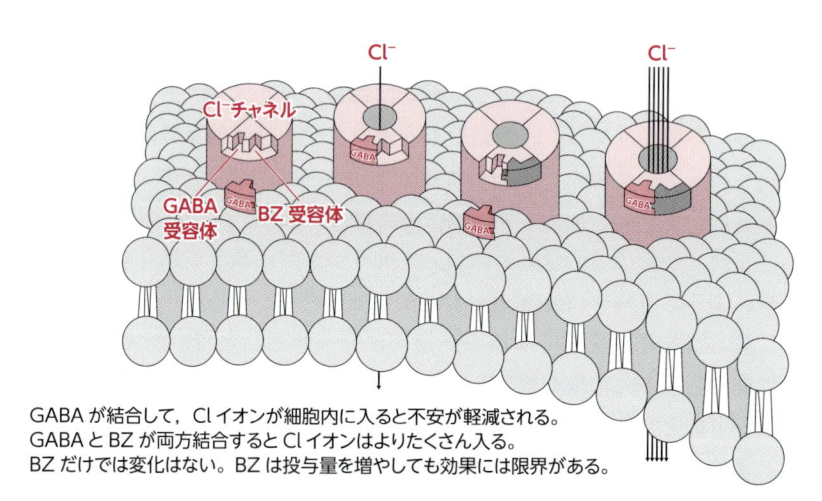

GABAが結合して，Clイオンが細胞内に入ると不安が軽減される。
GABAとBZが両方結合するとClイオンはよりたくさん入る。
BZだけでは変化はない。BZは投与量を増やしても効果には限界がある。

図1　ベンゾジアゼピン系薬剤の作用機序（GABA/BZ/Clイオンチャネル複合体の模式図）
〔稲田　健：ベンゾジアゼピン系薬剤の作用機序（BZ系薬剤の作用機序）．本当にわかる精神科の薬はじめの一歩（稲田　健・編），羊土社，p65, 2013より転載〕

Cl⁻が細胞内に流入します。これにより細胞内の荷電状態がマイナス方向に傾き過分極状態となり細胞の興奮が抑制されます。このときBZsがBZ受容体に結合するとGABA受容体にGABAが結合しやすくなり，その結果Cl⁻チャネルの開口頻度が増加し，細胞興奮の抑制を強めることになります。BZs自体はBZ受容体に結合してもCl⁻チャネルを開口させることはなく，細胞の興奮を抑制させることもありません[5]。

　すなわちBZsはGABA$_A$-BZ受容体Cl⁻チャネル複合体におけるGABAの作用を強めることにより細胞興奮の抑制作用を発現しているのです。このことはBZsを一定以上に多く投与しても効果は頭打ちになるということであり，一定量以上の処方が無意味であることや過量服薬時の安全性と関係しています[6]。

2 セロトニン（5HT$_{1A}$）部分作動薬の作用機序

　不安はセロトニン（5HT）系ニューロンの興奮によって発現する可能性がいくつかの報告から明らかになっています。5HT受容体のサブタイプである5HT$_{1A}$受容体はセロトニン系ニューロンの樹状突起に存在する自己受容体であり，これが作動性の刺激を受けるとセロトニン系ニューロンは抑制されます。このセロトニン系ニューロンに選択的に作用する抗不安薬が5HT$_{1A}$受容体のパーシャルアゴニスト（部分作動薬）であるタンドスピロンです。タンドスピロンは脳内の5HT$_{1A}$受容体に選択的に結合します。BZsが脳内に広く分布するGABA$_A$-BZ受容体Cl⁻チャンネル複合体に作用しGABA神経系の活動を亢進させて抗不安作用，鎮静作用，筋弛緩作用，麻酔増強作用，抗けいれん作用などの幅広い薬理作用を発現するのに対し，タンドスピロンの結合部位は，情動の中枢とされる海馬や扁桃体などの大脳辺縁系や，大脳辺縁系にセロトニン系ニューロンを投射する縫線核に集中しています。これにより選択的に抗不安作用あるいは抗うつ作用を発現していると考えられています[5]。

抗不安薬の実際の使い方

　抗不安薬を用いる際には，まず正しい診断が前提となります。うつ病性障害ないし適応障害を診断する際には操作的診断であるDSM-5が広く用

いられています（第2章 1.うつ病・適応障害，p.30参照）。後ほど詳説しますが，低活動型せん妄などを不安状態や抑うつ状態などと診断してしまい，BZsやヒドロキシジンを投与してしまうとせん妄を助長・悪化させる原因にもなるので注意が必要です[7]。

1 ベンゾジアゼピン系抗不安薬

　BZsは即効性があり，効果が高く，安全性が高いことから非常に広く使用されている薬剤です。BZsは力価により高力価型〔アルプラゾラム，クロナゼパム（ランドセン®，リボトリール®），ロラゼパムなど〕と中・低力価型〔ブロマゼパム（レキソタン®），ジアゼパム（セルシン®，ホリゾン®）など〕に分類されます。また血中消失半減期により短時間作用型（アルプラゾラム，ロラゼパムなど），中間作用型（ブロマゼパムなど），長時間作用型（クロナゼパム，ジアゼパムなど）に分類されます[8)-10)]。半減期は繰り返し投与中の定常状態到達までの時間（すなわち臨床効果が最大になるまでの時間），蓄積の程度，中止時の離脱症状発現などと関連します。半減期の短い薬剤では，継続内服中であっても血中濃度の変動に伴い日中の不安症状を生じることもあります。また最高血中濃度到達時間も臨床上重要です。最高血中濃度到達時間の早い薬剤は服用後効果を実感しやすい反面，連用後の中断により離脱症状を発現しやすくなります[10)]。

　長時間作用型は服用回数を削減できますが，体内蓄積を起こしやすくなります。したがって代謝能が低下している高齢者に対する使用には注意が必要です。最高血中濃度到達時間（T_{max}），血中消失半減期（$T_{1/2}$），力価などに関して**表1**にまとめたので参照してください[9),10)]。代謝経路についてはロラゼパムだけは第Ⅱ相反応であるグルクロン酸抱合を直接受けますが，ほかの薬剤はチトクロム P450 とよばれる酵素群などによる酸化的代謝を受けるものがほとんどです[8),11)]。抗不安薬を使用する場合は，こういった特徴を踏まえて目的に応じて薬剤を選択していく必要があります。

　一般的にBZsは，パニック障害や社交不安障害に対する抗うつ薬の効果発現までの短期間の併用や認知行動療法との併用として用いられたり，不安やパニック発作に伴う身体症状などに対して用いられたりします。また，うつ病や統合失調症などの症状としての不安や興奮に対して頓用として用いられることもあります。躁うつ病では不安症状，活動性の増加に対

表1　ベンゾジアゼピン系抗不安薬の薬物動態

一般名	T_max	T_1/2	力価	特徴
エチゾラム	3時間	6時間	高	長期処方可能，筋弛緩作用が強い
クロチアゼパム	1時間	6.3時間	低	力価が低くマイルド
ロラゼパム	2時間	12時間	高	代謝がグルクロン酸抱合のみ
アルプラゾラム	2時間	14時間	高	抗不安効果が強い
ブロマゼパム	1時間	20～31時間	中	使用用量が広く投与量を調整しやすい
フルジアゼパム	1時間	23時間	高	
メキサゾラム	1～2時間	60～150時間	高	
ジアゼパム	1時間	27～28時間	中	さまざまな剤形が存在する
メダゼパム	0.5～1.5時間	1～2時間	低	
ロフラゼプ酸エチル	0.8時間	122時間	高	退薬症状を生じにくい
クロナゼパム	2時間	27時間	高	レストレスレッグス症候群（むずむず脚症候群）にも有効

して適応になります[8]。

　がん患者，緩和領域における抗不安薬の使用については十分なエビデンスが蓄積されていないのが現状です[2]。しかしながら，抗うつ薬が即効性に欠け短期間では効果発現を期待できない点や，予後が限られた患者では有効性が見込めない点[4]，嘔気などの消化器症状を惹起するおそれがある点を考慮すると，やはり抗不安薬の使用は避けられないものといえます。ここからはがん患者におけるBZsの使用について概説します。

　まず推奨されうるのがアルプラゾラムの使用です。Hollandらの報告に

よると，がん患者の抑うつと不安に対するアルプラゾラムと漸進的筋弛緩法（リラクゼーション法の一つ[12]で筋肉の緊張と弛緩を繰り返すことで身体のリラックスを導く方法）とのランダム化比較試験においては，双方ともに有効でしたが，アルプラゾラム群でより早期に抑うつと不安が改善したと報告しています[13]。Feighnerらは軽度の抑うつにはアルプラゾラムが有効であったと報告しています[14]。わが国においては，国立がん研究センターの進行がん患者のうつ病に対する薬物治療アルゴリズムで，軽症大うつ病性障害に対しては即効性が期待できるアルプラゾラムが推奨されています[4,15]（第2章 1.うつ病・適応障害，図5，p.41参照）。

　アルプラゾラムなどの高力価抗不安薬は制吐補助薬としても使用されることがあります[16]。クロナゼパムは神経障害性疼痛の鎮痛補助薬として用いられることもあります[17]。ロラゼパムは強力な抗不安作用に加えて，アルプラゾラム同様に制吐補助薬としても用いられます[18]。また大部分がグルクロン酸抱合体として排泄されるため，肝機能障害がある患者にも使用しやすい特徴があります[4]。抗うつ薬を使用する場合には，抗うつ薬の効果発現が比較的遅いことや，投与初期に不安・焦燥が惹起されることがあるため，抗うつ薬の開始後や増量後には即効性のあるBZsを併用してよいといわれています[19]。さらに抗がん薬で嘔気の経験をもつ人には選択的セロトニン再取り込み阻害薬（SSRI）の説明の段階で忌避される傾向があります。その場合は制吐作用のある抗不安薬の併用も考慮します[3]。実際には短時間型でかつ代謝が直接グルクロン酸抱合を受けるロラゼパムがよく使用される傾向があります[2]。

2 5HT$_{1A}$受容体部分作動薬（タンドスピロン）

　タンドスピロンは依存や耐性，離脱症状，過度の鎮静などを引き起こさず，副作用も少なく安全性が高いのが特徴です。そのため，高齢者や臓器障害のあるがん患者，併用薬の多いがん患者などにも使用しやすいというメリットがあります。

　しかしBZsに比較すると即効性に乏しく，効果発現まで2〜4週間ほどかかることや，1日服用回数が2〜3回と多いことに留意する必要があります。またBZsの使用歴のある患者には効果が乏しいことが報告されています[20,21]。

残念ながらタンドスピロンに関しては，BZsよりさらに緩和医療におけるエビデンスの蓄積が少ないのが現状です。運動機能や認知機能への影響の少なさや依存などの問題点がない本剤は，緩和医療領域でも今後BZsに代わる薬剤としての活躍が期待されます。動物実験レベルでは肝細胞がんのモデルラットに対してタンドスピロンを投与したところ，体重減少を抑制し，運動量や食事摂取量が改善しました。また心機能も改善し，生命予後も改善したとの報告があります[22]。臨床においては今後の使用と研究が待たれるところです。

さまざまな考慮点を実際どのような順序で考え，薬剤を選択するか？

　抗不安薬の薬剤選択の際，まずは診断とその重症度が重要になります。適応障害に関しては，精神療法のみでは効果が不十分である場合に薬物療法すなわち抗不安薬を考慮します。抗不安薬が無効で大うつ病のいくつかの症状を呈している場合には抗うつ薬の使用も考慮します。うつ状態に関しては，さきほど紹介した薬物治療アルゴリズムのように大うつ病性障害軽症の場合には抗不安薬を考慮しますが，中等症，重症の場合には抗うつ薬を第一選択とします[4]。

　また，その患者の生命予後も重要なポイントです。抗うつ薬は効果発現までに数週間かかるため，終末期の抗うつ薬の投与は臨床上問題となります。Shimizuらは，予後が1カ月に満たない症例の場合には薬物療法による改善が得られにくいことに留意する必要があると報告しています[23]。

　さらに年齢，脳器質性疾患の有無，臓器障害の有無やほかの薬剤との併用についても注意を払う必要があります。高齢者や脳器質性疾患のある患者に対する投与では過鎮静や転倒に注意する必要があります。特に代謝予備能が低下している可能性のある高齢者には，長時間作用型は蓄積のリスクがあり注意が必要です。少量の短時間作用型から使用するのがよいでしょう。ほとんどのBZsは肝臓で代謝されるため，肝機能障害やほかの薬剤の併用時にはグルクロン酸抱合を直接受けるロラゼパムが使用しやすいでしょう[11]。

投与量設定の注意点

BZsは原則的には副作用に注意しながら少量から開始しましょう。添付文書の用量・投与回数以下から開始してもかまいません[10]。がん患者はほかの薬剤の併用や臓器予備能の低下も多くみられますので十分に注意が必要です。

頓用使用の場合は、頓用回数が多ければ長時間作用型の使用や定時内服を考慮すべきです。当然のことですが効果判定をしっかりと行い、漫然と投与しないことが重要です。抗不安薬の臨床効果判定にはHamilton不安評価尺度[※1]などを利用して評価するとよいでしょう。

主な副作用とその対処法

BZsの主な副作用としては、眠気、ふらつき、めまい、脱力、倦怠感、易疲労感、転倒などの鎮静催眠作用や筋弛緩作用によるものがほとんどです。さらに中枢神経系への作用として、精神運動機能への障害や呼吸抑制、奇異反応、健忘、せん妄などもあげられます[24]。

またBZsは重症筋無力症および急性狭隅角緑内障には原則禁忌です。

BZsの精神運動機能への障害についてはWoodsら[25]がまとめています。種々の精神運動機能をみる検査では、ジアゼパム、ロラゼパム、鎮静作用の強いBZsを投与した場合に障害が高率に認められ、一方でアルプラゾラム、クロルジアゼポキシド（コントロール®、バランス®）、クロラゼプ酸（メンドン®）では障害の頻度が高くないとされています。しかし反復投与した場合は精神運動機能に影響を与えなかったとされています。つまりBZsの初回投与時には鎮静作用による副作用が認められやすいですが、反復投与によってこういった副作用は軽減されていくと考えられます[23]。

BZsの奇異反応にも注意が必要です。抗不安薬であるはずのBZsがかえって不安・焦燥を強めたり、抑うつ感や自殺念慮・企図を誘発する場合があります。これらは奇異反応とよばれ、①抑うつ状態、②幻覚・妄想・

※1 Hamilton不安評価尺度…不安障害による症状を評価するためのスケール。不安に伴う精神症状や自律神経症状、不眠、認知障害などが評価項目に含まれており、各項目とも0〜4の5段階で重症度が評価される。

精神運動興奮を呈する精神病状態，③敵意・攻撃といった症状にまとめられます。発生頻度は0.2～0.7%と高くはありませんが，注意は必要です[23]。

健忘もBZsには特徴的な副作用です。前向性健忘であり，ロラゼパムのような高力価で半減期が短いものが健忘作用が強いといわれています[23]。

呼吸抑制に関しては，一般に慢性呼吸器疾患を有する患者では常用量でも呼吸抑制を来すとの報告も多いです。呼吸器系の基礎疾患をもつ患者に対しては，BZsの投与は十分な注意が必要です[23]。

強い呼吸抑制などが起きてしまった場合の対処の一つとして，BZsの拮抗薬であるフルマゼニル（アネキセート®）の投与という方法がありますが，フルマゼニルは半減期が短く一度回復した患者が再度呼吸抑制に陥ってしまうこともあるため注意が必要です。

投与に際して注意すべき症例

BZsはせん妄を誘発・増悪する薬剤でもあるため注意すべき症例もあります。例えば一見不安状態や抑うつ状態に見える低活動型せん妄や，見当識は損なわれないまでも軽微な認知機能障害がみられている症例です。特に高齢者や全身状態の悪い患者，急激に精神状態が変化した症例などには十分に注意し，必要に応じて認知機能を評価する検査〔改訂長谷川式簡易知能評価スケール（p.84），Mini-Mental State Examination（p.85），The Montreal Cognitive Assessment[※2]など〕を行い評価する必要もあるでしょう。

抗不安薬の使用にあたっての注意点

1 依存について

BZsは速やかな効果発現と安全性の高さから広く用いられている薬剤ですが，一方で常用量依存を含む依存形成が問題になります。

[※2] The Montreal Cognitive Assessment…軽度認知機能低下をスクリーニングする30点満点のスケールであり，多領域の認知機能（注意機能，集中力，実行機能，記憶，言語，視空間認知，概念的思考，計算，見当識）について10分程度で評価できる。

海外では1980年代より，通常の臨床用量以下（ジアゼパム換算で30mg/日）の範囲であっても，長期服用により身体依存が形成され，中止に伴って離脱症状が現れることが知られていました。このような状態は常用量依存とよばれてきました。常用量依存は投与期間6週間以下で離脱症状が出現する危険性は低い一方で，投与期間3カ月を超えると離脱症状出現の危険性はわずかに高まり，8カ月以上になると相当に高まります[26]。

薬剤の特性としては，短時間作用型のもの，最高血中濃度到達時間の短いもの，高力価のものなどで離脱症状が出やすいといわれています。そして同じ薬剤でも投与量が多かったり投与期間が長かったりするほど離脱症状は生じやすいといわれています。また，漫然と定時内服として投与されることも依存につながりやすい一方で，頓用にした場合患者は「いつでも好きなときに服用してよいもの」と考えがちで，服用回数が増加し高用量投与につながりかねません。治療目標を設定したうえで臨床効果をよく検証し，症状をよく観察しながら適切に処方をすることが重要です[27]。

2 肝機能障害を有する患者への投与について

肝機能障害患者に抗不安薬を投与する場合は，先述のとおり肝障害時においても代謝が影響を受けにくいロラゼパムが使用しやすいといえます。

しかし肝性脳症には特に注意が必要です。血中のアンモニア値の上昇や分岐鎖アミノ酸濃度の低下が認められ，肝性脳症が出現しやすい状態にある患者への抗不安薬の投与は肝性脳症やせん妄の誘発・増悪につながる危険があります。使用には十分に注意し，状況に応じて肝代謝をほとんど受けない抗精神病薬であるパリペリドン（インヴェガ®）などの投与も考慮すべきです[11]（薬剤情報　リスペリドン，p.386の特徴を参照）。

3 腎機能障害を有する患者や透析患者への使用について

ほとんどの抗不安薬は肝臓で代謝されますが，腎不全時には排泄能が低下します。そのため過鎮静やせん妄など副作用が生じやすくなります。ほとんどの抗不安薬には透析性がない（透析では除去されない）ため，透析患者でも注意が必要です。実際には通常の初期使用量の1/2〜1/3程度から開始し，少量ずつ増量し，常用量の1/2〜1/3にとどめることが安全とされています。

表2 個々の薬剤の薬物動態の特徴と腎機能障害・透析患者に使用する際の注意点

薬剤名	蛋白結合率	代謝	腎排泄の比率	透析患者における未変化体の半減期の変化	透析性	透析患者における注意事項
アルプラゾラム	80%	肝代謝	15%（未変化体は少量）	大きな変化なし	なし	通常の注意
クロナゼパム	85%	肝代謝	40〜60%（未変化体は少量）	不明	なし	通常の注意
ジアゼパム	98%	肝代謝	大部分が腎排泄（未変化体と活性代謝物は少量）	大きな変化なし	なし	通常の注意
ロラゼパム	85%	肝第Ⅱ相代謝のみ	64%（未変化体は少量）	9〜16時間（健康対照者）が32〜70時間に延長	40%が代謝物として除去	要注意

〔堀川直史：腎臓疾患．日本臨牀，70（1）：106-109，2012 より一部改変〕

　主な抗不安薬の薬物動態の特徴とそれを踏まえた腎機能障害，透析患者に使用する際の注意点については**表2**を参照してください[11]。

■参考文献
1) 松永寿人：抗不安薬〜その歴史，現在，そしてこれから．抗不安薬プラクティカルガイド；今だから知っておきたい正しい使い方（松永寿人・編著），中外医学社，p1，2015
2) Candy B, et al：Drug therapy for symptoms associated with anxiety in adult palliative care patients. Cochrane Database Syst Rev, CD004596, 2012
3) 内富庸介：がん患者の抑うつと薬物治療．臨床精神薬理，15：1135-1143，2012
4) 大島淑夫，他：緩和ケアを受けるがん患者の抑うつと不安に対する薬物療法．精神科治療学，26：851-856，2011
5) 諸川由実代：抗不安薬の作用機序．臨床精神医学講座（14）精神科薬物療法（村崎光邦，他・編），中山書店，p216，1999
6) 稲田　健：ベンゾジアゼピン系薬剤の作用機序．本当にわかる精神科の薬はじめの一歩（稲田　健・編），羊土社，p65，2013
7) 八田耕太郎：医学的介入．せん妄の治療指針；日本総合病院精神医学会治療指針1（薬物療法検討小委員会・編），星和書店，p14，2005
8) 大谷浩一：抗不安薬の適応と用法，用量．臨床精神医学講座（14）精神科薬物療法（村崎光邦，他・編），中山書店，p226，1999

第3章　薬を使いこなそう

9) 吉村玲児：ベンゾジアゼピン系抗不安薬．抗不安薬プラクティカルガイド；今だから知っておきたい正しい使い方（松永寿人・編著），中外医学社，p35，2015
10) 稲田　健：各ベンゾジアゼピン系薬剤の特徴と使い方．本当にわかる精神科の薬はじめの一歩（稲田　健・編），羊土社，pp73-78，2013
11) 吉村知穂，他：身体疾患を有する人に用いる場合．抗不安薬プラクティカルガイド；今だから知っておきたい正しい使い方（松永寿人・編著），中外医学社，pp182-189，2015
12) 松原秀樹：筋弛緩法．リラクセーションの基礎と実際；自律訓練法と筋弛緩法．適性科学研究センター，pp87-112，1983
13) Holland JC, et al：A randomized clinical trial of alprazolam versus progressive muscle relaxation in cancer patients with anxiety and depressive symptoms. J Clin Oncol, 9：1004-1011, 1991
14) Feighner JP, et al：Comparison of alprazolam, imipramine, and placebo in the treatment of depression. JAMA, 249：3057-3064, 1983
15) 秋月伸哉，他：進行がん患者のうつ病．気分障害の薬物治療アルゴリズム（精神科薬物療法研究会・編，本橋伸高・責任編集），じほう，pp83-99，2003
16) Greenberg DB, et al：Alprazolam for phobic nausea and vomiting related to cancer chemotherapy. Cancer Treat Rep, 71：549-550, 1987
17) Hugel H, et al：Clonazepam as an adjuvant analgesic in patients with cancer-related neuropathic pain. J Pain Symptom Manage, 26：1073-1074, 2003
18) Bishop JF, et al：Lorazepam: a randomized, double-blind, crossover study of a new antiemetic in patients receiving cytotoxic chemotherapy and prochlorperazine. J Clin Oncol, 2：691-695, 1984
19) 尾鷲登志美：うつ病治療にベンゾジアゼピン誘導体を用いることの是非について．EBM精神疾患の治療 2011-2012（上島国利，他・編），中外医学社，pp102-107，2011
20) 松永寿人：セロトニン（5-HT1A）部分作動薬．抗不安薬プラクティカルガイド；今だから知っておきたい正しい使い方（松永寿人・編著），中外医学社，pp42-48，2015
21) 前田久雄：抗不安薬の歴史と分類．臨床精神医学講座（14）精神科薬物療法（村崎光邦，他・編），中山書店，pp205-215，1999
22) Elkina Y, et al：Tandospirone reduces wasting and improves cardiac function in experimental cancer cachexia. Int J Cardiol, 170：160-166, 2013
23) Shimizu K, et al：Can psychiatric intervention improve major depression in very near end-of-life cancer patients? Palliat Support Care, 5：3-9, 2007
24) 下田和孝：抗不安薬の副作用．臨床精神医学講座（14）精神科薬物療法（村崎光邦，他・編），中山書店，pp233-243，1999
25) Woods JH, et al：Abuse liability of benzodiazepines. Pharmacol Rev, 39：251-413, 1987
26) 松本俊彦：抗不安薬の正しい使い方～より安全に用いるための注意点は？ 抗不安薬プラクティカルガイド；今だから知っておきたい正しい使い方（松永寿人・編著），中外医学社，pp26-34，2015
27) 稲田　健：ベンゾジアゼピン系薬剤の依存と対策．本当にわかる精神科の薬はじめの一歩（稲田　健・編），羊土社，pp85-87，2013

第 3 章 薬を使いこなそう

3 睡眠薬

▼ Point

医師
① 各睡眠薬の薬理作用および特性，副作用を理解している
② 患者に応じた睡眠薬の選択および用量調整ができる
③ 睡眠薬の使用上，注意すべき疾患を把握し適切な対応ができる

薬剤師
① 各睡眠薬の薬理作用および特性，薬物動態などを理解している
② 睡眠薬の副作用の評価を行い，医師に伝達できる
③ 患者および家族に適切な睡眠薬の説明ができる

看護師
① 各睡眠薬の薬理作用および特性を理解している
② 睡眠薬の副作用の評価を行い，医師に伝達できる

睡眠薬を正しく使うために

　身体・精神疾患の患者，特にがん患者において，不眠は不安やうつとともに生じやすく，睡眠薬を使用する機会も多いはずです．図1のNIH（National Institutes of Health）の勧告の変遷でも示すように，米国ではベンゾジアゼピン系睡眠薬しかなかった時代には不眠は単なる症状としてと

1983年

定義
- 不眠症は原発性障害ではなく，症状である．

治療の基本方針
- 睡眠薬は短期間のみ原則使用する．

→

2005年

定義
- 不眠症は障害（症候群）であり，ほかの疾患と合併することも多い．

治療の基本方針
- 睡眠薬の使用による不眠症の改善は，ほかの疾患の改善につながる場合がある．
- より最近の睡眠薬のほうが，副作用の頻度，重症度は少ない．

図1　不眠症に対する提言（NIH）
〔National Institutes of Health：Sleep, 28（9）：1049-1057, 2005を参考に作成〕

らえられ，睡眠薬を使用しても短期に厳しく制限されていました．しかし，近年の勧告では不眠も障害としてとらえられるようになり，不眠を治療することは原疾患の改善につながる場合もあることから，睡眠薬の使用を含め不眠に対する積極的な介入の必要性が考えられるようになってきました[1]．しかしながら，睡眠薬は処方頻度の高い薬剤にもかかわらず使い慣れた睡眠薬が使われ，その作用機序や薬物動態から選択されることはあまり多くないようです．また，こうした睡眠薬の安易な使用は耐性や依存という問題のほか，思わぬ副作用も招いてしまうことから，日本でも「睡眠薬の適正使用・休薬のガイドライン」が作成されるに至っています[2]．本節を通して正しい睡眠薬の使い方を理解していただければと思います．

薬剤選択に際して必要な知識，考慮すべき点

1 各薬剤の作用機序（表1）

(1) ベンゾジアゼピン（benzodiazepine；BZ）系および非BZ系睡眠薬（Z drug）

現在，睡眠薬としてよく使用されるのは，BZ系睡眠薬と，BZ骨格をもたないもののBZ系睡眠薬と同様にBZ受容体に作動する非BZ系睡眠薬です．なお，非BZ系睡眠薬（ゾルピデム：zolpidem，ゾピクロン：zopiclone，エスゾピクロン：eszopiclone）は薬剤の頭文字から別名 Z Drug とよばれます．

BZ受容体は抑制性の神経伝達物質であるGABA（γ-アミノ酪酸）が作動するGABA$_A$受容体と複合体（GABA$_A$-BZ受容体Cl$^-$チャネル複合体：GBC）を形成していて，BZ系や非BZ系睡眠薬がBZ受容体に結合するとGABAの作用が増強することで薬理作用を生じます（第3章 2.抗不安薬，p.128 参照）．GBCはα2個，β2個，γ1個のサブユニットからなる5量体で，α_1のサブユニットには$\alpha_1 \sim \alpha_6$までがあります（図2）[3]．従来のBZ系睡眠薬はα_1，α_2，α_3，α_5にほぼ等しく結合しますが，非BZ系睡眠薬はBZ系睡眠薬に比べ催眠作用のあるαサブユニットに選択的に結合し，長期使用における耐性や中止時の反跳性不眠がほとんどなく，筋弛緩作用などの副作用も少なくなっています．なお非BZ系睡眠薬のなかでも，どのαサブユニットに選択性をもつかによってその特性に違いがあ

αサブユニット：α₁〜α₆

ベンゾジアゼピン系睡眠薬
α₁, α₂, α₃, α₅にほぼ等しく結合

非ベンゾジアゼピン系睡眠薬
ベンゾジアゼピン系睡眠薬に比べαサブユニットに選択的に結合
➡ 長期使用における耐性，中止時の反跳性不眠がほとんどなく，筋弛緩作用などの副作用が少ない

・ゾルピデム（マイスリー®）
　α₁に選択性が高い ➡ 催眠作用が効果的に作用
・ゾピクロン（アモバン®），エスゾピクロン（ルネスタ®）
　α₁, α₂, α₃に選択性が高い ➡ 催眠および抗不安作用

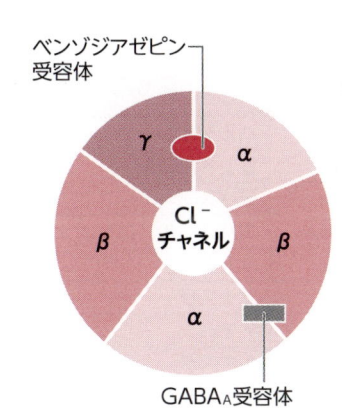

図2　GABA_A-Bz受容体Cl⁻チャネル複合体
〔Rudolph U, Knoflach F：Beyond classical benzodiazepins：Novel therapeutic potential of GABA_A receptor subtypes. Nat Rev Drug Discov, 10(9)：685-697, 2011を参考に作成〕

り，ゾルピデム（マイスリー®）は$α_1$への選択性が高く催眠作用に効果的に作用しますが，ゾピクロン（アモバン®）やエスゾピクロン（ルネスタ®）は$α_1$以外の$α_2$と$α_3$にも選択性があり抗不安作用をもちます。

(2) メラトニン受容体作動薬（ラメルテオン）

　メラトニンは松果体から夜間に分泌される生体ホルモンで，サーカディアンリズム（体内時計），睡眠，免疫，生殖機能などに作用します。メラトニンの作用はGABAによる鎮静作用とは異なり，メラトニン受容体作動薬ではBZ系や非BZ系睡眠薬でみられる筋弛緩作用や耐性，反跳性不眠などの副作用を回避できます。メラトニン受容体にはMT₁〜MT₃があり，MT₁は視交叉上核の発火を抑制することで催眠作用を促し，MT₂は体内時計の調整に関わっています。ラメルテオン（ロゼレム®）はMT₁とMT₂のメラトニン受容体に高い選択性をもち，MT₁に対して作用することで入眠を促すと考えられます。また，ラメルテオンはMT₂にも選択性をもち，体内時計にも作用して睡眠覚醒リズムを前進させる作用もありますが，この作用は通常の就寝前より早い時刻に低用量を服用するほうが効果が高いようです。

第3章 薬を使いこなそう

表1 睡眠薬の種類と薬物動態

			成分名	商品名	
ベンゾジアゼピン受容体作動薬 （BZ系および非BZ系睡眠薬）	BZ系	短時間型	トリアゾラム	ハルシオン	
			ブロチゾラム	レンドルミン	
			エチゾラム	デパス	
			ロルメタゼパム	エバミール，ロラメット	
			リルマザホン	リスミー	
	非BZ系	短時間型	ゾルピデム	マイスリー	
			ゾピクロン	アモバン	
			エスゾピクロン	ルネスタ	
	BZ系	中時間型	フルニトラゼパム	サイレース，ロヒプノール	
			ニメタゼパム	エリミン	
			エスタゾラム	ユーロジン	
			ニトラゼパム	ネルボン，ベンザリン	
		長時間型	ハロキサゾラム	ソメリン	
			フルラゼパム	ダルメート，ベノジール	
			クアゼパム	ドラール	
メラトニン受容体作動薬			ラメルテオン	ロゼレム	
オレキシン受容体拮抗薬			スボレキサント	ベルソムラ	

(3) オレキシン受容体拮抗薬（スボレキサント）

　オレキシンペプチドを作るオレキシン神経細胞は視床下部外側部の限局された部位に存在し，脳内に広汎に投射しています．オレキシン受容体にはオレキシン1受容体（OX_1R）とオレキシン2受容体（OX_2R）があり，OX_1Rはモノアミン系の中枢である脳幹の青斑核に主にみられ，OX_2Rはヒスタミン系覚醒中枢である視床下部の結節乳頭核に存在し，オレキシンは覚醒系の保持に役割を果たしていると考えられています．つまり，メラトニンが「睡眠のオンスイッチ」なのに対して，オレキシンは「覚醒維持のオンスイッチ」といえます．このオレキシン受容体拮抗薬として開発されたのがスボレキサント（ベルソムラ®）で，OX_1RおよびOX_2Rの両方の受容体に高い親和性をもつことからデュアルオレキシン受容体拮抗薬（dual orexin receptor antagonist；DORA）とよばれます．スボレキサントは「覚醒維持のスイッチ」をオフにすることで，入眠作用だけでなく中途覚醒への有効性が認められています．また，メラトニン受容体作動薬と

臨床用量 (mg) （ ）高齢者における用量	血中消失半減期 $T_{1/2}$ (hr)	最高血中濃度到達時間 T_{max} (hr)	活性代謝物 (半減期 hr)
0.125〜0.5 (0.125〜0.25)	2〜4	1.2	〇 (4)
0.25	3〜7	1.5	─
1〜3	6	3	〇 (8〜16)
1〜2	10	1〜2	─
1〜2	10	3	〇 (10.5)
5〜10 (5mgから開始)	2	0.7〜0.9	─
7.5〜10	4	1	─
2〜3 (1〜2)	5	1	─
0.5〜2 (0.5〜1)	9〜25	0.5〜1	〇 (23〜31)
3〜5	12〜21	2〜4	─
1〜4	24	5	〇
5〜10	27	2	─
5〜10	42〜123	2〜4	〇
10〜30	65	1	〇 (47〜100)
15〜30	36	3.4	〇 (40〜114)
8	0.9	0.8	〇 (0.6〜3.6)
20 (15)	10	1.5	─

同様にBZ系や非BZ系睡眠薬の安全性の課題が回避できます。

(4) 鎮静系抗うつ薬

　鎮静系の抗うつ薬であるトラゾドン（デジレル®, レスリン®）やミルタザピン（リフレックス®, レメロン®）があり，特にトラゾドンは米国で睡眠薬として非常によく使われているようです。トラゾドンは高用量（150〜600mg）ではセロトニン再取り込み阻害作用による抗うつ作用が認められますが，低用量（25〜50mg）ではセロトニン再取り込み阻害作用はあまりみられず，ヒスタミン H_1 受容体およびアドレナリン α_1 受容体の拮抗薬として催眠作用をもちます。また，半減期が6〜8時間と短いことも睡眠薬として使用する際の利点となり，薬物の依存傾向や，BZ系や非BZ系睡眠薬では効果不十分な不眠患者に使用されます。

(5) 抗ヒスタミン（H₁）系睡眠薬

　ヒスタミンは覚醒系の神経伝達物質であり，ヒスタミン H₁ 受容体拮抗薬である抗ヒスタミン薬は古くから睡眠薬として使用されています。ヒドロキシジン（アタラックス®）は BZ 系や非 BZ 系睡眠薬のリスクが考慮される高齢者や，注射剤もあることから内服が困難な場合などでしばしば使用され，また，市販薬としてジフェンヒドラミンも販売されています。しかしながら，抗ヒスタミン薬は H₁ 受容体選択性ではなく同時にムスカリン受容体の拮抗薬として抗コリン作用をもちます。このため，目の調節障害，便秘，口渇などの副作用やときにせん妄を生じることもあります。また，4日間ほどの服用で耐性が出現してしまいます。

2 薬物動態（表1）

(1) BZ 系および非 BZ 系睡眠薬（Z drug）

　薬物動態のなかで最も重視されるのは，血中濃度の消失半減期（$T_{1/2}$）です。半減期は作用時間とおおむね関連しており，半減期が2～3時間までの薬剤は入眠困難，4～10時間の薬剤は入眠困難や中途覚醒，10時間以上の薬剤は中途覚醒や早朝覚醒に使われます。なお，長時間作用型の睡眠薬は遺伝的に代謝能の低い人では半減期が200時間以上に及んでしまい，血中濃度が定常状態に達するのに約2週間を要するため，7～10日後になって日中の傾眠などの副作用が生じることもあります。最高血中濃度到達時間（T_{max}）は最も薬剤の効果が期待できる時期を知るうえで重要です。ゾルピデム，フルニトラゼパム（サイレース®，ロヒプノール®）は最高血中濃度到達時間が早い薬剤であり，服用後早期に催眠作用が発揮されます。なお，この最高血中濃度の時期には催眠作用とともに，ふらつき，転倒，健忘などの副作用も生じやすくなります（図3）。また，各薬剤の薬物動態は個人差や年齢差も大きいことを頭の中に入れておく必要があります。例えばゾルピデムの薬物動態では高齢者の血中濃度は若年者の2倍以上になり半減期も延長し，男性に比して女性のほうが血中濃度も高くなることも報告されています[4]。つまり，各薬剤のインタビューフォームなどで示されている薬物動態のデータはあくまで目安であり，たとえ短時間作用型の睡眠薬であっても翌朝に眠気が残存する可能性はあります。

　一般的に，胃内で分解されやすい薬剤では胃内容排出速度（gastric

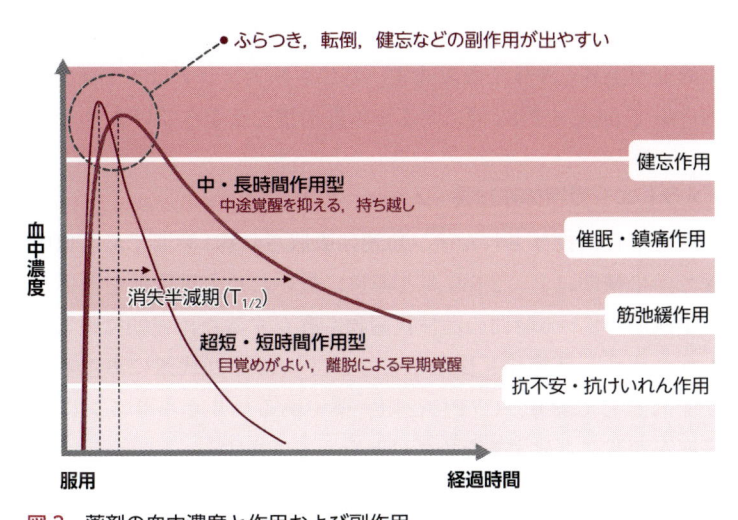

図3 薬剤の血中濃度と作用および副作用
〔三島和夫・編：睡眠薬の適正使用・休薬ガイドライン．じほう，2014，pp63-65より転載〕

emptying rate；GER）が亢進すると胃酸の曝露が減り血中濃度が上昇しますが，ほとんどの睡眠薬は胃酸で分解され，GERの影響を受けやすいため空腹時の服用が基本となります．特にクアゼパムの場合，食後に服用すると空腹時服用に比べて最高血中濃度（C_{max}）が3.2倍，薬物濃度時間曲線下面積（AUC）が22倍になるため，食後の服用は禁忌となっています．

BZ系および非BZ系睡眠薬は第Ⅰ相反応（主に酸化反応）で肝臓の代謝酵素チトクロム（cytochrome P450；CYP）で代謝され，その後，第Ⅱ相反応（グルクロン酸抱合）を受け水溶性となり尿中に排泄されます．ロルメタゼパム（エバミール®，ロラメット®）はほぼグルクロン酸抱合だけで代謝されるので，肝障害のある患者でも使用しやすいです．BZ系および非BZ系睡眠薬は肝臓のミクロゾーム酵素を誘導しないので，基本的にはほかの薬剤と相互作用を引き起こすことは少ないですが，しばしば行われるアルコール，抗うつ薬，抗ヒスタミン薬，バルビツール系睡眠薬など，ほかの中枢神経抑制薬との併用は相乗作用で，ときには重篤な過鎮静や呼吸抑制を生じるため注意が必要です．また，BZ系および非BZ系睡眠薬のほとんどはCYP3A4により代謝され，エリスロマイシンなどのマクロライド系抗菌薬，イトラコナゾールなどの抗真菌薬などによって阻害され

るため、こうした薬剤と併用する場合にはBZ系および非BZ系睡眠薬の血中濃度が上昇しやすくなります。特にトリアゾラムはイトラコナゾールとの併用でAUCを約22倍にするため併用禁忌となっています。

(2) メラトニン受容体作動薬（ラメルテオン）

　空腹時に経口投与された後、急速に吸収され約1時間で最高血中濃度に到達し、半減期は1〜2.6時間と非常に短いため入眠困難を適応としますが、半減期が2〜5時間の活性代謝物も存在するため翌朝に眠気が残る場合もあります。薬物相互作用としてCYP1A2を肝代謝における主なアイソザイムとしており、CYP1A2阻害薬であるフルボキサミンによって血中濃度が顕著に上昇するため禁忌となっています。

(3) オレキシン受容体拮抗薬（スボレキサント）

　最高血中濃度到達時間は1.5時間、半減期は10時間です。BZ系および非BZ系睡眠薬と異なりDORAが睡眠薬としての作用を示すためには、OX_2Rに対する占拠率が65〜80%必要なため（動物実験の結果）、高濃度でなければ催眠作用が生じず、長い半減期にもかかわらず持ち越し作用は少ないとされています。しかしながら個人差があり、翌朝に眠気が残存する場合もあるようです。代謝はCYP3Aを介するためCYP3Aを強く阻害する薬剤（イトラコナゾール、クラリスロマイシン、リトナビルなど）を投与中の患者では禁忌となっています。

睡眠薬の選び方のポイント

　睡眠薬の選び方のポイントは、(1)不眠のタイプに応じて薬剤を選択、(2)年齢、不安やうつなど精神疾患および合併症を考慮、(3)長期使用の可能性などを考慮して選択することです（表1）。

(1) 不眠のタイプに応じた薬剤の選択

　まず、不眠のタイプ（入眠困難、中途覚醒、早朝覚醒）に応じた薬物動態（半減期、作用時間）をもつ睡眠薬を選択します。ただし、不眠のタイプとしては入眠困難が多いことや、BZ系および非BZ系睡眠薬の場合、

半減期の長い中・長時間作用型睡眠薬は起床時の残遺眠気を生じることが多いため，まずは短時間作用型の睡眠薬が選択されることが一般的です。

(2) 年齢や合併症を考慮した睡眠薬の選択

高齢者ではふらつきや転倒が生じやすいため，BZ系睡眠薬よりも筋弛緩作用がより少ない非BZ系睡眠薬や新規睡眠薬が勧められます。しかしながら，非BZ系睡眠薬にも催眠作用による中枢性のふらつきがあるので，ふらつきや転倒が起こらないわけではありません。また，不眠患者では不安やうつ状態を合併することが少なくありません。こうした場合，BZ系睡眠薬あるいは非BZ系睡眠薬のなかでは，α_2, α_3の抗不安作用にも選択性をもつエスゾピクロンを選択します。

(3) 長期使用（減量・中止）を見据えた睡眠薬の選択

睡眠薬を選択する場合，長期使用のことも念頭に置いておかなければなりません。睡眠薬の使用が3～4週間以上の連続使用に及ぶ可能性があれば，耐性や反跳性不眠がみられにくい非BZ系睡眠薬あるいは新規睡眠薬のラメルテオン，スボレキサントを選択します。

(4) 用量調整

睡眠薬は増量するのは容易ですが，減量や中止は難しい薬剤です。なるべく少量から開始し，効果および副作用を考慮して臨床用量の範囲内で慎重に増量を行います。

(5) 定期的な服用あるいは頓用的な服用の選択

エビデンスとして確立されているわけではありませんが，耐性や依存性を考慮すると，毎晩服用するよりは，週に数回服用する間欠的（頓服）投与が勧められます。ただし，不安の強い患者では，就寝後，頓服の睡眠薬を服用するかしないかの判断で余計に悩んで覚醒レベルが高くなり眠れなくなる場合もあります。こうした場合では当面は毎晩の服用を勧めたほうがよいでしょう。

第3章 薬を使いこなそう

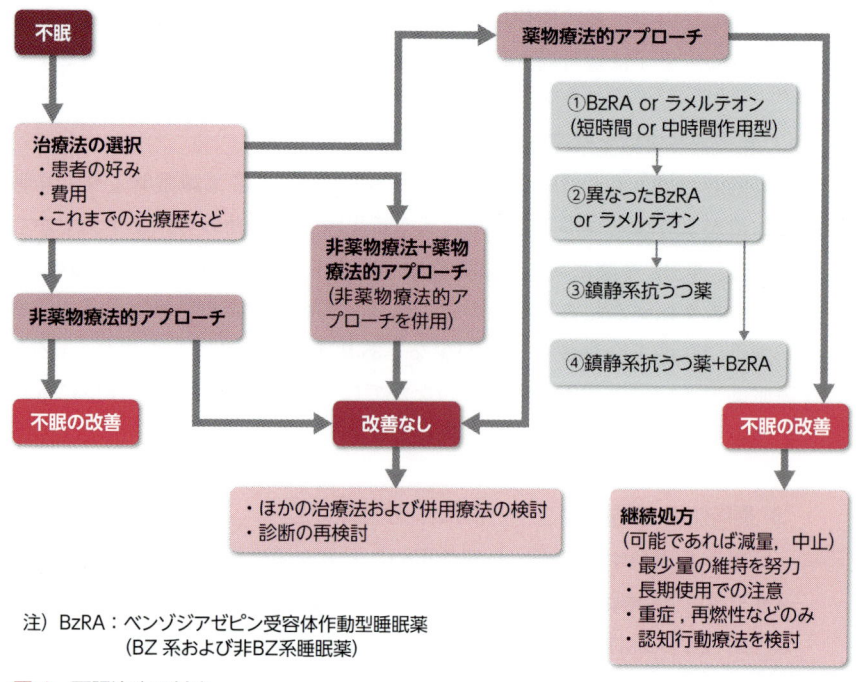

```
不眠
 │
 ▼
治療法の選択
・患者の好み
・費用
・これまでの治療歴など
```

薬物療法的アプローチ
① BzRA or ラメルテオン（短時間 or 中時間作用型）
② 異なったBzRA or ラメルテオン
③ 鎮静系抗うつ薬
④ 鎮静系抗うつ薬＋BzRA

非薬物療法的アプローチ

非薬物療法＋薬物療法的アプローチ（非薬物療法的アプローチを併用）

不眠の改善

改善なし
・ほかの治療法および併用療法の検討
・診断の再検討

不眠の改善

継続処方
（可能であれば減量，中止）
・最少量の維持を努力
・長期使用での注意
・重症，再燃性などのみ
・認知行動療法を検討

注）BzRA：ベンゾジアゼピン受容体作動型睡眠薬（BZ系および非BZ系睡眠薬）

図4　不眠治療の基本
〔Schutte-Rodin S, et al：J Clin Sleep Med, 4（5）：487-504, 2008を参考に作成〕

(6) 1種類の睡眠薬で効果が不十分な場合

　睡眠薬の効果が得られなかった場合，臨床用量を超えない範囲での増量やほかの睡眠薬への変更を行います（図4）。それでも不眠が改善しない場合，2種類の睡眠薬の使用も考慮せざるをえないのですが，その前に不眠に関わる生活習慣を再度見直してもらうことが必要です。なお，追加する薬剤として，米国の慢性不眠症のガイドラインでは睡眠薬の併用よりトラゾドンやミルタザピンといった鎮静系の抗うつ薬が推奨されています[5]。

注意すべき症例

(1) 肝障害での対応

　睡眠薬は肝臓で代謝され，肝障害の合併では薬剤の半減期の延長や血中

濃度の上昇を生じます。ロルメタゼパムは肝障害でも影響を受けにくいグルクロン酸抱合のみで代謝されるため，肝障害患者でも比較的使いやすい薬剤です。

(2) 腎機能障害の強い患者への対応

睡眠薬は脂溶性の高い薬剤で肝代謝が中心であり，腎排泄で代謝される水溶性の薬剤に比べて腎機能障害での影響はあまりみられません。しかしながら，薬剤によってはクリアランスが低下して血中濃度の上昇や半減期の延長が生じるおそれが報告されており，睡眠薬を減量するなどの対応が必要です。

(3) 慢性閉塞性肺疾患（COPD）や睡眠時無呼吸症候群での対応

COPDや睡眠時無呼吸症候群では，呼吸不全や睡眠時無呼吸の増悪が考慮されるため，筋弛緩作用をもたないラメルテオン，スボレキサントを選択し，十分な効果が得られない場合には筋弛緩作用の少ない非BZ系睡眠薬のエスゾピクロンを低用量で使用します。

(4) 小児の不眠に対する対応（睡眠薬の投与法）

小児，特に年少児では不眠はほとんどみられません。年少児が不眠を呈した場合，①身体疾患に伴う疼痛，呼吸困難など苦痛が著しい，②薬剤による不眠，③知的障害や発達障害の合併，③レストレスレッグス症候群（むずむず脚症候群）が不眠の原因として考えられます。このため，身体疾患に伴う苦痛や薬剤の影響による二次性不眠が考慮されるのであれば，身体疾患に伴う苦痛の軽減や薬剤の見直しがまず考慮されます。また，レストレスレッグス症候群は薬剤による副作用や潜在的な鉄欠乏で生じることが多く，フェリチン低値であれば鉄補充を行います。それでも改善しなければ少量のクロナゼパム（ランドセン®，リボトリール®）を処方します。

こうした二次性不眠でない場合，残念ながら小児で適応が取得されている睡眠薬はないため，比較的安全性が高いと考えられる薬剤から使用していくしかありません。一般的に小児の不眠では，トリクロホスナトリウム（トリクロリール®シロップ），抱水クロラール（エスクレ®坐剤）が用いら

れますが，それほど入眠作用は強くありません。このため，効果がなければ小学生以上ならばラメルテオンを1/4～1/2錠，幼児では抑肝散を使用します。なお，こうした処方で入眠しなければジアゼパム（セルシン®，ホリゾン®），興奮が強ければリスペリドン（リスパダール®）などの抗精神病薬を併用します。

(5) 睡眠覚醒リズム異常の際の対応

入院では自宅に比べて就寝・消灯時刻が早くなりがちですが，ヒトの体内時計は24時間よりも長いため睡眠覚醒リズムを前進させることは困難で，例えば午前0時に普段就寝している人が午後9時の消灯時刻になってもなかなか入眠することはできません。睡眠薬は催眠作用により入眠を早めますが，ラメルテオン以外の睡眠薬は睡眠覚醒リズムを前進させる作用が基本的にはありません。こうしたことから，耐性や習慣性などを考慮すると睡眠薬の使用は入院当初のなるべく短期（1週間以内）にしたほうがよいと考えられます。

また，がん患者では日中に傾眠傾向になりやすく睡眠覚醒リズムが乱れてしまい，夜間に睡眠がとれないことがあります。こうした場合，夜間の睡眠が十分とれないために日中に傾眠傾向になってしまうと考えて睡眠薬を服用することもありますが，こうした睡眠覚醒リズムを改善するためには，まず朝の起床時刻を一定にして，できるだけ日中に覚醒しておくことが必要です。

(6) せん妄のリスクがある場合の対応

抗精神病薬やミアンセリン（テトラミド®）などの抗うつ薬は，せん妄の治療薬剤として使われますが，せん妄の予防効果に関する有効性は確認されていません。メラトニン受容体作動薬のラメルテオンは，せん妄の予防につながるという報告があり，有効な可能性が示唆されています[6]。なお，新しい作用機序をもつオレキシン受容体拮抗薬のスボレキサント（ベルソムラ®）は，薬理的に呼吸抑制などがみられず身体疾患をもつ患者においてその有用性が期待されますが，臨床でのデータが少なく現時点ではせん妄あるいはそのリスクのある患者に対する効果ははっきりしません。

(7) 悪夢をよくみる場合の対応

　精神分析学的には，覚醒している際は論理的でない考えや自分の倫理観がはねつけられるような「許されない」考えはできるだけ排除しようとしますが，夢ではこれらが大幅に許されるため，昼間に不満や不安があると夢に反映されやすくなると考えられています[7]。このため悪夢は日中覚醒している際に対処できていないような不安がある際にみられますが，β遮断薬やスボレキサントなどの薬剤やアルコール依存患者の離脱せん妄でもみられ，また心的外傷後ストレス障害（post traumatic stress disorder；PTSD）の患者では外傷体験が睡眠中にフラッシュバックとして悪夢が生じる場合もあります。悪夢に伴って寝言や異常行動を示すレム睡眠行動異常症という睡眠関連疾患があり，レビー小体型認知症やパーキンソン病の前駆症状として生じることもあります。悪夢を軽減させる薬剤としてはクロキサゾラム（セパゾン®）やクロナゼパムがあり，特にクロナゼパムはレム睡眠行動異常症の悪夢ではかなり効果が期待できます。なお，フラッシュバックの治療は難しいですが，神田橋は四物湯合桂枝加芍薬湯が有効と報告しており[8]，PTSD患者の悪夢に使えるかもしれません。

主な副作用とその対処法

1 BZ系および非BZ系睡眠薬の副作用

(1) 筋弛緩作用

　BZ系および非BZ系睡眠薬の作用するGABA$_A$受容体複合体のα_2，α_3，α_5には筋弛緩作用があります。α_1受容体に選択性の高い非BZ系睡眠薬では筋弛緩作用は軽減されますが，中枢性のふらつきはみられるので転倒には注意が必要です。

(2) 持ち越し効果

　特に作用時間の長い薬剤では翌日に催眠作用や筋弛緩作用などの薬理作用を持ち越すことがあります。また，高齢者や肝障害患者では半減期の延長を生じるため，作用時間の短い薬剤を少量から開始します。

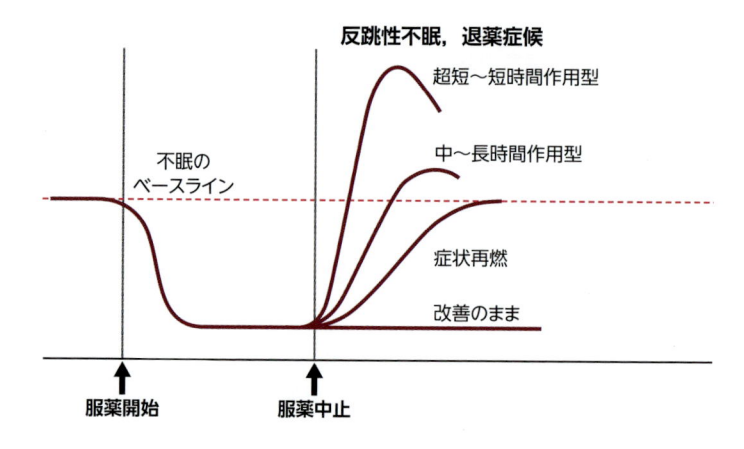

図5 長期連用中の睡眠薬中止後の経過
〔内村直尚:睡眠障害の対応と治療ガイドライン 第2版. 睡眠障害の診断・治療ガイドライン研究会（内山　真・編），じほう，pp115-123, 2012 より一部改変〕

(3) 反跳性不眠，退薬症候

　BZ系睡眠薬では長期に連続服用した場合，服薬中止後に以前の不眠よりも不眠症状が悪化する反跳性不眠や退薬症候を生じます（**図5**）[9]。特に半減期が短く高力価の薬剤では反跳性不眠が顕著となりやすく，米国ではトリアゾラム（ハルシオン®）は第一選択薬の位置づけから外れているようです[10]。

(4) 依存形成

　BZ系および非BZ睡眠薬でも依存形成のリスクがあるので，アルコール依存症や薬物依存のある患者では注意が必要です。

(5) 健　忘

　特に半減期が短く高力価の薬剤で生じやすく，服薬してから前向性健忘を生じることがあります。

(6) 睡眠中の異常行動

　睡眠薬の服用で異常行動が生じる場合があります[10]。パンやお菓子を食べる睡眠中の摂食異常が多くみられますが，ときには性的な逸脱行為な

ども生じます．2007年にFDAから警告がなされ，日本でもゾルピデムやエスゾピクロンなどでは添付文書で警告が記載されています．ゾルピデムで出現頻度が高いようですが，添付文書では記載されていない薬剤を含めどの睡眠薬でも生じる可能性はあります．さらに，ほかの鎮静系の薬剤との併用，アルコール摂取後，睡眠不足，ダイエット中などの状況でも生じやすいので注意します．

2 新規作用機序睡眠薬の副作用

● レム関連症状（オレキシン受容体拮抗薬）

ナルコレプシーはオレキシン欠乏と密接な関連がみられます．スボレキサントの臨床試験の結果ではナルコレプシーに特異的な情動脱力発作（カタプレキシー）の出現は認められなかったものの，ナルコレプシーのレム関連症状でもある異常な夢，入眠時幻覚，睡眠麻痺は，その頻度は高くないものの副作用として報告されています．また，ナルコレプシー患者では慎重投与となっています．

睡眠薬の使用にあたっての注意点

● 睡眠薬服用と自動車の運転のリスク

睡眠薬の服用と自動車運転に関しては患者の生活と社会に対する責任の板挟みになる非常に難しい問題です．睡眠薬の添付文書上では自動車の運転に関する注意勧告がなされており，確かにBZ系睡眠薬を服用した場合には交通事故のリスクが高くなることが報告されています[11), 12)]．これまで，半減期の短いゾルピデムやラメルテオンでは車の運転には支障があまりないと考えられてきましたが，最近ではこうした薬剤を服用した場合でも翌朝の運転にはリスクのあることが報告されています[13)]．薬物動態には個人差があるので処方を受けたすべての患者に運転を禁じなければならないかどうかという根拠も明確ではありませんが，持ち越し効果を避けるため，半減期の短い睡眠薬をなるべく少量服用し，午前中の運転は避けることが望まれます．なお，日本精神神経学会の自動車運転のガイドラインでは，薬剤の開始時，増量時などは運転を控え眠気などの様子をみながら運転を再開するよう指示するなどの対応が記載されていますので参考にし

第3章 薬を使いこなそう

てください[14]。

■ 参考文献

1) National Institutes of Health：National Institutes of Health State of the Science Conference statement on Manifestations and Management of Chronic Insomnia in Adults. Sleep, June 13-15, 28(9)：1049-1057, 2005
2) 睡眠薬の適正使用及び減量・中止のための診療ガイドラインに関する研究班：睡眠薬の適正使用及び減量・中止のための診療ガイドライン（三島和夫・編），じほう，2014
3) Rudolph U, Knoflach F：Beyond classical benzodiazepins: Novel therapeutic potential of $GABA_A$ receptor subtypes. Nat Rev Drug Discov, 10(9)：685-697, 2011
4) Olubodun JO, Ochs HR, von Moltke LL, et al：Pharmacokinetic properties of zolpidem in elderly and young adults：possible modulation by testosterone in men. Br J Clin Pharmacol, 56(3)：297-304, 2003
5) Schutte-Rodin S, Broch L, Buysse D, et al：Clinical guideline for the evaluation and management of chronic insomnia in adults. J Clin Sleep Med, 4(5)：487-504, 2008
6) Hatta K, Kishi Y, Wada K, et al：Preventive effects of ramelteon on delirium: a randomized placebo-controlled trial. JAMA Psychiatry, 71(4)：397-403, 2014
7) 中井久夫，山口直彦：睡眠と覚醒．看護のための精神医学，医学書院，pp33-43，2004
8) 神田橋條治：フラッシュバックの治療 精神科講義（林　直彦，かしまのりこ・編），創元社，pp241-259，2012
9) 内村直尚：ベンゾジアゼピン受容体作動薬の離脱法（内山　真・編），睡眠障害の対応と治療ガイドライン 第2版，じほう，pp115-123，2012
10) Berry R：Treatment of insomnia. Fundamentals of sleep medicine, Elsevier, pp481-512, 2011
11) Barbone F, McMahon AD, Davey PG, et al：Association of road-traffic accidents with benzodiazepine use. Lancet, 352(9137)：1331-1936, 1988
12) Neutel CI：Risk of traffic accident injury after a prescription for a benzodiazepine. Ann Epidemiol, 5(3)：239-244, 1995
13) Mets MA, de Vries JM, de Senerpont Domis LM, et al：Next-day effects of ramelteon (8mg), zopiclone (7.5mg), and placebo on highway driving performance, memory functioning, psychomotor performance, and mood in healthy adult subjects. Sleep, 3(10)：1327-1234, 2011
14) 日本精神神経学会：患者の自動車運転に関する精神科医のガイドライン．2014年6月（https://www.jspn.or.jp/activity/opinion/car_crash_penalty/files/20140625_guldeline.pdf）

第3章 薬を使いこなそう

4 抗精神病薬

▼ Point

医師
① 各抗精神病薬の種類と特性，副作用について理解している
② 抗精神病薬の選択における考え方と投与量決定の際の注意点について理解している
③ 効果と副作用の評価ができ，投薬量の調整や薬剤の変更・中止が考慮できる

薬剤師
① 各抗精神病薬の種類と特性，副作用について医師に助言できる〔抗精神病薬間での特性の違い（薬理作用，血中消失半減期，相互作用など）が説明できることが望まれる〕
② 患者および家族の不安に配慮しながら，適切に抗精神病薬の説明ができる
③ 副作用評価ができ医師に伝達できる

看護師
① 抗精神病薬のおおよその薬理作用と副作用が説明できる
② 副作用評価ができ医師に伝達できる

はじめに

　一部の例外を除き，抗精神病薬は"統合失調症"あるいは近年では"気分障害"の治療薬として保険適用が認められています。そのため，抗精神病薬は多くの医療者に「精神科特有の薬剤」と認識され，その使い方も難しいと思われがちです。また，「なぜこの状況で抗精神病薬を用いるのか？」，「なぜこの抗精神病薬を選択したのか？」といった疑問を投げかけられることも多くあります。
　本節では抗精神病薬について，日頃皆さんが疑問に思うこの「なぜ？」について答えるべく，"薬剤選択における精神科医の思考過程"をわかりやすく概説してみます。

精神科医はどのような場合に抗精神病薬を用いるか？

　がん医療において精神科医が抗精神病薬を処方する状況は，圧倒的に

155

表1　サイコオンコロジー領域での抗精神病薬が使用される場面

- せん妄
- せん妄とは異なる精神病様症状（幻覚・妄想・焦燥性興奮など）
- 認知症に伴うBPSD
- 強度の不安や焦燥感
- ベンゾジアゼピン系睡眠薬などで効果が不十分な不眠
- 抗精神病薬による治療中の精神疾患　　など

「せん妄」への介入時が多いです。また，近年では認知症人口の増加に伴ってがん医療の現場でも認知症の人が増えており，認知症に伴う心理行動的症状（BPSD）に対しても使用する機会が増えています。

前述のように抗精神病薬の適応症は限定されているものの，実臨床の現場では，"幻覚"，"妄想"，"焦燥性の興奮"などの症状が認められた場合に，抗精神病薬が使用されます。

さらには，がん患者に多くみられる不安や不眠について，通常の抗不安薬や睡眠薬では十分な効果が得られない場合には，少量の抗精神病薬を使用することがあります（**表1**）。

薬剤選択に際して必要な知識，考慮すべき点

1 抗精神病薬の薬理作用と効果・副作用との関係

抗精神病薬に共通した薬理作用は，ドパミン2（D_2）受容体の遮断作用〔アリピプラゾール（エビリファイ®）のみ部分作動薬〕であり，この遮断によって幻覚・妄想といった精神病様症状が改善されると考えられています（ドパミン仮説）。さらにD_2受容体遮断以外の薬理作用として，セロトニン2（$5HT_2$）受容体遮断，ノルアドレナリン$α_1$受容体遮断，ヒスタミンH_1受容体遮断，ムスカリンM_1受容体遮断などがあります。臨床効果と副作用の発現は，これらの各受容体に対する抗精神病薬の作用によって現れますが，各抗精神病薬によって差が認められる理由は，各受容体への親和性や占有時間が異なっているからです。

したがって，各受容体への作用に関連した臨床効果と副作用（**表2**），お

表2 抗精神病薬の各受容体への作用と主な臨床効果・副作用

受容体	作　用	臨床効果	副作用
D_2	遮断 (アリピプラゾール：部分作動)	抗精神病作用(抗幻覚・妄想)	錐体外路症状誘発，(抑うつ)
$5HT_{2A}$	遮断	抗精神病作用(抗幻覚・妄想)，錐体外路症状軽減	
$5HT_{2C}$	遮断		肥満，食欲亢進
$5HT_{1A}$	部分作動	抗不安作用，錐体外路症状軽減，認知機能障害改善	
$α_1$	遮断	適度な鎮静	過度な鎮静，起立性低血圧
$α_2$	遮断	抗うつ効果，認知機能障害改善	
H_1	遮断	適度な鎮静	過度な鎮静，肥満，食欲亢進，認知機能障害など
M_1	遮断	錐体外路症状軽減	便秘，口渇，尿閉，認知機能障害など

表3 代表的な抗精神病薬と各受容体への親和性

薬剤名	D_2	$5HT_{2A}$	$5HT_{2C}$	$α_1$	$α_2$	H_1	M_1
ハロペリドール	+++	+	─	++	─	─	─
クロルプロマジン	+++	+++	++	+++	+	+++	++
レボメプロマジン	++	+++	?	+++	+	+++	++
リスペリドン	+++	+++	++	+	+++	++	─
オランザピン	++	+++	+	++	+	+	++
クエチアピン	+	+	+	+	++	++	+
アリピプラゾール	+++*	+++	+++	+++	++	─	─

＊：部分作動として作用

〔Robert Twycross, et al：Palliative Care Formulary, 4th edition (PCF4), Palliativedrugs.com, 2011 より引用〕

よび各抗精神病薬のもつ各受容体への親和性(表3)や占有時間を知っておくことは，薬剤選択を考えるうえで非常に重要です。

サイコオンコロジー領域では，
① D_2受容体遮断による効果(抗幻覚・妄想効果など)
② $α_1$受容体遮断やH_1受容体遮断による効果(不穏・興奮・焦燥などの症

表4 各抗精神病薬の血中消失半減期と最高血中濃度到達時間

抗精神病薬	用法・用量	血中消失半減期 $T_{1/2}$ (hr)	最高血中濃度到達時間 T_{max} (hr)
ハロペリドール	10mg 単回投与	24.1 ± 8.9	5.1 ± 1.0
リスペリドン錠　未変化体 （主代謝物）	1mg 単回投与	3.91 ± 3.25 (21.69 ± 4.21)	1.13 ± 0.36 (3.27 ± 2.54)
リスペリドン内用液　未変化体 （主代謝物）		3.57 ± 2.16 (20.91 ± 3.72)	0.81 ± 0.22 (2.67 ± 2.45)
オランザピン錠	5mg 単回，空腹時	31.2 ± 5.4	3.4 ± 1.0
オランザピン口腔内崩壊錠		30.5 ± 5.5	3.8 ± 1.1
クエチアピン錠	25mg 単回，空腹時	2.80 ± 0.53	0.99 ± 0.35
クエチアピン細粒		2.88 ± 0.59	0.72 ± 0.19
ペロスピロン	8mg 単回，食後	2.3 ± 0.5	1.4 ± 0.7
アリピプラゾール	3mg 単回，空腹時	62.11 ± 14.17	3.5 ± 1.7
アリピプラゾール内用液		59.21 ± 13.40	2.6 ± 1.0
ブロナンセリン	4mg 単回，空腹時	10.7 ± 9.4	1.5 (1～3)

状に対する適度な静穏効果）

を期待して用いることが多いです。

　例えば，過活動型せん妄によって，幻覚・妄想・不穏などの症状が認められれば，①，②の効果を期待し，低活動型せん妄であれば②の鎮静効果はできるだけ避けることなどを精神科医は考えています。また，強度の不安・不眠などでは主に②の作用が利用されます。

　緩和ケアにおける身体症状のマネジメントでは，表2の副作用に記載されている効果を逆に臨床効果として利用することがあります。例としては，H_1受容体遮断や$5HT_{2C}$受容体遮断による食欲亢進効果などがそれにあたります。

2 各抗精神病薬の血中消失半減期，最高血中濃度到達時間

　各抗精神病薬の血中消失半減期や最高血中濃度到達時間についてまとめてみます（表4）。

(1) 血中消失半減期（$T_{1/2}$）

抗精神病薬は程度の差はあるものの，ほぼすべてに鎮静効果があると考えておいたほうがよいでしょう。したがって，身体状況によっては薬効の遷延による過鎮静が容易に起こりえます。鎮静効果の遷延は睡眠覚醒リズムなどにも影響し，さらなる不眠を助長することにもつながりやすくなります。したがって各抗精神病薬の$T_{1/2}$（臨床的には薬効の作用時間の目安となる）を知っておくことは重要であり，特別な理由がなければまず半減期の短い薬剤を選択し使用してみることが無難です。

(2) 最高血中濃度到達時間（T_{max}）

T_{max}は効果発現の目安として臨床では利用されます。したがって，速やかな効果発現を必要とする頓服としての使用の際にはT_{max}の早い薬剤が有効となります。

3 代謝および排泄経路

がん患者は高齢者の比率も高く，また病態も重篤であることが多いです。そのため，肝機能や腎機能の低下による薬効の遅延や増強には注意する必要があります。

肝臓の薬物代謝は第Ⅰ相と第Ⅱ相に分けられ，第Ⅰ相ではチトクロムP450（cytochrome P450；CYP）によって薬物の不活化，第Ⅱ相では主にグルクロン酸抱合反応などによって尿中や便中への排泄が行われます。したがって肝機能障害がある場合には，CYPの関与を受けず直接グルクロン酸抱合を受ける薬剤を用いたほうが無難となります。しかし実際にはあまり薬剤の種類にこだわらず，投与量に注意しながら通常量より減量して用いられることが多いです。一方，腎機能障害がある場合には，腎排泄性として知られる抗精神病薬（**表5**）は使用を控えたほうがよく，やむをえず使用する場合には大きく投与量を減らして用いたほうがよいでしょう。

4 使用禁忌

近年汎用されている非定型抗精神病薬は，錐体外路症状などの副作用発現は少ないものの，代謝系への影響が問題としてあげられています。オランザピン（ジプレキサ®），クエチアピン（セロクエル®）などは糖尿病患者

表5 腎機能障害時に注意を要する抗精神病薬

- リスペリドン（リスパダール®）
- パリペリドン（リスペリドンの活性代謝物）（インヴェガ®）
- チアプリド（グラマリール®）
- スルピリド（ドグマチール®）　　　　　　　　　　　　　　　　など

（あるいは耐糖能異常のある患者）には使用禁忌とされています。

5 薬物相互作用

　がん患者は多くの薬剤を併用していることが多いため，新たに薬物を用いる場合，薬物相互作用はほぼ避けられません。したがって，相互作用によって大きな問題が生じないように注意する必要があります。例えば，単一のCYPで代謝される抗精神病薬を新たに使用する場合，そのCYP阻害作用を有する薬剤がすでに使用されていれば，抗精神病薬の血中濃度が上昇し，過度な鎮静や薬効の遷延を来すリスクがあります。例えば，CYP2D6阻害作用をもつ薬剤を内服中にリスペリドン（リスパダール®）を使用する場合や，CYP3A4阻害作用を有する薬剤内服中にクエチアピンを使用する場合などです。実際には大きな問題になる可能性は低いと思われますが，抗精神病薬開始後，予想を超える過剰な効果が認められたり，効果の遷延が認められたりした場合には，薬物相互作用の影響も考慮し，抗精神病薬の中止や他剤への置換を含めて対処を検討する必要があります（表6）。

6 剤形

　がん患者では病状の進行に伴い経口投与が困難となることも多いです。一方，病状の進行によってせん妄のリスクも高まります。そのため抗精神病薬を使用する機会も増えることになりますが，胃ろうなどの特別な処置が行われていない場合，投与系路は静脈内投与（皮下投与も含む）にほぼ限られます。挿肛も投与系路の一つですが，抗精神病薬では坐剤は開発されていません。

　国内で使用可能な抗精神病薬のほとんどは経口剤であり，注射剤の選択

表6 主な抗精神病薬の代謝酵素

薬剤名	CYP 2D6	3A4	1A1	1A2	2C8
ハロペリドール (セレネース®)	○	○			
クロルプロマジン (ウインタミン®, コントミン®)	○				
レボメプロマジン (ヒルナミン®, レボトミン®)	○				
リスペリドン (リスパダール®)	○				
オランザピン (ジプレキサ®)	○			○	
クエチアピン (セロクエル®)		○			
ペロスピロン (ルーラン®)	○	○	○		○
アリピプラゾール (エビリファイ®)	○	○			
ブロナンセリン (ロナセン®)		○			

表7 特殊な剤形をもつ主な抗精神病薬

注射剤	ハロペリドール
内用液	ハロペリドール, リスペリドン, アリピプラゾール
口腔内崩壊錠	リスペリドン, オランザピン, アリピプラゾール

肢はハロペリドール(セレネース®)のみと考えたほうがよいでしょう(**表7**)。ほかには,クロルプロマジン,レボメプロマジン,オランザピンなどの注射剤(持続性注射剤を除く)が国内では導入されていますが,緩和ケアの領域ではめったなことでは使用されません。

さまざまな考慮点を実際どのような順序で考え,薬剤を選択するか？

サイコオンコロジー領域全般に共通していえることですが,薬剤選択の際には,「期待される効果が起こりえる有害事象を上回る」ことが予想される場合を除き,まず有害事象のリスクが最小限となるような薬剤選択が優先されます。そのことを踏まえて,上記で述べた考慮点を以下の順序で

検討し，薬剤を選択します。

① 投与経路の確認と禁忌薬剤の除外
- 経口投与が不可能であれば，原則としてハロペリドールしか使用できない。
- 糖尿病があれば，原則としてオランザピン，クエチアピンの使用は避け，他の薬剤を検討する。

② 代謝・排泄機能およびその他の身体機能の評価
- 腎機能障害があれば，リスペリドン（パリペリドン），チアプリド，スルピリドは避けたほうがよい。
- 循環動態が不安定であれば，α_1受容体に親和性の高い薬剤の使用は控えたほうがよい。
- 便秘が強い場合，M_1受容体に親和性の高い薬剤は避けたほうがよい。

③ 血中消失半減期
- 初めて用いる場合あるいは代謝排泄機能が低下している場合には，半減期の短い薬剤から使用するほうがよい。

④ 相互作用の評価
- 単一のCYPで代謝される薬剤には注意し，代謝が阻害される可能性があれば避けるか投与量を減らす。

⑤ 標的とする症状を考慮
- 抗幻覚・妄想効果よりも静穏効果を求めるのであれば，α_1受容体およびH_1受容体に親和性の高い薬剤を選択する。
- 低活動型せん妄などの場合には，α_1受容体およびH_1受容体に親和性の低い薬剤のほうが好まれる傾向がある。

⑥ 最高血中濃度到達時間
- 頓服を用意する際には，T_{max}が早いものを選択する。

投与量設定の注意点

身体状態，年齢，体重などにもよりますが，原則として規格最小量あるいはその半分量を目安として開始し，効果と副作用を評価しながら増減することが一般的です。特に，代謝排泄機能の低下症例，高齢者，脳転移および全脳照射症例（薬剤の脳内移行性が高くなっている可能性がある）などには注意が必要です。

注意すべき症例

①レビー小体型認知症やパーキンソン病など

少量の抗精神病薬でも過敏な反応を示すリスクがあります。

②抗精神病薬の副作用が精神症状と間違われやすい場合

アカシジアや奇異反応（抗精神病薬の薬効と逆の症状が増強されるなどの場合）などが認められれば，抗精神病薬による症状の影響も考え，減量・中止も検討します。

③過去に抗精神病薬使用で副作用が出た症例

抗精神病薬の使用による有害事象を必ず確認し，特に悪性症候群の既往があれば十分注意します。

主な副作用とその対処法

1 主な症状

サイコオンコロジー領域における抗精神病薬の使用によって生じうる主な副作用としては，主に以下の①～④があげられます。

④の悪性症候群を除き，①～③は表2，表3と照らしあわせて考えると理解しやすいです。

①錐体外路症状（図1）
- 前傾小刻み歩行：前傾姿勢で小刻みな歩行が見られる
- 動作緩慢：全体的に動きが鈍くなる
- 仮面様顔貌：表情変化に乏しくなる
- 流涎：つばがうまく飲み込めず，口に溜まりよだれが出ることがある
- 筋強剛：筋肉の動きが悪くなり，固まったようになる
- 振戦：手などの震えが認められる
- アカシジア：下肢がムズムズしてじっとしていられなくなる。単に，精神的にイライラしているのが目立つ場合もある
- ジストニア：筋緊張が異常に亢進し，舌や頸部，身体全体が捻転したり，異常な姿勢になるなど
- ジスキネジア：口を絶えずもぐもぐ動かすなど

②起立性低血圧，ふらつき，転倒

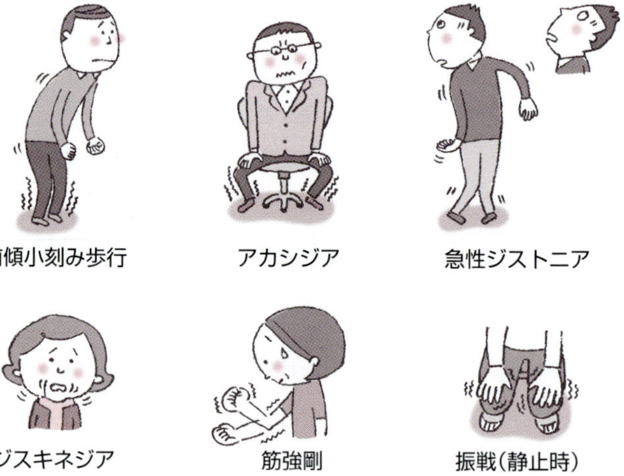

第3章 薬を使いこなそう

前傾小刻み歩行　　アカシジア　　急性ジストニア

ジスキネジア　　筋強剛　　振戦（静止時）

図1　錐体外路系副作用の主なもの

③便秘，尿閉，口渇など
④悪性症候群〔筋強剛，高熱，自律神経症状（高血圧，頻脈）〕

2 対処法

基本的には，薬剤の減量・中止を検討し（対処①），改善がみられなければ対処②，③を検討します。

対処①：どの副作用でも基本的には抗精神病薬の減量・中止を検討する。
対処②：①で改善が認められない場合
　　　　アカシジア：ベンゾジアゼピン系薬剤あるいはβ遮断薬の使用を検討する。
　　　　悪性症候群：身体管理とダントロレン（ダントリウム®）の投与を検討する。
対処③：精神症状のコントロールが必要であるが，抗精神病薬が使用できない場合
　　　　せん妄のマネジメントやベンゾジアゼピン系薬剤が効果を示さない不眠などの場合には，抗うつ薬〔トラゾドン（デジレル®，レス

リン®），ミアンセリン（テトラミド®）など］，抑肝散などを検討する。
対処④：対処①〜③でもうまくいかない場合
専門医へ相談する。

抗精神病薬の使用にあたっての注意点

抗精神病薬は適切な状況で，適切に用いることができれば非常に有用な薬剤です。しかしながら，以下の点について留意しておく必要があります。

(1) 症状マネジメントとしての位置づけ。漫然と使用しない

統合失調症などとは異なり，がん患者に認められる"幻覚"，"妄想"，"焦燥性の興奮"などは，何らかの原因（身体状況や薬剤性の影響）によって一過性に生じていることがほとんどです。したがって，抗精神病薬は根本的治療として用いられるのではなく，あくまで症状マネジメントとして使用されることを認識しておく必要があり，並行して原因の検索とその除去に努めることが最も重要です。また，症状が改善すれば抗精神病薬を漫然とは継続せず，中止を検討します。

(2) 非薬物療法が原則。薬物療法の中止時期も検討して開始

認知症に伴うBPSD（幻覚，妄想，焦燥性興奮）に対しても抗精神病薬が用いられますが，認知症高齢者に対する抗精神病薬の使用によって死亡率が上昇するという報告（定型，非定型薬ともに）があります。したがって，まずは環境調整を含めた非薬物療法が原則であり，安易な抗精神病薬使用は避けます。また薬物療法を開始した場合には，12週以内の中止を目指すことが推奨されています。

■ 参考文献
1) Robert Twycross, Andrew Wilcock：Palliative Care Formulary, 4th edition（PCF4），Palliativedrugs.com, 2011

第 3 章 薬を使いこなそう

5 抗てんかん薬

▼ Point

医師
① 各薬剤の特性（適応となる発作型および症状，他剤との相互作用，副作用など）について理解している
② 上記の知識を踏まえて適切かつ安全な処方ができる

薬剤師
① 各薬剤の特性について理解している
② 患者および家族の不安に配慮しながら適切に説明ができる
③ 相互作用・副作用に関して医師に助言できる

看護師
① 各薬剤の特性についておおよそ理解している
② 副作用の評価ができ医師に報告できる

はじめに

　抗てんかん薬はその名のとおりてんかんの治療薬ですが，がん診療の領域では，一部の薬剤が鎮痛補助薬として使用されます（日本では保険適応外）。また，気分安定薬として，双極性障害（躁うつ病）に対して保険適応を有する薬剤も存在します。

　抗てんかん薬にもさまざまな種類の薬剤がありますが，それぞれの薬剤の効果はてんかんの発作型（第2章 5.てんかん・けいれん，p.100を参照）によって異なります。したがって治療にあたっては，発作型を考慮して最適な薬剤を選択する必要があります[1]。さらに，がん患者においては身体の状態が悪化し，肝機能・腎機能が低下している場合も多く，そのような場合，薬剤を代謝する機能も低下している可能性があります。また，抗てんかん薬には他剤との相互作用をもつ薬剤が多く，他剤との併用には注意が必要です。

　本節では，「どのような場合に抗てんかん薬を用いるか？」，「抗てんかん薬はどのように選択するか？」という疑問に答えるべく，抗てんかん薬の薬理作用，使い分け，相互作用の問題，副作用など投与における注意点について，主に経口剤によるてんかんの治療に関して解説します。

精神科医はどのような場合に抗てんかん薬を用いるか？

1 てんかんの治療目的

　抗てんかん薬を使用する主な目的は，文字どおりてんかんの治療です。てんかんは全人口のおよそ100人に1人が発症するとされています。したがって，がん医療の現場でてんかんを合併している，もしくはてんかんの既往をもつ患者に遭遇することは十分にありえます。てんかんは小児期の疾患というイメージをもたれがちです。しかし年齢別の発症率をみると，成人に至りいったん発症率は低下しますが，50歳を過ぎると加齢とともに発症率も上昇します[2]。そのため超高齢化社会の日本では，高齢発症のてんかん患者が今後も増加することが予想されます。

　すでに抗てんかん薬を服用している患者においては，血中濃度や副作用の出現に十分注意して，服用中の薬剤を継続することを念頭に置きます（血中濃度，副作用については後述します）。また，てんかんの既往のない患者でのけいれんや意識障害の出現など，てんかんが新たに発症したと考えられる場合は抗てんかん薬の新規処方を検討しますが，てんかん以外の要因（身体的要因，心因など）によってけいれんや意識障害が生じる場合も少なくありません。

　身体診察，血液検査，脳波検査，そして患者および家族などの本人以外の情報提供者に対する問診により，まず要因を検討し，除去可能な要因があればそれを解決することを第一に考えます。その結果，てんかん以外の要因が否定された場合は，抗てんかん薬の投与を開始します。

2 鎮痛補助薬として

　抗てんかん薬のうち，下記の薬剤は神経障害性疼痛に対する鎮痛補助薬として用いられますが，前述のように保険適応外であることを知っておく必要があります。初回から治療有効量を投与すると眠気やふらつきなどの副作用が発現しやすくなるため，少量から開始して有効性と安全性を考慮しながら徐々に増量することが原則です。初回投与時は，就寝前投与から開始するのがよいとされています。なお，本節に記載している用法・用量は鎮痛補助薬として使用する場合の例であり，これらの薬剤のてんかんに対する使用の詳細については，「薬剤情報 抗てんかん薬」（p.396）を参照く

ださい。鎮痛補助薬として用いられることの多い抗てんかん薬を以下にあげます[3), 4)]。

(1) カルバマゼピン（テグレトール®）

古くから使われている薬剤であり，三叉神経痛には保険適応を有しています。ただし，重篤な薬疹，顆粒球減少症，肝機能障害などに注意する必要があり，さまざまな薬剤と薬物相互作用を起こすおそれがあります（詳細は後述します）。鎮痛補助薬としての目安は，初期投与量は1日200～400mgで，通常600mgまで増量します。最大投与量は800mgとされています。

(2) ガバペンチン（ガバペン®）

体内でほとんど代謝されず，チトクロムP450（CYP）の誘導・阻害作用を示さないことから薬物相互作用を起こしにくい薬剤です。副作用も他剤に比べて少ないとされています。鎮痛補助薬としては1日300～900mgから開始し，必要に応じて1,800mgまで増量します。

(3) プレガバリン（リリカ®）

海外では抗てんかん薬として承認されていますが，日本ではその保険適応がありません。しかし，神経障害性疼痛には適応をもっています。ガバペンチンと類似の構造を有しています。

3 気分安定薬として

バルプロ酸（セレニカ®，デパケン®）とカルバマゼピンが「躁病および躁うつ病の躁状態」に，ラモトリギン（ラミクタール®）が「双極性障害における気分エピソードの再発・再燃抑制」に保険適応をもっています。紙幅の関係で気分安定薬としての使用の詳細は割愛します。

てんかん治療の薬剤選択に際して必要な知識，注意すべき点

1 抗てんかん薬の薬理作用

まず，抗てんかん薬の薬理作用について説明します[5), 6)]（**表1**）。各薬剤

表1 神経活動の抑制と興奮に関する事柄のまとめ

	細胞内電位	イオンの動き	関与する神経伝達物質
抑制	さらに陰性へ（過分極）	Cl^-の細胞内流入 K^+の細胞外流出	γ-アミノ酪酸（GABA）
興奮	陽性へ（脱分極）	Na^+，Ca^{2+}の細胞内流入	グルタミン酸

の詳細については「薬剤情報 抗てんかん薬」(p.396) を参照ください。

　てんかんは，神経細胞（ニューロン）活動の電気的バランスが，抑制作用を超えて興奮作用が優位になることにより発作を来す疾患です。正常ニューロンの静止膜電位（細胞内外の電気的バランスが見かけ上安定しているときの膜電位の状態）は−75mVと，細胞内は陰性で細胞外は陽性です。しかし，抑制作用が優位だと細胞内はさらに陰性となり（過分極），興奮作用が優位だと細胞内は陽性となり活動電位が発生します（脱分極）。このような膜電位の変化は細胞内外のイオン分布の差によって生じます。具体的には，抑制の過程では塩素イオン（Cl^-）の細胞内への流入とカリウムイオン（K^+）の細胞外への流出がみられ，興奮の過程ではナトリウムイオン（Na^+）とカルシウムイオン（Ca^{2+}）の細胞内への流入がみられます。また，これらの過程に関与する神経伝達物質は，抑制性神経伝達物質がγ-アミノ酪酸（GABA），興奮性神経伝達物質がグルタミン酸です。

　抗てんかん薬は，上記の抑制作用を増強して興奮作用を抑制することで抗てんかん作用を発揮しますが，このような抑制作用の増強および興奮作用の抑制をもたらすには何通りかの作用機序が存在します。

(1) 電位依存性 Na^+ チャネル

　Na^+の細胞内への流入を阻害することにより興奮過程を抑制することは，抗てんかん薬の基本的な作用機序です。その代表的な薬剤として，カルバマゼピン，フェニトイン（アレビアチン®，ヒダントール®），ゾニサミド（エクセグラン®），ラモトリギン，トピラマート（トピナ®）があります。

(2) Ca^{2+} チャネル

　ヒトの脳に存在するCa^{2+}チャネルは，L型，N型，T型の3種類が存在

しますが，エトスクシミド（エピレオプチマル®，ザロンチン®），ゾニサミド，バルプロ酸などは，T型Ca^{2+}チャネルを阻害することによりCa^{2+}の細胞内への流入を妨げ，興奮過程を抑制します。なかでも，エトスクシミドはこの作用機序しかもっていません。また，非T型Ca^{2+}チャネル阻害薬としてガバペンチンがあります。なお，日本では抗てんかん薬としての保険適応は有しませんが，神経障害性疼痛に使用されるプレガバリンも非T型Ca^{2+}チャネル阻害薬です。

(3) GABA系賦活作用

GABA受容体には$GABA_A$と$GABA_B$が存在します。GABAが$GABA_A$受容体に結合すると，Cl^-チャネルを介してCl^-の細胞内流入が促進されます。その結果，細胞内はさらに陰性が強くなり，過分極となって抑制過程を促進します。$GABA_A$受容体作動薬には，クロバザム（マイスタン®），クロナゼパム（ランドセン®，リボトリール®）などのベンゾジアゼピン系薬剤，フェノバルビタール（ノーベルバール®，フェノバール®など），プリミドンがあります。

(4) グルタミン酸系抑制作用

グルタミン酸は，グルタミン酸受容体に結合することによりNa^+とCa^{2+}の細胞内流入を促進させますが，それを阻害することでニューロンの興奮過程を抑制することができます。グルタミン酸系抑制抗てんかん薬の主なものには，トピラマートがあります。

(5) 広域スペクトラム

上記のうち複数の作用機序を有する薬剤として，ラモトリギン，レベチラセタム（イーケプラ®），トピラマート，ゾニサミド，バルプロ酸があります。

2 発作型に基づく抗てんかん薬の使い分け

数ある抗てんかん薬のなかからどの薬剤を選ぶか判断するにあたって，まず発作型を考慮する必要があります。**表2**[7]のように，抗てんかん薬はてんかんの発作型によって効く薬剤が異なります。発作型に関する詳細

表2 てんかんの発作型と抗てんかん薬の使い分け

	第一選択薬	第二選択薬	
		従来薬	新規薬[*3]
部分発作[*1]	カルバマゼピン	ゾニサミド，フェニトイン，バルプロ酸	ラモトリギン，レベチラセタム，トピラマート[*4]
全般発作[*2]	バルプロ酸	エトスクシミド（欠神発作），クロナゼパム（ミオクロニー発作，症候性全般てんかん），フェノバルビタール（強直間代発作），ゾニサミド（症候性全般てんかん），クロバザム[*4]，フェニトイン	ラモトリギン，トピラマート（以上，強直間代発作），レベチラセタム（強直間代発作，ミオクロニー発作）[*5]，ラモトリギン（欠神発作）

*1：合併症のない高齢者では，カルバマゼピン，ラモトリギン，レベチラセタム，ガバペンチンの順に推奨される．合併症のある高齢者では，レベチラセタム，ラモトリギン，ガバペンチンの順に推奨される．
*2：合併症のない高齢者では，ラモトリギン，バルプロ酸，レベチラセタム，トピラマートの順に推奨される．
*3：新規抗てんかん薬．2006年以降に日本で発売された抗てんかん薬．
*4：現在はまだ単剤使用が承認されていない．
*5：現在はまだ全般発作への使用が承認されていない．
〔日本神経学会・監：てんかん治療ガイドライン2010，医学書院，pp24-39，2010を参考に作成〕

は，「第2章 5.てんかん・けいれん」（p.100）を参照ください．ただ現実的には，臨床的にてんかんが疑われるにもかかわらず発作型の鑑別が困難な場合もあります．そのような際には，意識障害を主とする発作の場合は部分発作を想定した治療を，全身けいれんを来す場合は全般発作を想定した治療を行うという方法があります．また，まったく鑑別がつかない場合はバルプロ酸が第一選択になると考えられますが，トピラマート，ラモトリギン，レベチラセタムも部分てんかんのみならず全般てんかんの双方に有効とされています[8]．ただし下記のように，この3剤のうち保険上単剤投与が認められているのはラモトリギン〔部分発作（二次性全般化発作を含む），強直間代発作〕とレベチラセタム〔部分発作（二次性全般化発作を含む）〕のみです．

単剤での治療が原則ですが（クロバザム，ガバペンチン，トピラマートは日本では他剤との併用の場合のみ保険適応をもつ），単剤治療によっても発作が抑制されない場合，ほかの薬剤による単剤治療に切り替えるか，

併用療法を選択することとなります。もしも併用療法を行う場合は，追加する薬剤も発作型に合った薬剤を選択するのはもちろんですが，その場合薬理作用が異なる薬剤を組み合わせるのが効果的とされています[9]。

3 脳腫瘍とてんかん

　脳腫瘍の症状の一つとして，てんかんがあります。脳腫瘍関連てんかんは，部分てんかんとしての治療が行われるため本来はカルバマゼピンが第一選択薬となりますが，バルプロ酸，フェニトインなどが選択されることも多いです[10]。バルプロ酸は，全般発作の第一選択薬ではありますが比較的広範囲な効果が期待できる面があり，フェニトインは点滴で使用できる利点があります〔ただし血管炎を生じやすく，ほかの薬剤との配合が禁忌であることから，近年ではフェニトインのプロドラッグであるホスフェニトイン（ホストイン®）が開発されています〕。また，前述のような旧来の抗てんかん薬と新規抗てんかん薬（2006年以降に承認された，ガバペンチン，トピラマート，ラモトリギン，レベチラセタムを指します）との組み合わせ投与も行われており，脳腫瘍関連てんかんに対しては旧来薬にレベチラセタムやガバペンチンを追加することが推奨されています[10]。

　画像検査にて脳腫瘍が発見された場合に，抗てんかん薬の予防投与が必要か否かという議論がありますが，メタ解析（複数の臨床研究のデータを統合して統計的に解析した総説）ではバルプロ酸，フェニトイン，フェノバルビタールの予防投与に発作予防効果は見出されませんでした（投与1週後，6カ月後いずれも）[11]。そのため，副作用や薬物相互作用の問題を考えると予防投与はお勧めできません[12]。

　また，脳腫瘍術後に起こったけいれん発作に関して，「第2章 5.てんかん・けいれん」の「治療目標を設定する」（p.104）の項にも記載がありますので参照してください。

4 抗てんかん薬の薬物動態

　薬物動態とは，生体内における薬物の吸収，分布，代謝，排泄という一連の過程のことです。薬剤ごとに差があり，同じ薬剤でも年齢，肝機能，腎機能，併用薬などにより異なりますので，薬剤選択の判断材料の一つになります[13]。

表3 各薬剤の有効血中濃度

薬剤名	有効血中濃度（μg/mL）
フェニトイン	10〜20
フェノバルビタール	15〜40
カルバマゼピン	8〜12
バルプロ酸	50〜100

〔兼本浩祐：第5章 フォローアップはどうするか．専門外の医師のための大人のてんかん入門，中外医学社，pp95-100，2011より引用〕

　薬物動態と関連が深い指標として，薬剤の血中濃度があります．抗てんかん薬には血中濃度を測定できる薬剤が複数存在しますが，有効血中濃度（治療域血中濃度）について一致した見解が得られている薬剤は，カルバマゼピン，フェニトイン，フェノバルビタール，バルプロ酸です[14]．なお，プリミドンは代謝されてフェノバルビタールとなります．各薬剤の標準的な有効血中濃度を表3[15]に示します．クロナゼパムやニトラゼパム（ネルボン®，ベンザリン®），クロバザムなどベンゾジアゼピン系の抗てんかん薬も血中濃度測定が可能ですが，これらの血中濃度測定の意義は表3の薬剤に比較して低いといわれています．なお，有効血中濃度とは，多くの患者にとって有効かつ副作用出現のおそれが少ない範囲を示しますが，絶対的なものではありません．そのため，効いていれば血中濃度が低くてもよいですし，副作用がなければ上限を超えていても構いません．

　血中濃度測定を行うタイミングは，①副作用出現時，②服薬状況の確認を要するとき，③投与量決定の際，が推奨されており，ほかに多剤併用時，肝障害，腎障害などの際にも測定が勧められています[14]．また，後に触れますが，抗てんかん薬との相互作用を来しやすい薬剤の併用時にも血中濃度測定が必要となります．表4[14]に，主な抗てんかん薬の代謝排泄経路および肝・腎機能障害時の抗てんかん薬量調節の目安を示します．

　基本的に血中濃度は投与量に対して直線的に増加しますが，フェニトインは対数増加を示し5μg/mL前後を超えると急上昇しますので，増量幅を細かくする必要があります．また，カルバマゼピンは10日以内にいったん急上昇した後，代謝酵素の自己誘導によって徐々に下降して2〜6週間で定常状態となります．

第3章　薬を使いこなそう

表4　主な抗てんかん薬の代謝排泄経路，肝・腎機能障害時の抗てんかん薬用量調節

薬剤名	肝代謝	肝障害時の用量調節	腎排泄	腎障害時の用量調節
フェニトイン	+	減量または不要		不要
カルバマゼピン	+	?		不要
バルプロ酸	+	減量または不要		不要
フェノバルビタール	+	減量または不要		減量
プリミドン	+	?		減量
ベンゾジアゼピン系	+	減量		不要
ゾニサミド		?	+	減量
ガバペンチン		不要	+	減量
トピラマート	+	減量	+	減量
ラモトリギン	+	減量	+	?
レベチラセタム		?	+	減量

〔Sirven JI, Wingerchuk DM, Drazkowski JF, et al：Seizure prophylaxis in patients with brain tumors；a meta analysis. Mayo Clin Proc, 79：1489-1494, 2004 より引用〕

5 注意すべき相互作用

　薬剤の相互作用とは，複数の薬剤が影響し合うことにより薬剤の効果や副作用が増強したり減弱したりする現象です。抗てんかん薬には薬物代謝酵素を誘導もしくは阻害する薬剤が多いため，相互作用を示す薬剤が多く存在します。したがって，処方にあたっては現在服用中の薬剤をよく確認して判断する必要があります。

　相互作用には，薬物動態学的相互作用と薬力学的相互作用の2種類があります。薬物動態学的相互作用とは，薬物の吸収，分布，代謝，排泄の過程で相互作用が起こるもので，作用部位に対して作用する薬物の量の変化が生じ，血中濃度の変動を伴います。薬物代謝酵素の誘導や阻害によって起こるのは薬物動態学的相互作用です。一方，薬力学的相互作用とは，血中濃度の変化を伴わず，作用部位に対する薬理作用の協力もしくは拮抗作用によって起こるものです。多剤併用療法による作用増強や，薬剤によるてんかん発作の誘発がこれに該当します[16]。がん医療に使用されることの多い薬剤と抗てんかん薬との相互作用で問題になることが多いのは，薬

物動態学的相互作用です。

　フェニトイン，フェノバルビタール／プリミドン，バルプロ酸，ゾニサミドといった薬剤は，チトクロム P450（CYP）により代謝を受けるため，他剤による薬物代謝酵素の誘導もしくは阻害による影響を受けます。また，カルバマゼピン，フェニトイン，フェノバルビタールは強力な薬物代謝酵素の誘導作用があります。つまり，CYPにより代謝を受ける薬剤は，カルバマゼピン，フェニトイン，フェノバルビタールといった薬物代謝酵素の誘導作用をもつ薬剤との併用によって代謝が亢進し，血中濃度が下がります。逆に，CYPにより代謝を受ける薬剤をバルプロ酸など代謝酵素の阻害作用をもつ薬剤と併用すると，代謝が低下して血中濃度が増加するおそれがあります。薬物代謝酵素を誘導する抗てんかん薬はステロイド，経口抗凝固薬，抗がん薬と相互作用を起こすため，がん治療においては代謝酵素を誘導しない抗てんかん薬の使用が勧められます[17]。なお，比較的相互作用が少ない薬剤としては，ガバペンチンとレベチラセタムがあげられます[18]。以下に，抗てんかん薬との併用に注意を要する薬剤を示します[17]。

①ビンカアルカロイド系抗悪性腫瘍薬，タキサン系抗悪性腫瘍薬

　代謝酵素を誘導する抗てんかん薬との併用により，抗悪性腫瘍効果減弱の可能性があります。

②ニトロソウレア系，シスプラチン，エトポシド

　バルプロ酸との併用で骨髄毒性の発生率が3倍になったとの報告があります。

③シスプラチン，カルボプラチン，アルカロイド系抗悪性腫瘍薬，デキサメタゾン

　フェニトインの血中濃度を低下させます。つまり，フェニトインでてんかん発作が抑制されていた症例が，これらの薬剤との併用により発作コントロール悪化を示すおそれがあります。また逆に，これらの薬剤を中止すると急激にフェニトインの血中濃度上昇を来す可能性があります。

④フルオロウラシル

　フェニトインの血中濃度を上昇させます。

第3章　薬を使いこなそう

抗てんかん薬の副作用

　副作用をよく理解しておくことも，安全な薬剤選択を行ううえで欠かせません。以下に列挙します[6]。

(1) 比較的頻度が高く，重篤ではないが QOL を低下させる症状
①中枢神経系副作用（認知機能への干渉，眠気など）
　眠気の強い薬剤の代表は，フェノバルビタールとベンゾジアゼピン系薬剤です。ガバペンチンも投与開始時は強い眠気を来すことがあります。フェノバルビタール，フェニトインは課題処理能力を若干減殺することがあります。ゾニサミド，中等量以上のトピラマートも課題処理能力を遅延させます。
②胃腸症状
　バルプロ酸は，特にフェニトインとの併用で強い吐き気を来すことがあります。
③体重への影響
　バルプロ酸，ガバペンチンは体重増加，トピラマート，ゾニサミドは体重減少を来すことがあります。
④小脳失調，不随意運動
　フェニトイン，カルバマゼピンは小脳失調を用量依存的にもたらします。バルプロ酸は本態性振戦を増強させます。ラモトリギンは特に，カルバマゼピンを併用するとふらつきを引き起こすことがあります。
⑤尿管結石，腎結石，発汗減少
　ゾニサミド，トピラマートなど，炭酸脱水酵素阻害作用のある薬剤でみられることがあります。

(2) 頻度は低いが，生命の危機や深刻な後遺症を残す可能性のある症状
①薬　疹
　カルバマゼピン，ラモトリギンでは比較的多く2％前後で出現する可能性があります。ただし，緩徐に漸増することでそのリスクは軽減される傾向にあります。また，これらの薬剤に加えてフェニトイン，フェノバルビタールでは，スティーブンス・ジョンソン症候群やTEN (toxic epidermal

necrosis)という重篤な薬疹を来す可能性が，他剤より一桁高い割合でみられます．薬疹の出現は投与開始後3カ月以内に多いとされています．さらに，DIHS(drug-induced hypersensitivity syndrome)とよばれる，劇症肝炎を含む多臓器不全および増悪と軽快を繰り返す重篤な薬疹を来す症候群もあります．死亡率はほぼ1割です．これは処方開始後2〜3カ月後に遅れて出現します．

②骨髄抑制

顆粒球減少症，再生不良性貧血が主です．

③肝障害

軽度のγ-GTP高値は肝酵素を誘導する薬剤に多くみられますが，前述のDIHSによる肝酵素の上昇は多臓器不全に陥る前兆です．免疫グロブリンとステロイドによる治療を速やかに行わないと劇症肝炎に至り死の転帰をとることがあります．

④その他

トピラマート開始時にみられることがあるという緑内障，高齢者へのカルバマゼピン投与で起こる低ナトリウム血症，バルプロ酸による赤芽球癆があげられます．

症　例

てんかんの発作型のなかでがん患者に特に多いとされるものはありませんが，前述の「精神科医はどのような場合に抗てんかん薬を用いるか？」の項で述べたように高齢発症のてんかんが少なくないことから，高齢者に多い複雑部分発作の症例を提示します．

> **症例** 68歳，男性．
> **既往症，合併症**：高血圧症，脂質異常症
> **現病歴**：肺がんに対する化学療法導入の目的で入院中．入院1カ月前から，時折約10〜30秒間にわたって一点を凝視し声かけにも反応しない状態を認めていたが，がんの告知を受けたことで本人，家族ともに慌ただしくしており放置していた．日常生活に支障を来すような認知機能低下は認めなかった．入院第1病日の深夜帯，病棟の廊下を落ち着きなく歩き回り看護師の声かけにも反応せず，時折座りこんでスリッパの刺繍をむしり続ける動作を繰り返すという行動を認めた．そのため，主治医はせん妄状態を疑い，精神科に診察を依頼した．

> **精神科初診時所見**：疎通性は良好で受診理由の理解や見当識も保たれていたが，深夜帯の行動については健忘を残していた。また，1カ月前から「ときどき記憶がすっぽり抜ける」という自覚症状があった。神経学的異常所見は認めなかった。HDS-R：28/30点，MMSE：29/30点であった。脳CTでは加齢性の萎縮と両基底核のラクナ梗塞以外には特記所見を認めなかった。脳波検査にて，基礎律動は9〜10Hzの後頭部優位のα波が中心であったが，左側頭部に連続性の徐波と間欠的な鋭波の混入を認めた。
> **診断**：明らかなけいれん発作は確認されていないが，間欠的な動作の停止と健忘，自動症の存在，脳波所見から左側頭葉てんかんと診断した。
> **治療**：部分発作の第一選択薬とされることが多いカルバマゼピンを200mg/日（1回100mg・1日2回・朝夕食後）にて治療を開始したが，その後1週間で3回の動作停止を認め睡眠中のけいれん発作も来したことから，血中濃度測定を週に1回程度行いつつ，3〜4日おきに50mgずつ増量を開始した。400mg/日まで増量した時点で動作停止をはじめとした症状は消失したことから，同量で経過観察を続けた。

　抗てんかん薬は，すでに述べたように相互作用をもつ薬剤が多く，頻度は低いものの致死的な副作用のおそれがある薬剤も存在することから，まずは単剤での投与が原則です。なお，上記の症例では，古くから部分発作の第一選択薬とされてきたカルバマゼピンを選択していますが，例えば日本てんかん学会の「高齢者のてんかんに対する診断・治療ガイドライン」[19]では，「部分発作では，ラモトリギン，ガバペンチン，カルバマゼピンの順に推奨され，内科的合併症がある場合は，上記のうちのカルバマゼピンよりもレベチラセタムが推奨される」と記載されており，日本神経学会の「てんかん治療ガイドライン2010」[20]では，「合併症のない高齢者の部分発作にはカルバマゼピン，ラモトリギン，レベチラセタム，ガバペンチンの順に推奨，合併症のある場合の部分発作ではレベチラセタム，ラモトリギン，ガバペンチンの順に推奨される」と記されています。

　なお，けいれん発作時の緊急対応については，「第2章 5.てんかん・けいれん」の「患者への対応」（p.107）の項を参照ください。

おわりに

　以上，冒頭で述べたように「どのような場合に抗てんかん薬を用いるか？」，「抗てんかん薬はどのように選択するか？」という疑問を念頭に置いて，抗てんかん薬に関する種々の知見を紹介しました。繰り返しになり

ますが，抗てんかん薬はほかの薬剤に比較して相互作用が多く，各薬剤に特異的な副作用も存在するため，がん患者をはじめとした身体機能が低下した患者への処方には，特に十分な注意が必要です．慎重な身体診察，血液検査などによるモニタリングが必須です．

■参考文献
1) 大熊輝雄：第5章 症状性を含む器質性精神障害Ⅲ．てんかん．現代臨床精神医学 改訂第10版，金原出版，pp218-242, 2005
2) Hauser WA, Annegers JF, Kurland LT：Incidence of epilepsy and unprovoked seizures in Rochester, Minnesota：1935-1984. Epilepsia, 34：453-468, 1993
3) 井関雅子：第3章 治療 2薬物療法 1.抗てんかん薬（Caチャネルα2-δリガンドを含む）．小川節郎・編，神経障害性疼痛診療ハンドブック，南山堂，pp49-56, 2010
4) 伊勢雄也，片山志郎：抗てんかん薬：興奮性神経遮断薬．薬局，64：2115-2121, 2013
5) 野沢胤美：Ⅳ. 治療 薬物治療 抗てんかん薬の特色と相互作用．てんかんテキスト New Version（辻 省二，宇川義一・編），中山書店，pp188-196, 2012
6) 兼本浩祐：第6章 主要抗てんかん薬の薬剤プロファイル．専門外の医師のための大人のてんかん入門，中外医学社，pp101-123, 2011
7) 日本神経学会・監：第3章 成人てんかんの薬物療法．てんかん治療ガイドライン2010，医学書院，pp24-39, 2010
8) 中山和彦：部分てんかんか，全般てんかんか不明なときの治療は？．松浦雅人・編，てんかん診療のクリニカルクエスチョン194，診断と治療社，pp161-162, 2009
9) 笹川睦男：抗てんかん薬の併用療法の原則は？併用を考慮する時期は？．松浦雅人・編，てんかん診療のクリニカルクエスチョン200 改訂第2版，診断と治療社，pp177-178, 2013
10) 矢野大仁，中山則之，大江直行，他：脳腫瘍関連てんかんに関するレビュー―レベチラセタムの有用性について―．てんかん研究，31：2-7, 2013
11) Sirven JI, Wingerchuk DM, Drazkowski JF, et al：Seizure prophylaxis in patients with brain tumors；a meta analysis. Mayo Clin Proc, 79：1489-1494, 2004
12) 山田了士：B がんに併存する問題―Ⅵ てんかん．内富庸介，小川朝生・編，精神腫瘍学，医学書院，pp156-160, 2011
13) 日本てんかん学会・編：第5章 てんかんの治療 1.薬物治療 ③抗てんかん薬の薬物動態．てんかん専門医ガイドブック，診断と治療社，pp139-144, 2014
14) 日本神経学会・監修，「てんかん治療ガイドライン」作成委員会・編：第12章 薬物濃度モニター．てんかん治療ガイドライン2010，医学書院，pp106-113, 2010
15) 兼本浩祐：第5章 フォローアップはどうするか．専門外の医師のための大人のてんかん入門，中外医学社，pp95-100, 2011
16) 日本てんかん学会・編：第5章 てんかんの治療 1.薬物治療 ④身体疾患治療薬や他の薬剤との相互作用．てんかん専門医ガイドブック，診断と治療社，pp145-149, 2014
17) 小川朝生：Ⅳ 薬物間相互作用．内富庸介，小川朝生・編，精神腫瘍学，医学書院，pp185-190, 2011
18) Vecht CJ, Wagner GL, Wilms EB：Interactions between antiepileptic and chemotherapeutic drugs. Lancet Neurol, 2：404-409, 2003

第3章　薬を使いこなそう

19) 池田昭夫：日本てんかん学会ガイドライン作成委員会報告　高齢者のてんかんに対する診断・治療ガイドライン．てんかん研究，28：509-514，2011
20) 日本神経学会・監，「てんかん治療ガイドライン」作成委員会・編：高齢発症での選択薬は何か．てんかん治療ガイドライン2010．医学書院，pp37，2010

第4章

明日から役立つ厳選25ケース
ケーススタディで実践力をみがこう

- ▼ 抑うつに関連したケース
- ▼ 不眠に関連したケース
- ▼ せん妄に関連したケース
- ▼ 怒りと否認のケース
- ▼ 病態の鑑別が重要なケース
- ▼ 向精神薬の副作用で注意すべきケース
- ▼ 特殊な身体的状態を伴ったがん患者のケース

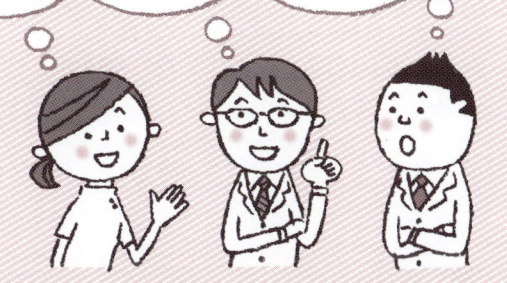

第4章 ケーススタディで実践力をみがこう

▼ 抑うつに関連したケース

Case 1 うつ病とアカシジアが合併したら？

うつ病とアカシジアの鑑別を要する症例

患　者：60歳，女性，Ⅳ期進行性肺腺がん（EGFR遺伝子変異あり）
既往歴：特記なし

経　過

　前医にてX-1年12月よりゲフィチニブ開始。X年8月，胸部CTで原発巣の増大，肺内転移を認めPD (progressive disease) となった。この頃から落ち込みが強くなり，不眠が出現するようになった。その後，カルボプラチン/ペメトレキセド/ベバシズマブが開始されたが，全身倦怠感が強く，2コースで中止となった。また，9月頃より横になると動きたくなり，じっとしていられず，うろうろしていることが多くなった。当院での治療を希望され，10月に入院となった。主治医から抑うつに関して緩和ケアチームにコンサルトが出た。

チームと患者との会話

医　師「夜は眠れていますか？」
患　者「入院してから毎日2時間くらいしか眠れてないです」
　診察時，表情は乏しく仮面様顔貌であった。また，ベッド上でそわそわと落ち着かない様子で動き続けていた。

Key Point
- がん医療においては，うつ病，アカシジアともしばしば認められる症状である。合併する可能性についても考慮しておく。
- アカシジアを疑う場合には，抗ドパミン作用のある薬剤使用歴を確認する必要がある。
- 焦燥感はうつ病でもアカシジアでも認めるが，歩行による症状軽減を認める場合には積極的にアカシジアを疑う。
- アカシジアについてはまず被疑薬の中止を行う。

アカシジア

　アカシジアは静坐不能症と訳され，その名のとおり座ったままでじっとしていられず，落ち着きなく動きまわるという症状がみられます。主に抗ドパミン作用のある薬剤で引き起こされ，多くの場合，服用開始から数日後に出現しますが，数カ月後に出現することもあります。がん医療においてアカシジアの原因となる代表的な薬剤を表1にあげます。

　アカシジアに対する治療は原因薬剤の中止です。急性アカシジアであれば，救急対応として中枢性抗コリン薬〔ビペリデン（アキネトン®），トリヘキシフェニジル（アーテン®）〕，ベンゾジアゼピン系薬剤〔ジアゼパム（セルシン®），クロナゼパム（ランドセン®，リボトリール®）〕などが使用されます。また近年では，アカシジアに対する薬物療法としては，プロプラノロール（インデラル®）といったβ遮断薬が第一選択となっています[1]。表1にあげた薬剤を使用する場合は，アカシジアの症状に注意するとともに，予防の観点から不要な併用および継続は避けるべきです。

表1　がん医療においてアカシジアの原因となる主な薬剤

制吐薬・胃腸薬	プロクロルペラジン（ノバミン®） メトクロプラミド（プリンペラン®） ドンペリドン（ナウゼリン®） モサプリド（ガスモチン®）
抗うつ薬	スルピリド（ドグマチール®） セルトラリン（ジェイゾロフト®） エスシタロプラム（レクサプロ®） ミルナシプラン（トレドミン®） デュロキセチン（サインバルタ®）
抗精神病薬	ハロペリドール（セレネース®） アリピプラゾール（エビリファイ®） リスペリドン（リスパダール®） オランザピン（ジプレキサ®） クエチアピン（セロクエル®）

表2 うつ病とアカシジアの比較

	うつ病	アカシジア
抑うつ気分	○	×
興味・喜びの減退	○	×
食欲低下	○	×
不眠	○	△[*1]
焦燥感	○	○
疲労感，気力の減退	○	×
無価値感，過剰な罪責感	○	×
集中力の減退，決断困難	○	×
希死念慮	○	×
抗ドパミン作用薬の使用	×	○
症状の歩行による軽減	×	○
仮面様顔貌	○	△[*2]

○△×について：上記症状が必ず起こる，もしくは必ず起こらないわけではない。
＊1：抗ドパミン作用薬によるレストレスレッグス症候群（むずむず脚症候群）の合併があった場合
＊2：抗ドパミン作用薬による薬剤性パーキンソン症候群の合併があった場合

うつ病とアカシジアの症状の類似点と相違点

がん医療において，うつ病は約16％[2]，アカシジアは4.8％[3]の患者に認められると報告されています。両者ともまれな病態ではないため，両者が合併する可能性があることも考慮しておく必要があります。両病態の類似点および相違点を**表2**に解説しました。両者の合併があった場合，アカシジアによる苦痛によってうつ病が悪化し，うつ病によってアカシジアの苦痛が増強され，負のスパイラルに入ることに注意が必要です。

症例へのアプローチ

1 診 断

本症例は診察時に落ち着きがなく，じっとしていられない様子でした。カルテを確認したところ，プロクロルペラジン（ノバミン®）を内服していました。前医に確認をしたところ，開始時期が上記症状に先行していまし

た.症状,経過からアカシジアと診断しました.

また,診察時に表情が乏しく,アカシジア以外の錐体外路症状の可能性も検討しましたが,問診で気分の落ち込み,興味や喜びの消失,食欲低下,不眠,落ち着かない感じ,疲労感や気力の減退,集中力の減退,希死念慮といった症状を認め,うつ病と診断しました.

Approach そのとき各職種はどう動く?

医師
- 下肢を中心とする不快感と落ち着きのなさをみたときに,アカシジアを疑う
- 制吐薬など抗ドパミン作用をもつ薬剤を複数併用しない

薬剤師
- アカシジアなど薬剤性有害事象のリスクは常に念頭に置く
- 表情や姿勢など錐体外路症状の出現を常にモニタリングする

看護師
- 抗ドパミン作用をもつ制吐薬を使用した後の落ち着きのなさが出現している場合,アカシジアを疑い,見逃さない

2 治 療

まずアカシジアについては,原因薬剤と考えられたプロクロルペラジンを中止しました.うつ病に対する薬物療法としては,不眠,食欲不振を認めたこと,抗がん薬治療継続のために早期の効果発現が望ましいことから以下を処方しました.

> **処方** ミルタザピン(リフレックス®)錠 15mg　　1回1錠　1日1回　寝る前
> アルプラゾラム(コンスタン®,ソラナックス®)錠 0.4mg
> 　　　　　　　　　　　　　　　　　　　　　　1回1錠　1日3回　毎食後

処方当日から不眠は改善しました.数日で診察時も落ち着いてベッド上で話ができるようになり,徐々に表情が和らぎ,抗がん薬治療への意欲を話すようになりました.主治医には抗がん薬治療の延期を依頼していましたが,症状改善傾向が明らかに認められてきた治療開始10日目から抗がん薬治療を開始することができました.その後,ミルタザピンの効果が十分に認められたため,アルプラゾラムについては漸減し中止しました.

3 患者・家族への説明

> Aさんが落ち着かないご様子でそわそわされていたのはお薬の副作用であったと考えられます。今回は抗がん薬使用時に開始された吐き気止めが原因だったようです。このお薬をやめてみたところ，症状が改善しました。お薬はやめましたが，幸いその後の抗がん薬では吐き気は出ないですんでいます。
>
> また，こちらに入院時には気持ちの落ち込みも強かったようです。がん患者さんのなかにはAさんと同様に気持ちのエネルギーが足りなくなってしまう方がおられることがいわれています。入院後お話をお伺いしたり，気持ちを持ち上げる作用のある薬を開始して，ずいぶんお気持ちも楽になってこられています。ご家族の支えもあったことと思います。

症状発現時期や，もともとの患者本人の性格や様子などを家族から聞いておくことは変化を知るうえで重要です。また，うつ病に加えてアカシジアが合併した場合には落ち着きのなさが前面に出るため，家族が心配や戸惑いをもっている可能性があります。しっかりとした病状説明と今後の見通しを伝えておくことが大切です。

■ 参考文献
1) 厚生労働省：重篤副作用疾患別対応マニュアル：アカシジア．平成22年3月（http://www.mhlw.go.jp/topics/2006/11/dl/tp1122-1j09.pdf）
2) Li M, et al：Evidence-based treatment of depression in patients with cancer. J Clin Oncol, 30：1187-1196, 2012
3) Kawanishi C, et al：Unexpectedly high prevalence of akathisia in cancer patients. Palliat Surpport Care, 5：351-354, 2007

第4章 ケーススタディで実践力をみがこう

▼抑うつに関連したケース

Case 2　痛み止めは効かない？ 神経障害性疼痛を伴ううつ病にはどう対応する？

デュロキセチンにより服用中のワルファリンの作用が増強してしまった症例

患　者：70歳，男性，Ⅳ期進行大腸がん（KRAS遺伝子変異なし）
既往歴：心房細動（ワルファリン内服中）

経　過

　肝転移（AST，ALT値の異常あり）を伴う大腸がんによる持続する腹部痛に対し，ロキソプロフェンナトリウム錠180mg/日とオキシコドン徐放剤60mg/日を使用し，FOLFOXによる治療を続けてきたが，手足のしびれが出現し，プレガバリン150mg/日を併用中であった。数カ月前から倦怠感が強くなり，ベタメタゾン2mg/日を併用したが，しびれる痛みは強く（直前24時間平均疼痛NRS※ 8），プレガバリンを300mg/日に増量したところ，眠気が増強し，日常生活に支障を来している。現在，オピオイドの副作用により便秘であり，緩下剤を内服中である。PS（performance status）は2で，予後は月単位が予想される。

Key Point

- 抑うつ（うつ病，適応障害）を呈するがん患者は3～4割程度と報告されている[1]。また，がん患者の抑うつは見落とされやすいことが知られている[2]。
- 神経障害性疼痛は頻回に遭遇する病態であり，オピオイド，ガバペンチン誘導体〔プレガバリン（リリカ®），ガバペンチン（ガバペン®）〕などが頻用されるが，実臨床では無効な場合，副作用で増量できない場合も多い。
- デュロキセチン（サインバルタ®）は，抗がん薬によるしびれる痛みへのエビデンス[3]も報告されるなど，心身両面での効果が期待できる薬剤である。
- がん患者では多剤併用となることが多く，特に薬物相互作用には注意が必要である。デュロキセチンの使用時はワルファリン（ワーファリン®）との薬物相互作用に注意が必要であり，主治医との連携を密にする。

※ NRS：Numerical Rating Scale。痛みを0から10の11段階の数字で患者に痛みの度合を問う方法。痛みがまったくなければ0，いままで経験したなかで最悪の痛みを10とする。

第4章　ケーススタディで実践力をみがこう

神経障害性疼痛を伴ううつと抗がん薬によるしびれ

1 うつ病の見極めと対応

　うつ病の有名な症状である抑うつ気分や希死念慮を呈さないうつ病患者も多いです。本症例も倦怠感，痛みが主症状です。うつ病患者では化学療法を拒否する可能性が高くなり，うつ病治療によりうつ病が軽快した後に化学療法を希望されることもあるので，まずは，うつ病を疑うことが重要です[4]〔うつ病の診断方法，薬物療法についての詳細は，第2章 1. うつ病・適応障害(p.30)，第3章 1. 抗うつ薬(p.114)，2. 抗不安薬(p.127)を参照してください〕。

　痛みは，「実際に何らかの組織損傷が起こったとき，または組織損傷を起こす可能性があるとき，あるいはそのような損傷の際に表現される，不快な感覚や不快な情動体験」と定義されている（国際疼痛学会）ように，多次元的であるため，身体面のアプローチのみでは改善しない症例も多いです。神経障害性疼痛に代表される慢性疼痛の病態では，うつ病などの精神疾患，仕事・家庭でのストレス過多な状況，不十分なコーピングスキル，生きがいの喪失などが症状持続の背景にある場合もあります。これらの要因は神経障害性疼痛の治療成績に影響を与える可能性があるため，個々の患者の心理社会的背景を考慮した全人的なアプローチが必要とされています[5]。

2 抗がん薬によるしびれへの対応

　抗がん薬によるしびれる痛みは，神経障害性疼痛の一種であり，通常の鎮痛薬は無効です。オピオイド製剤でも難渋する場合が多いため，鎮痛補助薬が使用（保険適用上の問題からプレガバリンが頻用）されますが，これでも十分な除痛が得られるとは言いがたいです。NSAIDsやアセトアミノフェンを追加投与することや，フェンタニル製剤などへのオピオイドスイッチングを行うことの期待は薄いです。

　本症例は，しびれる痛みが持続しており，プレガバリンの増量で眠気の副作用が強くなるケースです。プレガバリンの減量およびデュロキセチンの併用を選択することにしました[6]。抗がん薬のしびれる痛みに対しては，デュロキセチンとプラセボの内服を比較する無作為化クロスオーバー

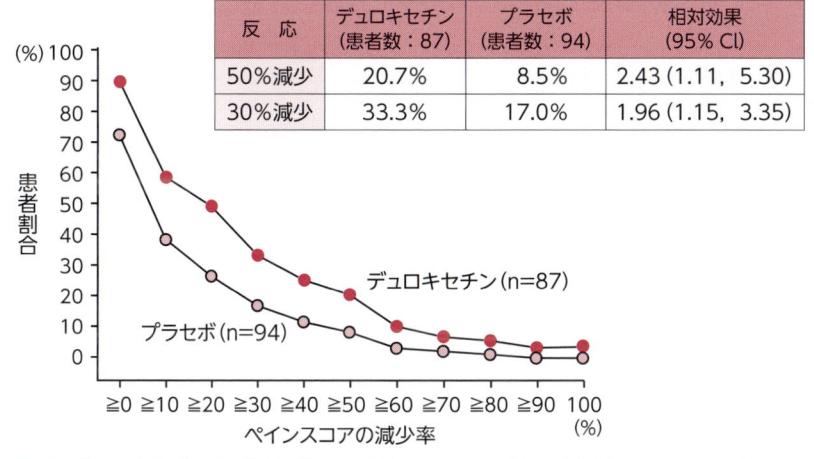

反　応	デュロキセチン (患者数：87)	プラセボ (患者数：94)	相対効果 (95% CI)
50%減少	20.7%	8.5%	2.43 (1.11, 5.30)
30%減少	33.3%	17.0%	1.96 (1.15, 3.35)

図1　デュロキセチンとプラセボでのペインスコアの減少率の比較

〔Smith EM, et al：Effect of duloxetine on pain, function, and quality of life among patients with chemotherapy-induced painful peripheral neuropathy：a randomized clinical trial. JAMA, 309：1359-1367, 2013 より引用〕

試験があり（図1）[3]，これを受けて米国臨床腫瘍学会（ASCO）のガイドラインでも他剤より推奨度，有益性が高く，有害事象が低いと報告されており，試してみる価値があります[7]。特に，オキサリプラチン（エルプラット®）などプラチナ系薬剤によるしびれる痛みへの有効性が高いです。しかし，本試験での用量は，最初の1週間は1日30mg，その後4週間は1日60mgであり，エビデンスの解釈や使用量には注意が必要で，最少用量からの漸増を検討します。

症例へのアプローチ

1 診　断

　　最近，抗がん薬治療後は倦怠感が強く，何をするにもやる気が出ないため昼間も寝ていることが多いとのことでした。今後への不安感・焦燥感は認めておらず，夜もぐっすり眠れているが疲れがとれないとのことでした。「つらさと支障の寒暖計」（p.34）では，気持ちのつらさ8点，日常生活への支障8点であり，ケアが必要なうつ病レベルの抑うつを呈していました。
　　精神腫瘍医に相談した結果，DSM-5の診断基準で9項目中7項目を呈

し，うつ病と診断され，以下の治療を開始することになりました。

> **Approach** そのとき各職種はどう動く？
>
> **医師**
> - 疼痛とうつ病の合併を意識する（痛いから気持ちが落ち込むのも当然と考えない）
> - 日常生活の支障の程度を評価する
>
> **薬剤師**
> - 日常生活の支障や身体症状をモニタリングし，抗がん薬による有害事象との重なりを意識する
>
> **看護師**
> - 痛みの評価だけでなく，気持ちのつらさや日常生活への影響をアセスメントする

2 治療

　神経障害性疼痛を伴ううつ病であり，疼痛と抑うつ，両方の改善が期待できるデュロキセチンを選択しました。

> **処方** デュロキセチン（サインバルタ®）カプセル 20mg
> 　　　　　　　　　　　　　　1回1カプセル　1日1回　朝食後

　本症例では，プレガバリン無効の難治性神経障害性疼痛を伴ううつ病患者に対してデュロキセチン 20mg/日・朝食後を開始したところ，2週間後にはしびれる痛みはNRS 4と半減し，倦怠感も軽減し，日常生活が可能になりました。

　しかし，後日主治医である循環器内科医より，「先生，PT-INR延長していますよ！　デュロキセチンを使用する際は，きちんと連絡して注意して使ってくださいね」との報告を受けることとなりました。**ワルファリンなど血漿蛋白との結合率の高い薬剤との併用時には，デュロキセチンおよびワルファリンの血中遊離濃度が上昇し，相互に作用を増強することがあります**[3]。このため，減量投与を検討するなどの注意が必要であり，使用時には主治医に連絡をとって，リスクとベネフィットを説明しておく必要があります。

3 患者・家族への説明

　　デュロキセチンは，日本では抗うつ薬としての使用が中心ですが，最近は糖尿病のしびれる痛みにも有効性が示されている優れた薬剤です。また，欧米などでは痛みの治療薬としてよく使用されており，良好な結果が出ています。副作用としては，投与初期にときおり嘔気，動悸，めまいなどが出ることがありますが，たいていは数日で治まりますので，内服できるようなら続けてください。難しい場合はご連絡ください。ほかの方法を考えましょう。眠気は少ないですが，もし出るようなら，寝る前※に飲んでいただいても結構です。　　　　　　　　　　　※添付文書では朝食後。

4 主治医への説明

　　最近，抗がん薬のしびれる痛みに有効性が示されている薬剤を使用させていただきます。まれにワルファリンの作用が増強する可能性がございますので，たいへんお手数をおかけして申し訳ございませんが，PT-INRの延長にご注意いただけましたら幸いです。

■ 参考文献

1) Derogatis LR, et al：The prevalence of psychiatric disorders among cancer patients. JAMA, 249：751-757, 1983
2) Passik SD, et al：Oncologists' recognition of depression in their patients with cancer. J Clin Oncol, 16：1594-1600, 1998
3) Smith EM, et al：Effect of duloxetine on pain, function, and quality of life among patients with chemotherapy-induced painful peripheral neuropathy：a randomized clinical trial. JAMA, 309：1359-1367, 2013
4) Colleoni M, et al：Depression and degree of acceptance of adjuvant cytotoxic drugs. Lancet, 14：1326-1327, 2000
5) Cohen SP, et al：Neuropathic pain: mechanisms and their clinical implications. BMJ, 348：f7656, 2014
6) Matsuoka H, et al：Pilot study of duloxetine for cancer patients with neuropathic pain non-responsive to pregabalin. Anticancer Res, 32：1805-1809, 2012
7) Hershman DL, et al：Prevention and management of chemotherapy-induced peripheral neuropathy in survivors of adult cancers: American Society of Clinical Oncology clinical practice guideline. J Clin Oncol, 32：1941-1967, 2014

第4章 ケーススタディで実践力をみがこう

▼抑うつに関連したケース

Case 3 最近,元気がない。うつ病の悪化では？

うつ病の診断から入り,その後症状が悪化した症例（実はせん妄だった…）

患　者：70歳,女性,Ⅳb期子宮体がん
既往歴：特記なし

経過

　腹水貯留による腹満感が著しく,腹水ドレナージのために入院中だったが,最近元気がない,ときどき「死にたい」と言うとのことで,緩和ケアチームに相談があった。一日中ベッドにおり,筋力維持のためのリハビリも「いまはいいわ」と言ってなかなか進まなかった。食事摂取にも波があり,食べられる日もあれば,じっと食べ物を見つめ一口二口やっと食べるだけのこともあった。夜も浅眠の様子で,夜中にときおり目が覚めているようだった。数年前より精神科にてうつ病と診断されており,外来ではミルタザピン15 mgが就寝前に処方されていた。入院前は,うつ状態はなく落ち着いているとのことだったが,そのような様子だったのでうつ病の悪化が疑われた。

🗨 チームと患者との会話

医　師「気分はどうですか？」
患　者「気分？……悪くないですけど……」
医　師「夜は眠れていますか？」
患　者「ぐっすりとは眠れていないように思います」
医　師「最近お元気がない様子ですが,いかがでしょうか？」
患　者「そうですね……」
医　師「『死にたい』とおっしゃられたこともあったようですが,気持ちが沈んだりしていませんか？」
患　者「死にたくはないです。何だか,夢か現実かよくわからなくって……」

Key Point

- うつ病の既往や,意欲低下,希死念慮などうつ状態でみられる症状があると,安易にうつ病と診断してしまいがちである。状態を考慮して,まずうつ病と間違えやすい低活動型のせん妄を否定することが重要である。
- せん妄の原因となる身体的要因がないか検索し,可能であれば治療する。
- うつ病との鑑別が難しい低活動型のせん妄の薬物療法は必要最小限とし,漫然と使用しないようにする。

うつ病を診るときに注意すべきこと

1 入院をきっかけに悪化することがある

　すでにうつ病と診断され，抗うつ薬ミルタザピン（リフレックス®，レメロン®）を内服している状況です。入院前の精神状態の評価でうつ状態は落ち着いていても，入院後は身体的な負担も増え，そのことを契機にうつ状態が悪化する可能性は十分考えられますし，常に念頭に置かなくてはいけない問題です。実際，入院後に徐々に意欲低下，食欲低下，不眠が出現したり，希死念慮も訴えるようになると，客観的にみてもうつ状態と考えられますし，うつ病が悪化したと考えることは，うつ病を見逃さないうえでも重要なことではあります。

2 低活動型せん妄との鑑別

　しかしながら，精神科的診察を丁寧に行うと，うつ病によるうつ状態の症状とせん妄などでうつ状態のようにみえるときの症状とでは若干の違いがあります。最終的な診断には問診に加えて身体的な検査が必要になりますが，せん妄など器質的疾患でうつ状態のようにみえるときには，うつ病独特の悲哀感・罪業感といった症状が乏しかったり，また，うつの症状と考えられる意欲低下，食欲低下などもかなり波があったりすることが多いようです。典型的なうつ病でも，うつ症状は1日のなかで多少の波があることがありますが（午後のほうが午前中より少し良いなど），基本的にはDSM-5の診断基準にもあるように2週間以上にわたってほとんど毎日続くため，あるときは症状がみられるが，あるときは症状がまったくないというように明らかに症状が違うということはあまりありません（第2章3.せん妄，p.64も参照）。

3 希死念慮やうつ状態の背景を見極める

　希死念慮の訴えがある場合は，精神科的な診察時に希死念慮の背景にある気分の問題や原因となる身体的要因，社会的要因をきちんと同定することが重要となります。明確で持続する希死念慮があるか，あるとしたらその希死念慮はどこから来るものなのか，可能な限り問診で聞き出していきます。さらに加えて診察時には，意識障害を疑わせる所見を見逃さないこ

とも重要です。少しでも意識障害が疑われるなら，まずその原因検索をすべきですし，うつ病を疑ったとしても，うつ状態悪化のきっかけや原因となるような身体的要因がないか必ず検索してください。他覚的にはうつ状態の悪化にみえたとしても，せん妄（特に低活動型のせん妄）によってあたかもうつ状態のようにみえていないかをチェックし，除外することが重要です。せん妄を除外するには脳波検査が有用です。

うつ病の既往があったり，すでに治療がなされていると，うつ状態のようにみえる症状をすぐにうつ病の悪化と考えてしまいがちです。しかも希死念慮など注意や対応が必要な言動があると，さらに精神科的問題にしか目が向かなくなってしまう危険があります。以上のことに注意して患者の診察を行い，的確に診断することが重要です。

症例へのアプローチ

1 診 断

入院前，うつ状態は落ち着いているとのことでしたが，入院後に元気がなくなり，食欲が低下し，熟眠障害も出現し，リハビリへの意欲もなくなりました。「死にたい」という発言も聞かれました。当初はうつ状態の悪化を考えましたが，診察では希死念慮は否定し，症状も波があることから症状の多くは注意集中の困難さから生じている可能性がありました。脳波検査では α 波の出現が乏しく，徐波が多くみられ，せん妄であると診断しました。

Approach（アプローチ） そのとき各職種はどう動く？

医師
- 会話のやりとりから，注意力など意識障害の有無には注意を払う
- 元気がない＝うつ病ではないことを意識する

薬剤師
- せん妄のリスクとなる薬剤に注意を払う（薬剤性のせん妄の頻度は高い）

看護師
- 患者の訴えを注意深く聞きながら，見当識障害や注意力障害などのせん妄症状がないか確認する

2 治　療

　　ミルタザピンは中止としました。過鎮静を避けながらも熟眠障害の改善は必要と考えられました。患者から錠剤以外の剤形の希望があり，就寝前にアリピプラゾール（エビリファイ®）3mgの液剤を開始しました。不眠時・不穏時の頓服の指示もアリピプラゾール3mgとしたところ，夜中の頓服の追加が常態となり，就寝前のアリピプラゾールを6mgに増量しました。アリピプラゾールに変更して7日目には熟眠できるようになり，リハビリは休むこともあるものの，食欲は増してきました。希死念慮の訴えはなくなり，患者からも「すっきりした」との発言が聞かれました。脳波検査でも徐波の混入は少なくなり，せん妄は改善しました。自己評価でもうつ状態はなく，他覚的にも意欲低下，食欲低下は改善しており，せん妄改善後もうつ状態ではないと判断しました。

　　なお，アリピプラゾールはせん妄改善後，1〜2週間かけて漸減中止しました。

3 患者・家族への説明

　　最近，患者さんの元気がなく，夜も眠れていないようです。食欲にもむらがあるようですし，「死にたい」と言うこともあります。もともとうつ病で治療していましたが，入院前は落ち着いていました。うつ病の悪化ではないかと考えましたが，お話を聞くと「夢か現実かわからない」と言い，意識レベルの低下がベースにあるようです。意識レベルの精査に有用な脳波検査を行ったところ意識障害が疑われ，「せん妄」という状態であると考えられました。

　　せん妄は，体の状態の悪化が脳に影響して起こるもので，意識を失うほどではない意識の障害と幻覚や妄想などの精神症状が一緒に出現するのが特徴なのですが，患者さんの場合は幻覚や妄想はなく，気分や意欲の問題でうつ状態のようにみえるタイプの低活動型のせん妄と思われます。

　　原因は，腹水や身体的な状況の変化などが考えられます。原因が改善されるとせん妄も軽快しますが，あわせてお薬によってせん妄を改善したいと考えています。お薬は，抗精神病薬というお薬を副作用が出ないように少量使います。抗精神病薬を使用すると心臓に悪影響を与える可能性があります

が，状態をみつつ注意しながら使用します。抗うつ薬はいったん中止とし，せん妄が改善した時点でうつ状態を評価し，必要であれば再開します。

■ 参考文献
1) 高橋三郎，他・監：うつ病（DSM-5）/大うつ病性障害．DSM-5® 精神疾患の分類と診断の手引．医学書院，pp90-93，2014
2) Nicholas LM, et al：Delirium presenting with symptoms of depression. Psychosomatics, 36：471-479, 1995
3) Boettger S, Jenewein J, Breitbart W：Haloperidole, risperidone, olanzapine and aripiprazole in the management of delirium：A comparison of efficacy, safety, and side effects. Palliat Support Care, Sep 5：1-7, 2014

患者から「死にたい」と言われたとき

　「死にたい」という言葉が患者から発されたとき，医療者は動揺することが多いです。「本当に自殺をしてしまったらどうしよう」といった不安や，「自分の対応が悪かったのだろうか」という自責の念などのさまざまな感情が生じますが，その背景にあるのは「医療者は最善を尽くせば患者を救えるし，救わなければならない」という思い込みです。がんに罹患し，いままでのライフプランがすべて打ち砕かれた人の苦悩の源泉を，医療者が取り除くことはできません。その状況にその人が適応していくしかないのです。しかし，苦しんでいるときに親身になって相談にのってくれる人の存在は，状況に向き合うために大きな力になるのも確かです。

　「死にたい」と言われたときにまず考えるべきことは，その言葉を自分に対して発しようとした患者の心情です。著しく退行しているなどの状況は別として，「死にたい」という言葉は誰にでも伝えられるものではなく，「自分は信頼されている」ということ，そしてそのことを打ち明ける患者も「大きな勇気が必要であっただろう」ということです。

　「ああ，よく打ち明けてくださいましたね」と伝えて，患者が「死にたい」という言葉を発しなければならないほど追いつめられている事情を理解するために，まずは患者の話に耳を傾けましょう。

第 4 章　ケーススタディで実践力をみがこう

▼ 抑うつに関連したケース

Case 4　何をやっても眠れない！ 死にたい…と絶望的な患者にどう対応する？

不眠を契機に希死念慮を抱くようになった症例

患　者：74歳，男性，喉頭がん
嗜　好：喫煙20本/日×55年，アルコールは"飲めない体質"であり，まったくなし

経過

X/8/4　　がん専門病院である当院に初診。
　　　　喉頭がんと診断され，手術が予定された。入院前までは，患者は"いつでもどこでも眠れるタイプ"とのことで，睡眠に問題が生じたことはなかった。

X/8/25　手術施行目的にて当院に入院。
　　　　入院後，不眠が生じたため，主治医からゾルピデム（10mg）1錠を処方された。
　　　　当初はゾルピデム（10mg）1錠で2〜3時間は眠れていた。

X/8/26　全身麻酔下で喉頭の全摘出術を施行され，失声した。

X/9/10　手術後は身体的には極めて順調に経過したが，不眠は続いていた。本人は"家に帰れば眠れるだろう"と考え，予定より早く退院した。しかし，退院後も不眠は改善せず，徐々に意欲や食欲の低下などが出現した。
　　　　近医でゾルピデムを処方してもらい，日中にもゾルピデムを2〜3錠飲むようになったが不眠は続いた。徐々に"何をやっても眠れない"と思い絶望的な気持ちになった。11月上旬に首を吊るためのロープを用意しているところを家族に発見され，その後は長女が一日中患者の行動を監視するようになった。

X/11/20　家族の強い希望で当科を初診。患者の意識は清明であったが，そわそわして落ち着かない様子で，「眠れないことが一番苦しい。死にたいと思ったのは，この苦しさから逃れたいという気持ちが半分で，このまま死んでもいいと思うのが半分」と話された。

Key Point

- 希死念慮を訴える患者を診察する際には，うつ病を発症しているか評価することが大切である。
- 自殺のリスクを推測するため，患者が自殺に至るまでの過程のなかで，現在ど

197

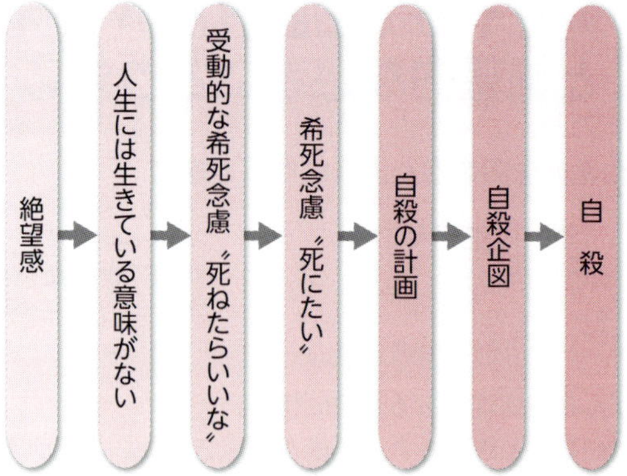

絶望感 → 人生には生きている意味がない → 受動的な希死念慮 "死ねたらいいな" → 希死念慮 "死にたい" → 自殺の計画 → 自殺企図 → 自殺

図1　自殺に至るまでの過程

の過程にいるかを評価すること，またその過程に至るまでの背景を聴取し，患者の抱えている苦痛が対応可能かを判断することが重要である。

希死念慮に至るまでの過程を探る

　本症例は，頭頸部の手術を契機に不眠が生じ，当初は効果があった睡眠薬が徐々に効果がなくなり，眠れないことなどで絶望することによってうつ病を発症し，自殺企図の一歩手前まで至ったケースです。

　自殺や希死念慮に関連する重要な要因の一つにうつ病があげられることはこれまでも報告されており[1]，うつ病についてきちんと評価することは重要です。また自殺に至るまでには，図1に示すようないくつかの過程があり，これらの過程を行き来するといわれています[2]。自殺を完全に予防することができないことはよく知られています。希死念慮を訴える患者を診察する際には，患者が現在どの過程にいるかを評価することで，実際に自殺するリスクをある程度推測できます。また，その過程に至るまでの背景を聴取し，患者の抱えている苦痛が対応可能か判断することも大事なポイントです[3]。

　自殺に至るまでの過程の評価に関しては，実際にロープを用意した事実

を考慮すると，自殺の計画をするところまで進んでいました．せん妄も否定的で，意思決定能力の障害も認めなかったため，自殺のリスクは比較的高いと考えられました．このようなケースでは，患者の安全を確保するためにがん専門病院などではなく精神科病院に転院して治療する場合も少なくありません．本症例でも，実際に近隣の閉鎖病棟を有する精神科病院への転院も検討しましたが，家族が献身的にサポートできること，また当院へのアクセスがよく，外来に頻回に通えることを考慮し，当院で継続して治療を行うことにしました．

患者が抱えている苦痛に関しては，不眠が最大の問題であり，"眠れれば（術後に生じた）呼吸の苦しさを感じなくて済む"と考え，余計に睡眠に執着するようになった背景が明らかになりました．また，当初は効果を認めたゾルピデム（マイスリー®）が徐々に効かなくなっていったことも，絶望感につながった要因の一つであったと判明しました．当方としては，ゾルピデム以外の薬剤を使用しておらず，うつ病に対して適切な薬剤を選択すれば現在の不眠や抱えている苦痛は改善でき，対応が可能と判断しました．

Approach　そのとき各職種はどう動く？

医師
- うつ病は気づかれにくいこと，特に不眠だけが対応をされがちであることを意識し，気分の落ち込みや不安を積極的に聞き出す

薬剤師
- 睡眠薬が効果不十分の場合は，うつ病を疑い，積極的に聞き出す

看護師
- 患者の苦痛の背景を包括的にアセスメントすること
- うつ病は気づかれにくいため，意図的に抑うつ気分，興味・喜びの喪失などの症状を確認する

症例へのアプローチ

1　治　療

まず不眠や抑うつに対して，ミルタザピン（リフレックス®，レメロン®）15mg 1錠とフルニトラゼパム（サイレース®，ロヒプノール®）1mg 1錠

を就寝前に定期的に内服することとしました．不眠時の頓用薬は，鎮静作用の強い抗精神病薬であるクロルプロマジン（ウインタミン®，コントミン®）12.5mg 1錠を第一選択とし，確実に不眠が解消できるような薬剤を選択しました．また，日中の呼吸苦やそれに伴う不安に対してロラゼパム（ワイパックス®）0.5mg 1回1錠・1日3回・毎食後も処方し，1週間後の再来を予約しました．

> **処方** ミルタザピン（リフレックス®，レメロン®）錠 15mg
> 　　　　　　　　　　　　　1回1錠　1日1回　寝る前
> 　　　フルニトラゼパム（サイレース®，ロヒプノール®）錠 1mg
> 　　　　　　　　　　　　　1回1錠　1日1回　寝る前
> 　　　ロラゼパム（ワイパックス®）錠 0.5mg　1回1錠　1日3回　毎食後
> 　　　**【頓用】**
> 　　　クロルプロマジン（ウインタミン®，コントミン®）錠 12.5mg
> 　　　　　　　　　　　　　1回1錠　寝る前

1週間後の再来では，初診時に認めたそわそわした様子は改善し，笑顔も認めました．数日は頓用のクロルプロマジンを用いていましたが，4日後より定時のミルタザピン1錠とフルニトラゼパム1錠と，クロルプロマジン1錠の追加のみで6〜7時間のまとまった睡眠が確保できるとのことでした．またロラゼパムの服用にて日中も多少眠ることができ，気分の安定につながりました．不眠が解消でき，希死念慮も徐々になくなっていきました．

1カ月後の再来では，さらに活気が出てきて，多少の仕事もできるようになっていました．日中のロラゼパムを徐々に減量するとともに，ミルタザピンについては不眠や抑うつなどが改善しても3〜6カ月は内服を継続することを説明しました．

2 患者・家族への説明

まず，患者さんが眠れないことが一番の苦痛であり，それに呼吸苦や不安が重なったことでうつ病を発症していることを説明しました．うつ病のときにはしばしば希死念慮が出現しますが，患者さんも死にたいと思うほどつらい状況に追い込まれていたことを確認しました．現在患者

さんが抱えている不眠や不安に関して，薬物治療が奏効すれば十分軽減できる見通しを説明しました．ただし，抗うつ薬による気分の改善には1〜2週間ほどかかり，かつ初期治療が必ずしも奏効しない可能性についても言及し，治療の選択肢が複数あることも示しました．また，自殺に関しては，精神科病院への転院も含め可能な限り自殺企図に至らないような努力はしますが，どんなに手を尽くしても企図を防げないこともあることを家族には説明しました．

　最後に，今後もさまざまな問題が起こっても，当科でできるサポートは可能な限り行っていくことをつけ加えました．

■参考文献
1) Hawton K, Casañas I Comabella C, Haw C, Saunders K : Risk factors for suicide in individuals with depression: a systematic review. J Affect Disord, May；147 (1-3)：17-28, 2013
2) O'Connell H, et al：Recent developments：suicide in older people. BMJ, 329：895-899, 2004
3) 明智龍男：がんによって生じた問題；希死念慮，自殺企図，自殺．精神腫瘍学（内富庸介，小川朝生・編），医学書院，pp108-116, 2011

第 4 章　ケーススタディで実践力をみがこう

▼不眠に関連したケース

Case 5　終末期の不眠にはどう対応する？

根治困難な進行膵がんで眠れない症例

患　者：48歳，男性，Ⅳ期膵がん，肝転移
既往歴：特記なし

経　過

　心窩部不快感を自覚し，当院を受診した。検査で膵がん，肝転移を認めた。根治困難な進行膵がんであることを伝えられ，化学療法を実施された。その後，黄疸，腹水，肝機能悪化を認め，また全身状態の悪化がみられることにより抗がん治療の中止となった。自宅では歩行困難，摂食困難などあり入院となった。

　入院前から夜間の不眠が続いていたとのことで，主治医より精神科リエゾンチームにコンサルトがあった。

● チームと患者との会話

医　師「最近の睡眠のリズムについて教えていただけますか？」
患　者「がんとわかった頃より寝つきにくくなっていましたが，近頃は以前よりも眠りが短くなっています」
医　師「眠りを邪魔するものに心当たりはありますか？」
患　者「……眠れないと先のことなど考えこんでしまう……。近頃は吐き気や痛みがあって寝つけなかったり，すぐに目が覚めていました……」

Key Point

- 補正できる要因がないか，不眠の状況に対して評価を行う。
- 不眠とせん妄・うつ病の鑑別は必ず行うこと。特にせん妄と関連した不眠において，せん妄を見逃して睡眠薬を処方した場合，せん妄が悪化することが予測される。
- 終末期の不眠治療においては，身体状態などに応じて特別な配慮が必要なこともある。

終末期の不眠

　不眠はがん患者において頻度の高い症状の一つですが，「一晩くらい寝なくても大丈夫」と言って取るに足らないものとして済まされたり，「眠れないならとりあえず睡眠薬を出しておきますね」とあまりアセスメントをされずに処方されがちです．遷延する不眠は大きな苦痛をもたらし，患者のQOLを損なうことになります．

　また，不眠の原因は多様であり（図1），単に不眠という症状だけを扱うのではなく，その背景を十分に評価し除去可能な原因があれば，まずはその対応を考えることが重要です．評価の際には，不眠がせん妄やうつ病などの前駆症状や表出症状の一つである場合もあるため，それらを見落とさないように，不眠を呈する患者の診察にあたっては常にせん妄とうつ病を鑑別にあげておきます．

　不眠に対しては，睡眠衛生指導や認知行動療法などの非薬物的療法と薬物療法の2つのアプローチが基本となります．薬物療法としては，せん妄のリスクが見当たらなければ，不眠のタイプに応じてベンゾジアゼピン系睡眠薬を使用することが一般的です．せん妄が疑わしい場合やせん妄となるリスクが高い場合には，抗精神病薬を使用する場合もあります．

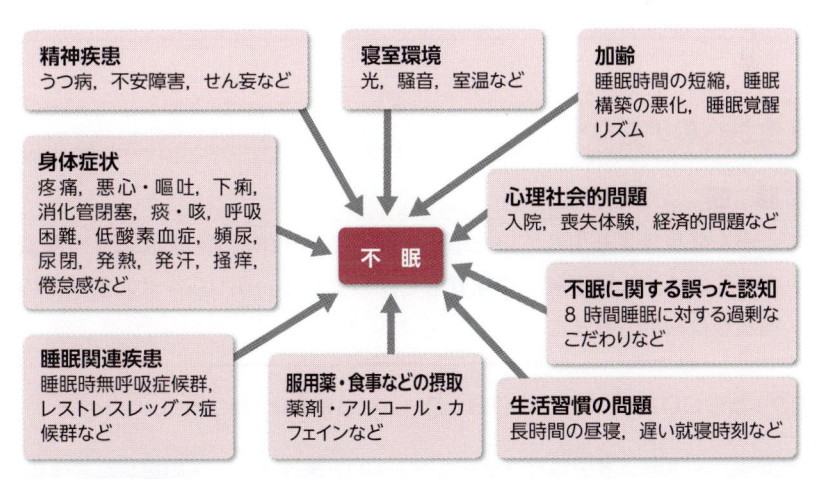

精神疾患
うつ病，不安障害，せん妄など

寝室環境
光，騒音，室温など

加齢
睡眠時間の短縮，睡眠構築の悪化，睡眠覚醒リズム

身体症状
疼痛，悪心・嘔吐，下痢，消化管閉塞，痰・咳，呼吸困難，低酸素血症，頻尿，尿閉，発熱，発汗，掻痒，倦怠感など

心理社会的問題
入院，喪失体験，経済的問題など

不眠に関する誤った認知
8時間睡眠に対する過剰なこだわりなど

睡眠関連疾患
睡眠時無呼吸症候群，レストレスレッグス症候群など

服用薬・食事などの摂取
薬剤・アルコール・カフェインなど

生活習慣の問題
長時間の昼寝，遅い就寝時刻など

図1　不眠の原因
〔谷口充孝：内科医のための不眠診療はじめの一歩 誰も教えてくれなかった対応と処方のコツ（小川朝生，他・編），羊土社，pp18-26，2013 より一部改変〕

終末期の不眠の治療においては，身体状態などに応じて特別な配慮が必要なこともあります．肝機能障害や肝転移がある場合，向精神薬の多くは肝臓で代謝されるために効果が増強・遷延することがあります．また，不眠とともにほかの症状が併存している場合に双方の症状へ効果が期待できる薬物を処方することもあります〔しびれがある場合のクロナゼパム（ランドセン®，リボトリール®），嘔気がある場合の抗精神病薬など〕．内服ができない患者の不眠に対して用いる薬物の選択肢としては，フルニトラゼパム（サイレース®，ロヒプノール®）やミダゾラム（ドルミカム®），ヒドロキシジンパモ酸塩（アタラックス®-P），ハロペリドール点滴（セレネース®），ブロマゼパム（セニラン®）坐剤などがあります．

👉 First Approach（ファーストアプローチ） そのとき各職種はどう動く？

医師
- 不眠のタイプ分け（入眠困難，中途覚醒，早朝覚醒，熟眠障害）を行うとともに，不眠の原因を把握するように努める

薬剤師
- 不眠の原因となりうる服用薬を調べ，薬剤の相互作用などを医師に助言する

看護師
- 患者はせん妄ハイリスクではないか，医師の指示がせん妄の悪化につながるおそれがないか確認し，必要であれば医師に尋ねる

症例へのアプローチ

1 診 断

がん罹患後より生じていた不安に加えて，身体状況の悪化により嘔気・疼痛も認め，入眠困難・中途覚醒を認めました．うつ病やせん妄などの精神疾患は除外されました．

👉 Second Approach（セカンドアプローチ） そのとき各職種はどう動く？

医師
- 不眠の原因除去に努めるとともに，看護師らと入院環境など注意事項を共有する

> **薬剤師** ● 処方薬の剤形，投与ルートなど患者の負担を軽減できる工夫がないか，相互作用など注意点はないか確認し，医師に助言する
>
> **看護師** ● 処方薬により生じうる有害事象（転倒・せん妄など）を医師らと確認し，入院環境を調整する

2 治　療

　不眠の背景にある疼痛や嘔気について原因を評価し対応することに並行して，薬物療法として以下を処方しました。また，不安に対しては呼吸コントロールなどのリラクセーション法（p.326）を導入しました。

> **処方** クロルプロマジン（ウインタミン®，コントミン®）錠 12.5mg
> 　　　　　　　　　　　　　　　　　　1回1錠　1日1回　寝る前

　対応後には，入眠困難・中途覚醒についても改善がみられました。その後，経口困難となった際には，適宜投与可能な経路に応じて薬剤調整を行いました。

3 患者・家族への説明

> 　夜，なかなか寝つけないことの原因であった吐き気や痛みについて対応するとともに，睡眠のリズムを改善するためのお薬を調整しましょう。お薬を始めるにあたって何か心配な点はありませんか？　人によっては「睡眠薬は一度始めるとどんどん強くなるのでは」，「やめられないのでは」，「そのまま目が覚めないのでは」と不安を感じる方もいらっしゃいます。お薬を調整していく当初は，眠りにくさが続いたり朝に起きにくかったりと試行錯誤が必要だったり，忘れっぽさやふらつきなどの副作用がみられることもありますが，その都度医療スタッフが状況を評価し対応していきます。ご不安なことなどありましたら，いつでもご相談ください。

第4章　ケーススタディで実践力をみがこう

　睡眠薬の使用に際しては抵抗感や罪悪感を感じる患者も多いです。医師の指示を守って使用することのメリットがデメリットを上回る場合にはそのように説明しましょう。

■参考文献
1) 谷口充孝：不眠診療のアウトライン．内科医のための不眠診療はじめの一歩 誰も教えてくれなかった対応と処方のコツ（小川朝生，他・編），羊土社，pp18-26，2013

Q&A 認知症とせん妄はどうやって見分けたらよいですか？

　認知症はせん妄の準備因子の一つですから，そもそも両者は合併しやすいのです。

　認知機能低下や幻視，落ち着きのなさなどが急激に始まった場合は，せん妄であることが多いとされています。認知症は一般的には緩徐に進行しますので，症状に気づかれる前の知的活動や生活状況を把握することで大体の判別はつきます。

　つまり，もとからこれらの症状があり，その症状の頻度や重篤度が大きな変化なく経過しているのであれば認知症に伴う症状であることが多く，急激に悪化した場合はせん妄が合併している可能性が高いのです。

　なお，せん妄には身体要因が潜んでいる場合が多いので，せん妄の合併を疑ったら身体検索を行いましょう。それによって肺炎や電解質異常が判明することも少なくありません。

　ちなみに，精神腫瘍医は，認知症とせん妄は「合併」とは言わず，「重畳」と言うことが多いです。全く別個のものがあわさったというよりは，似た症状が層状に重なっているイメージに近いからでしょうか。

第4章 ケーススタディで実践力をみがこう

▼ 不眠に関連したケース

Case 6

睡眠薬が効かず不眠を訴える患者 いびきをかいて"眠って"いる?!

睡眠時無呼吸症候群（SAS）の症例

患　者：60歳，男性，Ⅰ期肺腺がん
既往歴：2型糖尿病（食事療法，内服治療中），高血圧
生活歴：会社員。妻と2人暮らし。子どもなし。
　　　　　喫煙：1日20本/日，飲酒：500mLビールを3本/日
所　見：身長165cm，体重85kg，BMI 31

経過

　元来，社交的で明るい性格。会社が終わるとほぼ毎日，同僚と飲みに出かける日々を送っていた。ただし，糖尿病内科の主治医より飲酒は控えるよう指導されていたため，休肝日を週2日程度は設けていた。熟眠感がないことは前々から自覚していたが，それほど気にしてはいなかった。

　X年4月，職場で行われたがん検診でCTを撮像し，左肺尖部に異常陰影を指摘された。後日行われたPET-CT検査ではStage IAの肺腺がんと術前診断された。

　診断後より，禁煙と禁酒を試みたものの2日で中断。同時期より，入眠はできるものの途中で何度も目が覚めてしまい，再入眠はスムーズであったが起床時は頭痛が続いた。頭痛は日中も持続した。

　X年5月，手術目的に外科病棟に入院となった。頭部MRIで転移性病変は否定されたが，不眠と頭痛は続いた。がん主治医より，ゾルピデム，ブロチゾラム，フルニトラゼパムが処方されたがいずれも無効であった。がん主治医より受診を勧められ，入院後5日目に緩和ケアチームにコンサルトとなった。

● チームと患者との会話

　チームで病室に往診。カーテンを仕切ってTVを見ている。テーブルには雑誌や漫画や煎餅が置いてある。口調は穏やかで診察には協力的。ときおり冗談を笑いながら話す場面もみられる。

医　師「一番おつらいことは何ですか？」
患　者「頭が痛いことかな。あと，眠れないこと。寝てるんだけど1日中眠いんですよ。漫画読んでても気がついたら寝ちゃって全然進まないんですよね」
医　師　積まれた漫画に視線をずらすと…

患　者「この漫画，すごく面白いですよ。ずっと読みたかった漫画なんですよ」
医　師「今回の入院で，心配なことなどはないですか？」
患　者「がんって言われたときはショックだったけど，初期だっていうし。手術してとってもらえば大丈夫かなって」
医　師「最近の睡眠についてはいかがですか？」
患　者「前から眠れないんです。夜中，ずっといびきをかいてるらしいから眠ってるんでしょうけどね。朝からずっと眠いんです。入院してから環境も変わったせいか，もっと眠れなくなった気がします。途中で目が覚めるし，頭が痛いんですよ。眠剤出してもらったけどぼーっとするだけで全然だめ。看護師は寝てたよっていうけど，自分では眠った感じがしないんです」
医　師「頭痛について教えてください」
患　者「入院して頭の検査もしたけど異常ないって。もう何年も前からぼーっとする感じはあったんですけど二日酔いだと思います。ガンガンした痛みはここに入院してからです。精神的なものなんでしょうかね」

Key Point

- 主訴が「不眠」であっても，最低限の問診で睡眠時無呼吸症候群（SAS）のスクリーニングを行い，必ず器質的疾患の除外を行ってから精神疾患の鑑別をする。
- 既往歴，血圧，体型の確認をすること。
- いつ頃から始まった症状なのかの確認をすること。
- SAS を疑ったら，睡眠の様子を客観的に第三者から評価してもらう（いびきはかくか，呼吸は 10 秒以上止まっていないかなど）。
- 頭痛を伴う不眠の場合，ベンゾジアゼピン系薬剤の安易な使用は避ける。

睡眠時無呼吸症候群とは

(1) 概　要

　睡眠時無呼吸症候群（sleep apnea syndrome：SAS）とはその名のとおり睡眠時に無呼吸が繰り返され，睡眠の分断化，深睡眠の減少により日中の過度の眠気などを伴う病態をいいます。ここでいう「無呼吸」とは，10秒以上の口と鼻での気流の停止と定義されています。睡眠1時間あたりの呼吸停止回数（apnea index：AI）が5秒以上をSASとしています。

(2) 原　因

　　閉塞型無呼吸の原因として最も問題とされるのは肥満です．肥満は必然的に喉を狭くさせ，無呼吸が起きやすくなります．

　　また，飲酒や薬物などでも喉の緊張が緩むことがあり，無呼吸が起きやすくなります．

(3) 症　状

- 日中の眠気
- いびき
- 睡眠中の無呼吸（家族などの情報による）
- 起床時の頭痛
- 口渇
- 熟眠感の欠如
- 集中力の低下（作業効率の低下）
- 朝方の胸やけ
- 夜間苦しくて中途覚醒する
- 睡眠中の体動が多い
- 夜間頻回にトイレに起きる

(4) 検　査

　　検査には①スクリーニング検査，②終夜睡眠ポリソムノグラフィがありいずれの検査もセンサーを取りつけて就寝してもらうもので，疼痛は伴いません．

① スクリーニング検査

　　簡易睡眠時呼吸モニターとして，口鼻気流，胸部および腹部運動，酸素飽和度，心電図などを同時記録する方法が在宅で行われています．

② 終夜睡眠ポリソムノグラフィ（polysomnography；PSG）

　　簡易検査の項目に加え，脳波や筋電図，眼球の動きなどを測定することで睡眠の深さ，睡眠の分断化，覚醒反応の有無，睡眠効率などを解析することができます．病院に1泊して行うことが一般的です．

(5) 治　療

　　主な治療法を下記にあげます．

① 生活習慣の改善と増悪因子の除去

- 側臥位での就寝
- 節酒
- 減量
- 睡眠薬の内服を再検討（中止）
- 鼻閉治療（点鼻薬）

② 経鼻的持続陽圧呼吸（nasal CPAP）
③ 歯科装具（マウスピース）
④ 外科的手術

　キーワードとして，中途覚醒，起床時の頭痛，日中の眠気，いびき，肥満，睡眠薬の使用があげられます．前述の基礎知識があり，これらのキーワードがあれば自然とSASの診断は鑑別にあがるでしょう．一概に「不眠」といえど，まずは器質的疾患を除外してから精神疾患を考えていく流れが基本です．

First Approach（ファーストアプローチ） そのとき各職種はどう動く？

医師（精神科医の頭の中…）
肥満，糖尿病，高血圧を呈していていびきをかく男性．
飲酒が多いようだがアルコール離脱の可能性はないだろうか．入院して5日目だが，明らかな離脱症状はないし，休肝日も設けているし可能性は低いか．
以前から熟眠感がないのは，アルコールの影響も考えられる．
頭痛の原因は何か，転移性病変はないようだ．
漫画への興味はあるようだし，うつ症状である不眠は考えにくいか．
睡眠薬を使用した後からの頭痛は何か関連性はないだろうか．

- 頭痛，不眠の原因を器質的要因から考える

薬剤師
- ベンゾジアゼピン系薬剤の投与後より頭痛が出現していることに注目し，薬剤投与による症状増悪の可能性を医師に助言する
- 薬剤による副作用の可能性も考えておく必要がある

看護師
- 夜間のいびきの様子を確認する（10秒以上の無呼吸）
- 家族に自宅での夜間の様子を聴取する（いびき，無呼吸，体動など）
- 患者との関わりのなかで，気持ちの落ち込みや運動抑制などの変化はないかを確認する

症例へのアプローチ

1 診　断

　基本的に器質的問題を除外してから，内因性疾患を疑うという順番は変えてはいけません。

　本症例は肥満で基礎疾患に糖尿病，高血圧を呈しています。主訴は不眠でありいびきをかいている男性です。ここまでのキーワードがあればSASを疑うことは問題ないように思います。

　不眠，頭痛に関して頭部MRIで異常所見は否定されています。もし，否定されていない場合は必ず確認して器質因を否定しておく必要があります。

　また，飲酒歴があることからもアルコール離脱の関連性も考える必要があります。今回は不眠，頭痛以外に目立った離脱症状は認められず，連続した飲酒後でないことからも否定的であると考えます。ただし，熟眠感の欠如はアルコールの影響も関連している可能性は考えておいたほうがよいでしょう。

　がん告知後，手術直前であるという背景から抑うつ症状を呈している可能性も考えられますが，漫画への興味や診察時の本人の様子からは否定的です。繰り返しになりますが，内因性を疑う場合は必ず器質因を否定してからです。

　また，診断のヒントとしてベンゾジアゼピン系薬剤の使用後から頭痛が出現しています。このことからも薬剤により症状が増悪した可能性が示唆され，SASをさらに疑う情報になります。

Second Approach （セカンドアプローチ）　そのとき各職種はどう動く？

医師
- SASを疑い終夜睡眠ポリソムノグラフィを行う
- 節酒，減量を指導し，看護師へ退院後の生活習慣のアドバイスなどを指示する

薬剤師
- SASを増悪させた可能性のある薬剤の中止，変更などを提案する

> **看護師**
> - 側臥位での就寝を促す
> - 睡眠薬中止前後の様子を観察しながらケアをする
> - 退院後の生活習慣の見直しをアドバイスする
> - 家族のサポート体制を確認し，家族とも協力しながら退院後の環境調整を進めていく

2 治療

　PSGにてSAS（閉塞型）と診断しました。睡眠薬を中止すると頭痛は軽快しました。間もなくCPAP治療が開始されると中途覚醒や熟眠感の欠如は消失しました。手術も無事終了し，CPAP治療を継続しながら自宅退院となりました。

　入院中に看護師より，生活習慣の見直しとして外食を控えたり，適度な運動や節酒したりすることをアドバイスされ，家族と栄養相談を受けました。退院後は，減量と断酒を目指すと意気込み，妻とジョギングを開始しました。なるべく外食は避け，妻が毎日献立を考えて調理しています。

3 患者・家族への説明

> 　今回の検査でAさんの不眠や頭痛の原因は睡眠時無呼吸症候群である可能性が高いことがわかりました。この病気は，その名のとおり睡眠時に10秒以上の無呼吸が繰り返されて，睡眠が分断化されたり，深睡眠が減少したりすることにより日中の過度の眠気などを伴う病態をいいます。
> 　Aさんの場合，このような状態に至った原因の一つとして肥満があります。肥満により空気の通り道である喉が狭くなり無呼吸が起きやすい状態になっているのです。また，飲酒も喉の緊張が緩むことがあり無呼吸を起こしやすくする原因になります。これらの原因は生活習慣の見直しで改善する余地がある問題です。この機会に一緒に考えてみましょう。
> 　また，睡眠薬でも頭痛や無呼吸の症状を増悪させてしまう可能性がありますので睡眠薬を中止させてもらいます。
> 　治療としてはマウスピースなどの使用もありますが，経鼻的持続陽圧呼吸

(nasal CPAP）というものが第一選択とされています．

　一定圧を加えた空気を鼻から送り込むことによって喉が狭くなるのを防ぎ，睡眠中の空気の通り道を確保します．治療にはCPAP装置と専用のマスクを使用します．CPAPは空気を送り込むだけなので副作用はほとんどありませんが，喉，鼻の渇きや，マスクを締めすぎることによる痛みがあることがあります．気になる症状があった場合はいつでも相談してください．

　まずはこの治療をして，睡眠や頭痛の状態の変化をみたいと思います．この治療でそのような症状が軽快することも十分考えられるからです．

　また，先ほどお話ししましたが，この病気は生活習慣の是正も必要です．Aさんの場合，糖尿病や高血圧もありますし，ご家族の協力も得ながらぜひ一緒に退院後の生活についても考えていきましょう．何かご質問はありますでしょうか？

■参考文献
1) 松本大資，他：長期間自然経過を追えた早期肺癌の1例．Tokushima Red Cross Hospital Medical Journal，19(1)：76-79，2014
2) 三嶋理晃：睡眠時無呼吸症候群の診断と治療．日内会誌，93：557-561，2004

第4章　ケーススタディで実践力をみがこう

▼ 不眠に関連したケース

Case 7　ベンゾジアゼピン系睡眠薬を減らしていくには？

長期間飲み続けていたトリアゾラムを減量・中止できた症例

患　者：72歳，男性，Ⅱ期胃がん
既往歴：60歳〜高血圧，65歳〜糖尿病

生活史

　会社経営者。50代のとき多忙のため不眠がちとなり，内科でトリアゾラム0.25mgを処方され，以後，約20年間毎日欠かさず飲み続けている。

経　過

　X年5月に食欲不振と体重減少のため当院初診。検査の結果，胃がん（Stage Ⅱ）の診断。同年6月2日，胃切除術，リンパ節郭清術を行った。術後2日目，普段通りトリアゾラムを内服したところ，内服30分後に「娘が迎えに来ておる，車を出せ！」と意味不明な言動の後，転倒するエピソードがあり。翌日心配した主治医から精神腫瘍医へコンサルトとなった。

処方　トリアゾラム0.25mg　1回1錠　1日1回　寝る前

Key Point

- ベンゾジアゼピン系薬剤が長期に使用されている場合，すでに精神的依存や耐性が起こっていることが多く，トリアゾラムなどの超短期作用型のものはさらにその傾向が顕著である。減量時には離脱症状や反跳性不眠が起こりやすいため，長期にわたりやめることができず，高齢になってからや身体的治療も重なり，副作用（前向性健忘や幻覚，せん妄）が出現し問題化することが多々ある。
- 睡眠12箇条[1])に沿って，まずは基本的な睡眠の考え方について睡眠衛生指導を行う。同時に，適宜必要に応じて，副作用についても情報提供を行う（せん妄などについて）。
- 依存や反跳性不眠の少ない，非ベンゾジアゼピン系薬剤〔Z-drug：ゾルピデム（マイスリー®），ゾピクロン（アモバン®），エスゾピクロン（ルネスタ®）〕をいったん併用してから中止していくことが有効である。その他，ミアンセリン（テトラミド®），トラゾドン（デジレル®，レスリル®），ミルタザピン（リフレックス®，レメロン®）などの抗うつ薬やクエチアピン（セロクエル®），クロルプロマジン（ウインタミン®，コントミン®），レボメプロマジン（ヒルナミン®，レボトミン®）などの抗精神病薬を睡眠改善薬として併用や切り替えていくことも，せん妄を起こさず睡眠を改善する方法として有効である。

- これまで使用されていた薬剤を変更する場合，そこに至る前医との治療の歴史があるため，前医への信頼が損なわれるような批判は決してしないよう配慮する必要がある。

症例へのアプローチ

　診察時にはせん妄は改善しており，注意力，記銘力，見当識，理解力は保たれていました。昨夜のことについて訊ねても，まったく記憶にないようでした。昨夜のことについて説明した後に，まず，せん妄についてのパンフレットを用い（図1），せん妄についての一般的な情報提供とともに，これまでの治療を否定しないよう配慮し，今後の抗がん治療に向けてせん妄のリスクを少しでも下げるためトリアゾラム（ハルシオン®）をリスクの低い薬剤に変更していくことを説明しました。また同時に，睡眠12箇条[1]に沿って，まずは基本的な睡眠の考え方について睡眠衛生指導を行いました。

1 患者・家族にはこんな説明を

　せん妄についてパンフレット（図1）を用いて説明。

💬　トリアゾラムもせん妄の原因となりうる薬の一つです。よい機会ですので，トリアゾラムをより安全な薬に少しずつ切り替えてみませんか？

患者「でも先生，これまで何も困ったことは起こっていないし，昨日はたまたまでしょ？　やめなくてもいいよ」

　そうですよね，しかし，お若い頃は大丈夫でも，年齢とともにトリアゾラムの副作用は起こりやすくなります。特に今回のように手術の後や，がんの治療など身体に負担がかかる状況ではさらにせん妄などの副作用が起こりやすくなります。これからのがん治療を考えるとやはり心配です。

患者「それはわかるけど，これまでも何度もやめようと思ったんだよ。でもこの薬じゃなきゃダメなんだよね。8時間はしっかり寝たいしさ。酒飲んで，この薬飲むとちょうどいいんだ」

　（※睡眠12箇条[1]に沿って，基本的な睡眠の考え方について説明。また，アルコールとの併用の危険性についても説明。）

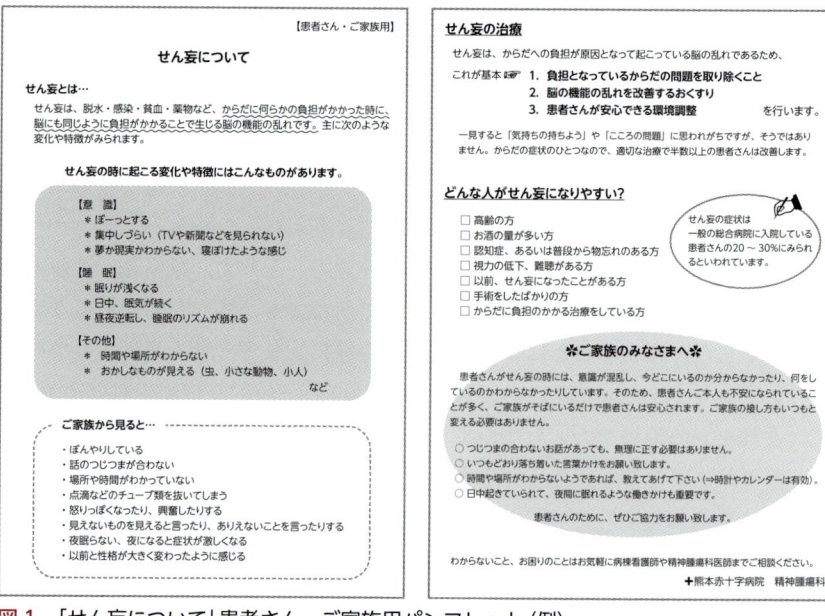

第4章　ケーススタディで実践力をみがこう

図1　「せん妄について」患者さん・ご家族用パンフレット（例）

　長い間，トリアゾラムを飲まれていたので，8時間眠ることがあたりまえになっていたのかもしれませんが，通常，睡眠は年齢とともに必要な時間や質は減ってくるものです。ですので，8時間にこだわる必要はありませんよ。
　アルコールは実は睡眠の質を下げてしまいますし，何よりも睡眠薬と一緒に飲むと副作用が特に出やすくとても危険です。アルコールと一緒に飲むのはやめることをお勧めします。
　確かに，トリアゾラムはやめようとしたら離脱症状や，逆に以前よりも眠れないといった症状が出やすい薬です。ですが，ほかのお薬を併用しながら少しずつ減らしていけば，きちんと中止することは可能です。
　まずは，同じ寝つきを助ける薬ですが，依存や反跳性の不眠の起こりにくい薬と，せん妄でも使用する睡眠を助ける薬を使い，代わりに少しだけトリアゾラムを減らしてみようと思います。いかがでしょうか？
患者「本当に大丈夫だろうね？　だったらやってみてもいいよ」

大丈夫です．ただ，最初の数日は，確かに以前より眠れなく感じてつらいかもしれません．ただ，それがあたりまえに感じるようになってきます．最初だけ少し頑張ってください．

患者「わかったよ．やってみるよ」

Approach そのとき各職種はどう動く？

医師
- ベンゾジアゼピン系薬剤は，せん妄を惹起するリスクのあることをおさえる
- ハイリスクの患者には使用を避ける

薬剤師
- ベンゾジアゼピン系薬剤の投与されている患者では，常にせん妄のリスクがあることを踏まえ，定期的な確認をする

看護師
- せん妄のリスクが高い患者には，ベンゾジアゼピン系薬剤の使用を控えることを検討する
- 医師と協働して，患者にせん妄のリスクを伝え，対応を検討する

2 治療

まず，ラメルテオン（ロゼレム®）とクエチアピン，少量のゾルピデムを併用し，代わりにトリアゾラムを半分に減量することとしました（第4章 Case22，p.300 も参照）．

ラメルテオンはせん妄の対策および長期的には睡眠のリズムを作る作用があること，いずれはラメルテオンのみで眠れるようになることが目標であることを説明しました．クエチアピンは同様にせん妄対策にもなること，ゾルピデムはトリアゾラムに近い作用が期待でき，かつ依存や反跳性不眠が起こりにくいことを説明し，この2剤はトリアゾラムが中止できた後から徐々に中止していくこととし，薬剤変更へのロードマップを示しました．当面は不眠時の頓服薬として，クエチアピンを用意することとしました．

また，同時に前日どんなに眠れなくても7時に起床し，日光を浴び，日中は横にならずなるべく活動をするよう指導しました．

第4章　ケーススタディで実践力をみがこう

> **処方**
> ・トリアゾラム (ハルシオン®) 0.125mg ┐
> ・ラメルテオン (ロゼレム®) 8mg   │ 寝る前に内服
> ・ゾルピデム (マイスリー®) 2.5mg   │
> ・クエチアピン (セロクエル®) 25mg   ┘
> ・クエチアピン (セロクエル®) 25mg   不眠時頓服

　最初の3日間は寝つきが悪く，頓服のクエチアピンを追加使用しましたが，その後は使用せずに入眠できるようになりました。1週間後に，さらに1日おきにトリアゾラムを中止するよう指導しました。

> **処方**
> ・トリアゾラム (ハルシオン®) 0.125mg ➡ 1日おきに ┐
> ・ラメルテオン (ロゼレム®) 8mg   │ 寝る前に内服
> ・ゾルピデム (マイスリー®) 2.5mg   │
> ・クエチアピン (セロクエル®) 25mg   ┘
> ・クエチアピン (セロクエル®) 25mg   不眠時頓服

　2週間後の診察では，
患者「さすがに，トリアゾラムがない日は眠りづらいね。でも何とか続けられそうな気はするよ」
　この時点で退院となるため，外来治療で引き続き，薬剤調整を行っていくこととしました。自宅でも7時に起きて，日光を浴び，日中は横にならないよう指導しました。

　退院1週間後の外来診察では，
患者「先生，慣れてきたよ。実は酒も飲んでないんだ。これならトリアゾラムやめても大丈夫そうだよ」
　この時点でトリアゾラムを中止することとしました。

> **処方**
> ・ラメルテオン (ロゼレム®) 8mg   ┐
> ・ゾルピデム (マイスリー®) 2.5mg   │ 寝る前に内服
> ・クエチアピン (セロクエル®) 25mg   ┘
> ・クエチアピン (セロクエル®) 25mg   不眠時頓服

さらに1週間後の診察では，

患者「もう大丈夫。もう一つのゾルピデムもやめてみようか？」

ゾルピデムも同様に1日おきに中止してみるよう提案しました。

> **処方**
> ・ラメルテオン（ロゼレム®）8mg
> ・ゾルピデム（マイスリー®）2.5mg ➡ 1日おきに ｝ 寝る前に内服
> ・クエチアピン（セロクエル®）25mg
> ・クエチアピン（セロクエル®）25mg 　不眠時頓服

次の1週間後の診察では，

患者「大丈夫。1日おきにしていたけど，大丈夫そうだからやめてしまったよ」

この時点で化学療法が導入されることとなったため，化学療法による不眠の可能性を鑑み，ラメルテオン，クエチアピンは継続し，化学療法の終了後から，クエチアピンを中止する方針となりました。

> **処方**
> ・ラメルテオン（ロゼレム®）8mg
> ・クエチアピン（セロクエル®）25mg 　｝ 寝る前に内服
> ・クエチアピン（セロクエル®）25mg 　不眠時頓服

■ 参考文献
1) 健康づくりのための睡眠指針2014：厚生労働省健康局，平成26年3月

第4章 ケーススタディで実践力をみがこう

▼ 不眠に関連したケース

Case 8 患者さんが睡眠薬を飲みたがります…

不眠や不安の増悪をおそれベンゾジアゼピン系薬剤の中止をためらう症例

患　者：73歳，男性，食道がん術後再発（肺転移）
既往歴：高血圧

経　過

　X年3月に咽喉食摘（TPLE）を施行された。術後数日間せん妄を来し，以後精神科が介入している。X年5月のCTで肺に新規病変を認め，組織診にて肺転移と確認されたため，緩和的化学療法へと治療方針が変更された。
　一方でX年5月の精神科外来受診時，近医内科でゾルピデムとエチゾラムが開始されたと判明し，せん妄が懸念された。しかし，本人は薬剤変更を強く拒否し，結局変更できないまま，翌6月に化学療法施行目的で入院となった。フルオロウラシルとシスプラチンによる化学療法開始当日の夜，もうろうとして病棟内を徘徊するせん妄のエピソードがあり，翌日精神科医が眠前薬を変更しようとしたが，やはり拒否が続いた。

チームと患者との会話　（患者は筆談）

X年5月：外来
医　師「いま出されている薬は，せん妄を招くおそれがあり危険です」
患　者「いまはせっかく眠れるようになったし，問題も起こっていない！　絶対にやめない！」

X年6月：病棟・せん妄の翌朝
医　師「昨夜，ふらふら病棟内を歩いておられ，せん妄があったようです。この薬を変えないと，また同じようなことが起こるかもしれません」
患　者「たまたま寝ぼけただけ！　せっかく眠れているのだから同じ薬をください！」

Key Point

- 患者は「薬をやめると眠れなくなるのではないか」，「不安が増悪するのではないか」という懸念から，ベンゾジアゼピン系薬剤の中止をためらう場合が多い。
- まず患者の気がかりを聞き，そこに理解を示す。次にせん妄による治療への影響を説明し，同時に睡眠や不安に別の方法で対処していくことを保証する。
- ベンゾジアゼピン系薬剤の代替薬として，睡眠の補助にはクエチアピン（セロ

クエル®)などの低力価抗精神病薬やトラゾドン(デジレル®，レスリン®)などの抗うつ薬，不安の抑制には高力価の抗精神病薬を代用することが多い。ただし「睡眠薬の代用品」としての安易な連用は避ける。
- 錐体外路症状の出現やベンゾジアゼピンの離脱症状にも注意を払う。

薬剤の調整にあたって考えるべきこと

1 薬剤調整の原則

患者の一番の願いは「苦痛なくぐっすり眠る」ことです。まずはそれを患者の口から語ってもらい，不眠の苦痛に共感を示すことが大切です。そのうえで，「せん妄に注意しつつ，できるだけ眠りや不安をコントロールしていく」ことをチーム共通の目標として共有します。

2 薬剤変更の検討

ベンゾジアゼピン系薬剤の代替薬として使われることが多い薬剤の例を表1に示します。

3 具体的な薬剤調整

ベンゾジアゼピン系薬剤は，せん妄がなければ手術前夜まで内服してもらいます。手術当日からは，表1にあげた薬剤を初期用量から用います。

表1 ベンゾジアゼピン系薬剤の代替薬として使われることが多い薬剤

眠りを確保したい	不安をおさえたい
・低力価抗精神病薬 　クエチアピン(セロクエル®) 　クロルプロマジン(ウインタミン®，コントミン®) 　レボメプロマジン(ヒルナミン®) ・抗うつ薬(抗ヒスタミン作用の強いもの) 　トラゾドン(デジレル®，レスリン®) 　ミルタザピン(リフレックス®) 　ミアンセリン(テトラミド®) ・メラトニン作動薬 　ラメルテオン(ロゼレム®) ・NMDA受容体阻害薬 　メマンチン(メマリー®)	・高力価抗精神病薬 　リスペリドン(リスパダール®) 　ハロペリドール 　(セレネース®，リントン®) 　オランザピン※(ジプレキサ®) 　　　　　　　※鎮静作用も強い

頓用で用いることが多いのですが，不安が強い場合などは，就寝前の定時使用を検討します。

　炎症や採血データが落ち着き，バイタルが安定し，何日にもわたってせん妄が生じていないことを確認できたら，ベンゾジアゼピン系薬剤の再開を考えてもよいですが，少なくとも治療後1週間から10日はみたほうがよいでしょう。また，せん妄の発現には特に注意し，事前にスタッフ間で情報を共有します。

4　薬剤調整における問題点と危険性

　低力価抗精神病薬は，傾眠やふらつきのほか，血圧低下，代謝異常を招きやすくなります。クエチアピンは糖尿病患者への使用が禁忌です。また，認知症高齢者に非定型抗精神病薬を連用した場合，死亡率が約1.6倍に上昇したという報告があります[1]。

　さらに抗精神病薬，特に高力価のものは錐体外路症状（EPS）を招きやすく，固縮，アカシジア，ジストニアなどの不快かつ重篤な副作用を生じることがあります。体の動きが悪い，誤嚥，身体のむずむず感，手足が震える，体が勝手に動くなどの症状は，苦痛を伴う反面見逃されやすく，注意を要します。

　長期連用していたベンゾジアゼピン系薬剤を急に中断した場合，短時間型では24〜48時間，長時間型では数日から1週間経つと，発汗，振戦，動悸，不安感などの自律神経症状を主体とした離脱症状を来すことがあります。この場合は，クロナゼパム（ランドセン®，リボトリール®）やブロマゼパム（セニラン®座剤）を頓用で用いるなど，一時的にベンゾジアゼピン系薬剤を再開せざるをえない場合があります。医療スタッフ，特に看護師はこれらの症状を見逃さないよう十分な注意を払うべきです。

5　ベンゾジアゼピン系薬剤を再開すべきか

　患者の話のなかには「8時間眠らないと健康に悪い」，「朝まで1回も起きずに眠りたい」，「寝ないとがんが進行する」と，睡眠への誤解やこだわりが見え隠れすることがあります。睡眠は個人差が大きく，本人さえ困らないのであれば睡眠時間は6時間でも5時間でも構わないですし，中途覚醒も苦痛なく再入眠できるのならこだわる必要はありません。そもそも産

業革命以前は，中途覚醒があたりまえで，周囲に獣が来ないか見張ったり，互いにおしゃべりして過ごしていたという歴史的資料も残っているくらいです[2]。また，睡眠時間とがんの進行の相関を示す有益なデータはいまのところ見つかっていません。

　こういった誤解を正すとともに，30分以上の昼寝を避ける，カフェインを摂らない，夕食後パソコンやスマートフォンなどを操作しないといった睡眠衛生指導を行うと，意外とすんなり眠前薬を終了できるケースもあるため，一度話し合って損はありません。

First Approach（ファーストアプローチ） そのとき各職種はどう動く？

医師
- 患者の不眠の苦しみに対し，真摯に耳を傾ける
- 不眠の背景にある問題（せん妄や苦痛，元来のこだわりなど）を見逃さない

薬剤師
- 内服中の向精神薬のせん妄リスクを把握したうえで，代替薬に関する情報を収集しておく

看護師
- 眠れないのではという患者の不安を受容し，継続的対処を保証する（ただし「これを飲むと絶対眠れますよ」といった安請け合いは，信頼関係を損ねるおそれがあるため注意する）

症例へのアプローチ

1 診　断

　抗がん薬に伴う輸液負荷やステロイドの使用によりせん妄が生じやすい状態になっていたところへ，就寝前にゾルピデム（マイスリー®）やエチゾラム（デパス®）を内服したことでせん妄を来したものと推測されました。また，患者の妻の話からは，若いときから柔軟な思考が苦手でこだわりが強く，発達障害を疑わせる傾向が示唆されました。

Second Approach そのとき各職種はどう動く？

医師
- 不眠，不安に責任をもって対処することを患者に保証する
- 薬剤師などと相談しながら，薬の変更プランを決める

薬剤師
- 薬剤変更に伴って生じうる新たな問題点（副作用，離脱症状など）の情報収集を行い，ほかの職種と共有する

看護師
- 錐体外路症状，過鎮静，せん妄の遷延，ベンゾジアゼピン離脱症状などを見逃さず，迅速に対応・伝達する

2 対 処

まずは患者の話に耳を傾けたところ，4月に何日も不眠で苦しみ，現在の薬でやっと熟眠が得られたとのことでした。まずはそのつらさをねぎらったところ，本人の興奮もやや収まり，耳を傾けてくれるようになりました。

そのうえで，治療に伴いせん妄が起きやすくなっており，別の薬剤に変更する必要があること，不眠でつらくならないようしっかり配慮することを保証したところ，「眠りが確保できるなら変えてみてもよい」と話したため，眠前薬をクロルプロマジン（ウインタミン®，コントミン®）に変更しました。

クロルプロマジン12.5mgでは中途覚醒が気になるとのことで25mgに増量したところ，まずまずの評価を得られ，せん妄も再燃せずに治療を完了できました。

介入前処方
ゾルピデム（マイスリー®）錠5mg　1回1錠　寝る前
エチゾラム（デパス®）錠1mg　1回1錠　寝る前

介入後処方
クロルプロマジン（ウインタミン®，コントミン®）錠
　　　　　　　12.5mg　1回1錠　寝る前
　　　　　　　⬇ 増量
　　　　　　　25mg　1回1錠　寝る前

現在，外来ではゾルピデム，化学療法前後はクロルプロマジンと使い分けて対応しています。

3 患者・家族への説明

> 眠れないことがとてもつらかったのですね。そのためにお薬を変えたくない気持ちはとてもよくわかりました。
> そのうえで，現在は治療のため身体に負荷がかかり，せん妄を起こしやすくなっています。いまのままお薬を使い続けると，せん妄のために怪我をしたり，治療がうまく進まなくなったり，せん妄によって睡眠覚醒リズムが崩れ，逆に眠れなくなってしまうおそれもあります。
> このため，眠りを確保できるように配慮しながら，お薬を調整したいと思います。具体的にはせん妄を起こしにくい安定剤などへの置換を考えます。何かあったらしっかりご相談に乗りますのでご安心ください。

■参考文献
1) Schneider LS, et al：Risk of death with atypical antipsychotic drug treatment for dementia. JAMA, 294 (15)：1934-1943, 2005
2) 内山　真：睡眠と健康．太陽 ASG エグゼクティブ・ニュース，2011 年 7 月，第 101 号，2011

第 4 章 ケーススタディで実践力をみがこう

▼ 不眠に関連したケース

Case 9 夜間,子どもがなかなか眠れない様子です…

不眠の原因を取り除き,睡眠薬を使用せずに改善できた症例

患 者:7歳女児(20kg),脳幹部神経膠腫
既往歴:特記なし

経過

脳幹部神経膠腫と診断され,放射線療法および化学療法目的で1週間前に入院。連日16時から放射線治療時の安静目的で鎮静薬のトリクロホスナトリウムシロップ 15mLを服用している。またデキサメタゾン1mgを1日2回・朝夕食後で内服している。完全看護体制のため夜間の家族付き添いは行っていない。

ここ数日,夜中に「ママー,ママー」と泣いている。不眠に対しヒドロキシジン 15mgを静注するも入眠が困難な状態が続いている。

Key Point

- 小児がんの患児における不眠は,原因に対するアプローチが大切である。
- 治療や入院生活に対する心理的なストレスには多職種的な対応が求められる。
- 小児の不眠に対する睡眠薬の使用は,承認されていない薬剤が多いことにも注意し,必要最小限度にとどめるよう心がける。

小児がん患児の不眠の原因

小児がん患児における不眠の原因としては,疼痛などの身体症状,日中の活動性低下(退屈な床上生活,検査等での鎮静など),薬剤の影響,不安,夜間せん妄などがあります。小児の不眠は薬物療法に頼るだけでなく,改善しうる原因があればその対処を図ることで解決することが少なくありません。また,原因にかかわらず取り組むべき対策としては,睡眠覚醒リズムを適切に維持することです。

例
- 日中は遊び,学び,軽い運動など活動性を高める工夫をする
- 夜は静けさ,暗さ,適切な気温の維持確保を心がける
- 夜間の緊急性のない医療介入を控える

なお，ここでは乳児期の「夜泣き」，精神・発達障害に伴う不眠，思春期の「夜更かし」などの慢性の不眠は含めません。

原因別の不眠対策

1 疼痛・苦痛症状への対応

疼痛などの苦痛症状は，しばしば不眠の原因となります。抗がん薬治療中は，悪心・嘔吐，倦怠感，発熱，口内痛などさまざまな苦痛を伴います。終末期には大半の小児が疼痛などの苦痛な症状を認めます。適切な症状緩和は，良質な睡眠を確保するためにも重要です。

一方，言語表現能力が拙い小児では，苦痛な症状があっても過小評価されることが少なくありません。可能な限り患児のセルフレポートを重視し，それが難しい場合は行動の観察が必要です。医療者は親に比べて疼痛を過小評価しがちであることが知られていますので，小児の疼痛評価においては親の関与が大切です。

2 治療に伴う合併症としての不眠への対応

コルチコステロイドの投与，とりわけ夕方以降に投与されている場合は不眠の原因となりやすいため，可能であれば午前中のみの投与を検討します。

24時間持続で多量の輸液が投与されていると尿意や排尿のために睡眠を障害されることがあります。可能であれば夜間の点滴の減量・中止を検討します。

小児では，骨髄穿刺などの穿刺処置，MRI検査，放射線治療などの安全確実な実施のために鎮静薬を使用することが少なくありません。個人差はあるものの，検査・治療について発達・理解度にあわせてわかりやすく説明（プレパレーション）することで心の準備を促すことができ，鎮静薬を用いなくても実施できるようになることも期待できます。

モルヒネ投与中の乳幼児では，易刺激性（不機嫌，わずかな刺激で目覚める，など）を認めることがあり不眠の原因にもなります。これは乳幼児ではモルヒネ代謝産物としてM3Gが産生されやすく，M3Gの作用として易刺激性を生じやすいことが一因とされています。易刺激性を認める場合

は，モルヒネが過量になっていないか検討します。

3 不安への対応

　入院生活を余儀なくされる患児にとって，今後の見通しや将来に対する不安，処置への不安，家族と離れて暮らす不安，友達に会えない不安などが日常生活に大きな影響を与えます。子どもの不安に対する対処としては，薬物療法や心理療法以上に，良好なコミュニケーション，プレパレーション，ストレスを感じにくい療養環境，体調・発達に見合ったレクリエーション，学校や友人との継続的なつながりなど，多職種による環境調整が大切です。

4 夜間せん妄への対応

　病気の影響（脳腫瘍，高カルシウム血症，終末期せん妄など），薬物の影響（ステロイド，ベンゾジアゼピン系薬剤など），療養環境（夜間の照明，モニターの騒音など），感染・発熱などにより，夜間せん妄を生じることがあります。せん妄を認める場合，原因除去に努めるとともに，必要に応じて抗精神病薬を投与します。薬物療法としてはハロペリドール，レボメプロマジンが用いられますが，内服薬ではオランザピン（ジプレキサ®），リスペリドン（リスパダール®），クエチアピン（セロクエル®）の小児での使用の報告も近年散見されます[1]。

薬物療法

(1) ベンゾジアゼピン系薬剤

　成人領域で広く用いられるベンゾジアゼピン系の経口睡眠薬は，一般に小児の安全性が確立していないことや投与量を調整しやすい剤形が少ないこともあり，わが国では年少の小児における不眠に対して使用されることは少ないですが，本来は適切に用いれば有効な薬剤です（欧米ではロラゼパムやクロナゼパムなどが頻用されています）。ただし，逆説的な不穏には成人同様に注意が必要です。注射薬としてはミダゾラム（ミダフレッサ®）が抗不安効果，催眠効果に優れ，逆説的な不穏が比較的まれなため重宝されます。また，静脈内投与以外に口腔内，鼻腔内などへの投与の有効性も

報告されています．しかし，不眠に対する使用は承認されておらず，循環・呼吸を抑制する可能性もあるため，使用は必要最小限度にとどめるよう注意が必要です．ジアゼパム（セルシン®，ホリゾン®）は作用時間が長いため，日中への持ち越しや連用による蓄積に注意が必要です．

(2) トリクロホスナトリウム

小児では鎮静薬として使われることが多いです．鎮静，催眠効果は得られますが，抗不安作用は乏しいです．

(3) 抗ヒスタミン薬

小児では鎮静薬として使われることが多いです．比較的安全に鎮静を得ることができますが，催眠効果が弱い，耐性ができやすい，逆説的な不穏を生じうることに注意が必要です．

(4) メラトニン受容体作動薬

小児においても慢性的な不眠を生じる場合などに，一部で使用されるようになってきていますが，即効性は乏しいです．

Approach そのとき各職種はどう動く？

医師
- 疼痛などの身体症状や薬物の影響など，不眠と関連する可能性のある原因を同定，対応する

薬剤師
- 単に不眠だから睡眠薬という判断はしない
- 薬物の有害事象としての不眠など，頻度の高い原因を確実に拾い上げる

看護師
- 苦痛の原因を丁寧に観察し対応する
- 環境調整を検討する

症例へのアプローチ

1 治　療

　保育士を中心に日中の遊びを積極的に取り入れ，院内学級の教師と勉強にも取り組み始めました。放射線治療を安心して積極的に取り組めるように，ホスピタル・プレイ・スペシャリストがプレパレーションを行い，施行中は好きな音楽をかけることで，鎮静しなくても落ち着いて放射線治療を行うことができるようになりました。また，デキサメタゾンの服用を午前中のみに変更し，夜間の持続点滴は中止（ロック）することにしました。その結果，睡眠薬を使わなくても眠れるようになりました。

2 家族への説明

　夜間，眠れないことが続いていました。睡眠薬も使ってみましたがあまり効果はありませんでした。生活のリズムを改善するため，遊びや勉強の時間を増やし，日中の活動性を高めるように努めました。また，放射線治療時の鎮静やさまざまな医療処置に対する不安も不眠に影響していたようでしたので，ホスピタル・プレイ・スペシャリストが放射線治療などの治療や処置のことをわかりやすく説明し，さらに治療を強制的なイベントとしてではなく積極的に自分の力で乗り切るものとして対処できるように働きかけたことで，鎮静薬を使わなくても放射線治療を行えるようになりました。デキサメタゾンの不眠への影響も考慮し朝だけ服用するようにしました。その結果，睡眠薬を使わなくても眠れるようになりました。

■参考文献
1) Karnik NS, Joshi SV, Paterno C, et al：Subtypes of pediatric delirium：a treatment algorithm. Psychosomatics, 48：253-257, 2007

第4章 ケーススタディで実践力をみがこう

▼ せん妄に関連したケース

Case 10　夜中に患者が怒鳴りだした！過活動型せん妄への対処法は？

入院当日の夜，過活動型せん妄となり身体的要因から対応した症例

患　者：65歳，男性，Ⅳ期直腸がん
既往歴：特記なし

経　過

　外来で疼痛コントロールされていたが，疼痛が増強してきたのと下血により貧血が急速に進行したため入院となった。

　疼痛と全身倦怠感を訴えていたが，入院後は部屋に挨拶に来た看護師や緩和ケアチームにも笑顔で応えていた。その日の夜，ナースコールが鳴ったので行ってみると，患者がベッドから降りて何かを探している様子だった。看護師が声をかけると，「うるせえ！　お前は誰だよ？　早く○○呼んでこいよ！」と大きな声で怒鳴った。なだめても聞く耳をもたない様子で，テレビのリモコンを電話と間違えてかけようとするも，「つながらない」と怒り出した。ナースステーションに誘導し，あらかじめ主治医から指示されていた睡眠薬を勧めるも，最初は大声で怒鳴り拒否的だった。何とか内服してもらい，しばらくすると落ち着いてきたのでベッドへ付き添い，再び寝た。しかし，翌朝4時には起きてきて，「家に帰る」と言い病棟を出て行こうとした。

Key Point
- 過活動型せん妄に限らず，せん妄になる可能性を常に考えておく（年齢，薬剤，身体状況など）。
- 患者の安全を確保し，危険な物や状況をできるだけ避ける。
- 身体的な原因の検索を行いつつ治療を開始するが，可能な限り家族に説明と同意を得ることが大切である。
- 暴力を伴う激しい過活動型せん妄に対しては，患者のみならず医療者側の安全確保も重要である。

過活動せん妄への対応

1　意識障害があればせん妄を疑う

　過活動型せん妄を診断することはそれほど困難ではありません。いつも

と違った様子，とりわけ夜間せん妄の場合，日中との様子の違いは一目瞭然です。精神疾患の既往歴もないのに，患者が「誰か来た」,「何か見える」といった幻視を訴え，「襲われる」,「盗られた」などという妄想を言っているからといって幻覚妄想を主症状とする病気，統合失調症を発症したとは考えないでください。まずはそうした患者が示す精神症状の背景に意識障害，見当識障害がないかを必ずチェックし，わずかでも意識障害があればせん妄を疑ってください。

　せん妄の診断基準は，DSM-5では，A.注意の障害および意識の障害，B.その障害が短期間のうちに出現し，もととなる注意および意識水準からの変化を示し，さらに1日の経過中で重症度が変動する傾向があること，C.さらに認知の障害を伴い，D.基準AおよびCに示す障害が，他の既存の，確定した，または進行中の神経認知障害ではうまく説明されないし，昏睡のような覚醒水準の著しい低下という状況下で起こるものではないこと，E.病歴，身体診察，臨床検査所見から，その障害が他の医学的疾患，物質中毒または離脱，または毒物への曝露，または複数の病因による直接的な生理学的結果により引き起こされたという証拠があること，となっています（第2章 3.せん妄 表1, p.61参照）。注意の障害や意識の障害は見当識を確認するということになりますが，あえて「人物・時・場所」を聞かなくても，夜中に「家に帰る」と患者が言っていれば，時と場所の見当識が障害されていることはすぐにわかります。また，普段の医療者に対する態度と明らかに違えば人物の見当識も障害されていると考えられます。

2 せん妄患者への対応と治療

　せん妄になった患者に対しては，安心させる言葉をかけ，普段の生活にはない物（ルート類，ドレーン類，その他の医療器具など）や危険物（ハサミ，ナイフはもとより爪切りなども）が患者の視界に入ったり，すぐに手が届くような場所にないようにしましょう。患者の興奮が激しい場合や，暴力はないまでも暴言を吐いたりしている場合には，むやみに近づいて患者に触れようとせず，可能な限り複数の人数で対応し，場合によっては警備員などの助けが必要なこともあります。

　せん妄の治療で一番大切なのは，原因検索をしっかり行うことです。治療には抗精神病薬が効果がありますが，原因への対応がなされていない

と，せん妄が遷延したり，改善しない原因となります。

症例へのアプローチ

1 診　断

　本症例は，家庭でも特に問題なく，入院時も穏やかで問題はありませんでした。DSM-5のせん妄の診断基準に照らしあわせて考えると，注意の問題や見当識障害に代表される認知の変化があり，これらは身体疾患が原因と考えられますし，入院してから半日程度で出現し，症状も変動していることから，せん妄と診断できます。せん妄の準備因子として目立ったものはありませんでしたが，あえて言えば「重篤な身体疾患」となります。直接因子としては，同様に「身体疾患」があげられます。促進因子は疼痛および貧血で輸血が必要であったためルートがあったことなどの身体的要因と入院という環境の変化があげられます。

Approach そのとき各職種はどう動く？

医師
- せん妄は意識障害であること，その身体的な原因を同定することを進める
- 特に頻度の高い要因から効果的に検討する

薬剤師
- せん妄と関連する最大要因である薬剤の影響について，時間的な前後関係などの因果関係を積極的に検討する

看護師
- せん妄の身体的な要因をアセスメントし，対応する
- 患者が安心・安全に過ごせるように環境を調整する

2 治　療

　まず，原因となっている身体的要因について早急に改善できるよう介入しました。直腸がんからの出血による貧血には輸血で対応しました。疼痛については，外来ではオキシコドン（オキシコンチン®）徐放製剤40mg/日を内服していましたが，せん妄の原因や促進因子となっている可能性を考慮してフェンタニル（デュロップ®MT，ワンデュロ®）貼付剤2mg/日に変

更してオピオイドスイッチングを行いました．ルート類は本人から見えないようにしてもらい，就寝前にクエチアピン（セロクエル®）25mgを開始しました．あらかじめ指示されていた睡眠薬の投与は，せん妄の促進因子となる可能性を考えて中止してもらいました．その代わりとして，不眠・不穏時の頓用として内服が可能ならばクエチアピン25mg/回，内服不可能なとき，あるいはクエチアピンを内服しても効果がないときはハロペリドール（セレネース®）2.5mg（1アンプル5mgの半分）を生理食塩液50mLに入れて点滴静脈注射の指示としました．

3 患者・家族への説明

　患者さんが入院した後，夜眠らず大声を出していたのは「せん妄」という状態であると考えられます．せん妄は，体の状態の悪化が脳に影響して起こるもので，意識を失うほどではない意識の障害と幻覚や妄想などの精神症状が一緒に出現するのが特徴です．

　今回のせん妄の原因としては，オピオイドや直腸がんの増悪とその出血に伴う貧血などが考えられます．原因が改善されれば，せん妄の症状も軽快します．オピオイドを変更して痛みをコントロールしつつ，輸血で貧血を改善していきたいと考えています．しかし，そうした治療を安全に行うことも大事で，そのために点滴や患者さんの負担になることは最小限にしますが，あわせてお薬によってせん妄を改善したいと考えます．お薬は，抗精神病薬というお薬を副作用が出ないように少量使います．抗精神病薬を使用すると心臓に悪影響を与える可能性がありますが，患者さんの状態をみて注意しながら使用し，せん妄を改善していきたいと考えています．患者さんの周りにはハサミなどの危険物は置かないようにし，時計やカレンダーを設置します．ご家族の面会もお願いし，昼夜のリズムをつけてせん妄を改善していきます．

■参考文献
1) 髙橋三郎, 他・監：せん妄. DSM-5 精神疾患の分類と診断の手引, 医学書院, pp276-282, 2014
2) Gaudreau JD, et al：Psychoactive medications and risk of delirium in hospitalized cancer patients. J Clin Oncol, 23：6712-6718, 2005

第 4 章 ケーススタディで実践力をみがこう

▼ せん妄に関連したケース

Case 11　低活動型せん妄に対する抗精神病薬の過鎮静に注意！

疼痛の訴えが正確に評価されず，モルヒネが増量されてしまった症例

患　者：62歳，女性，Ⅳa 期子宮頸がん
既往歴：特になし

経　過

不正性器出血を認めたため近医を受診し，精査・加療目的で当院婦人科に入院。精査の結果，Ⅳa 期子宮頸がんと診断され，膀胱浸潤や肝転移を認めた。直ちに化学療法と放射線療法が併用されたが，腰部痛など疼痛の訴えが出現したためモルヒネが開始となった。その後も疼痛の訴えは強く，顔をしかめて叫ぶこともあったため，モルヒネは徐々に増量されていった。その後2週間ほど経過したが，食事がほとんど進まなくなった。明らかな消化器症状は認めず，精査が行われるも器質的な異常はみられなかった。血液生化学検査上も特記すべき所見はみられなかった。ぼーっとした表情で発語は少なく，家族や医療者の話しかけにもまったく関心を示さなくなった。活動性が著しく低下し，終日臥床がちに過ごすようになった。日中は傾眠傾向であったが夜間の睡眠は断続的であり，ときに天井を指さして独り言を言う様子もみられたため，緩和ケアチームにコンサルトがあった。

チームと患者との会話

医　師「いまお困りのことは何ですか？」
患　者「えーっと，特に……ない……です」
医　師「痛みはどうですか？」
患　者「痛み……ですか？　大丈夫です」
医　師「腰は痛みますか？」
患　者「……痛いですねぇ……」

主治医や病棟看護師からは，最近夜間に幻視が頻回にみられ，まとまった睡眠も確保できていないため，薬で何とかならないかとの依頼であった。

Key Point

- 低活動型せん妄の治療は，まずは原因検索を行い，それに対するアプローチを検討することが第一である。薬物療法はあくまでも対症療法にすぎないことを理解する。

第4章　ケーススタディで実践力をみがこう

- 日中の覚醒を促すため適宜声をかけたり，積極的にリハビリテーションを取り入れたりするなど，非薬物的な介入も重要である。
- 低活動型せん妄の標準的な薬物療法は確立していないため，漫然とした薬剤投与は避ける。睡眠・覚醒リズムの構築を目指すのか，幻覚症状の改善を目標とするのか，治療ターゲットに合わせて薬剤を選択する。
- 薬剤によって過鎮静が引き起こされると，それが低活動型せん妄による傾眠の悪化と混同され，正確な症状評価が困難になる。よって，薬剤を選択する際には過鎮静を避けることが求められる。

低活動型せん妄に対するアプローチ

1 原因の除去と対症療法を行う

　一般に，せん妄の治療は原因に対するアプローチと，薬物療法の2本立てで行われますが，薬物療法はあくまでも対症療法にすぎません。特に，低活動型せん妄の原因が電解質異常や薬剤などの場合，電解質の補正や原因薬剤の中止などにより改善する可能性が高いため，必ずしも積極的な薬物療法を必要としないことも臨床現場ではみられます（**図1**）。

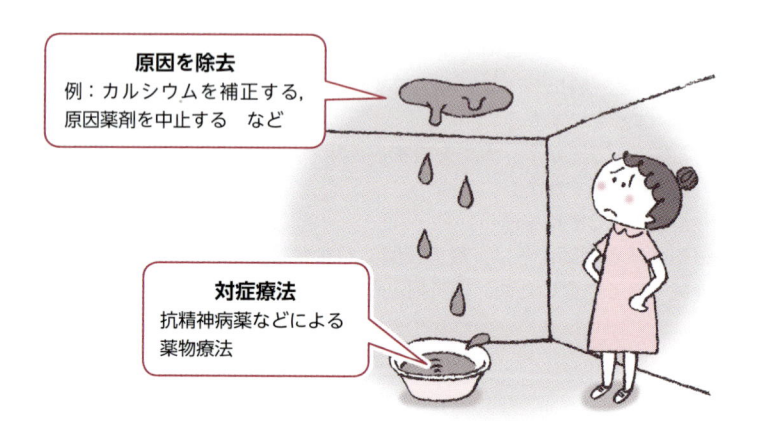

原因を除去
例：カルシウムを補正する，原因薬剤を中止する　など

対症療法
抗精神病薬などによる薬物療法

図1　せん妄に対するアプローチ

表1　薬剤による過鎮静の原因

- 薬剤自体の鎮静効果が強い
- 薬剤の投与量が多い
- 薬剤の増量幅が大きい
- 薬剤の作用時間が長い
- 薬剤の投与時間が遅い（頓服薬の投与時間も含む）
- 多剤投与となっている
- 肝・腎機能障害により薬剤の代謝・排泄遅延がある

2 せん妄のサブタイプを考える

　せん妄は過活動型せん妄，低活動型せん妄，混合型せん妄の3つのサブタイプに分けられます。過活動型せん妄の薬物治療はいまだにエビデンスが乏しいですが，低活動型せん妄に関しても標準的な薬物治療は確立しておらず，臨床現場ではケース・バイ・ケースで対応されていると考えられます。

　例えば，幻覚症状の改善を治療ターゲットにする場合には，抗精神病薬が選択されることがあります。せん妄の薬物治療で一般的に用いられる抗精神病薬にリスペリドン（リスパダール®）とクエチアピン（セロクエル®）がありますが，十分な抗幻覚・妄想作用を有するのはリスペリドンのほうです。ただし，リスペリドンは活性代謝産物が腎排泄であるため，腎機能障害が顕著な患者に投与すると過鎮静を来しやすいことに注意が必要です。

　過鎮静とは，薬剤による鎮静効果が過度となった結果，日中に傾眠を引き起こす状態です。低活動型せん妄の患者の多くは，日中の活動性が低下し，場合によっては傾眠傾向を認めます。その状態にさらに薬剤による過鎮静が加わると，低活動型せん妄の正確な症状評価が困難となるばかりか，転倒や誤嚥性肺炎のような二次的な問題が生じる可能性があります。

　表1に薬剤による過鎮静の原因を示します。抗精神病薬では，ヒスタミン H_1 受容体遮断作用や，アドレナリン α_1 受容体遮断作用が過鎮静を引き起こしやすくなります。過鎮静を避けるためには，薬剤の種類や量，投与時間，多剤併用，肝・腎機能障害などを十分考慮する必要があります。

表2 過鎮静を避けるための薬剤選択

薬効分類	薬剤名（商品名）	主な作用
抗うつ薬	トラゾドン （デジレル®，レスリン®）	セロトニン 5HT$_{2A}$ 受容体拮抗作用により徐波睡眠を増加させるが，半減期が短いため過鎮静を避けることができる。
睡眠薬	ラメルテオン （ロゼレム®）	体内時計への関与が深いメラトニン受容体アゴニスト。睡眠・覚醒リズムの回復が見込まれ，また過鎮静を含む有害事象が極めて少ない。ただし，効果発現に日数が必要な場合もある。
抗精神病薬	アリピプラゾール （エビリファイ®）	鎮静効果が少ないことから，過鎮静を避けられると考えられる。

3 過鎮静を避ける視点で薬剤を選択する

　過鎮静を避けるための薬剤選択について，表2にまとめました。

　まずは，抗うつ薬に属するトラゾドン（デジレル®，レスリン®）です。トラゾドンはセロトニン5HT$_{2A}$受容体拮抗作用により徐波睡眠を増加させますが，半減期が短いため過鎮静を避けることができます[1]。

　次に，ラメルテオン（ロゼレム®）があげられます。ラメルテオンは体内時計への関与が深いメラトニン受容体のアゴニストであり，睡眠・覚醒リズムの回復が見込まれ，また過鎮静を含む有害事象の極めて少ない薬剤であることからも，十分選択肢になります[2]。ただし，ラメルテオンについては効果発現に日数が必要な場合もあるため，好適症例の選択がポイントになります。

　そのほか，抗精神病薬ではアリピプラゾール（エビリファイ®）が有効という報告があります[3]。アリピプラゾールは鎮静効果が少ないことから，過鎮静を避けることが可能な薬剤の一つと考えられ，今後エビデンスの蓄積が待たれます。

症例へのアプローチ

1 診 断

本症例は，活動性の低下や傾眠傾向，幻視，注意力障害，一貫性を欠く訴えなどから，低活動型せん妄と診断しました。

> **Approach** そのとき各職種はどう動く？
>
> **医師**
> - 低活動型せん妄に気づくこと
> - 低活動型せん妄でも，その直接因子を同定し，その改善を行う（問題行動がなくとも対応する）
>
> **薬剤師**
> - 低活動型せん妄に気づくこと
> - せん妄の背景因子のリスクとなる薬剤がないか確認するとともに，過鎮静を避けるための薬剤を提案する
>
> **看護師**
> - 低活動型せん妄は見落とされやすいため，注意力障害や見当識障害の有無を確認する
> - 患者のQOLを考え，日中の過ごし方を検討する

2 治 療

低活動型せん妄の直接因子として，モルヒネを考えました（オピオイドせん妄）。せん妄によって疼痛の訴えが正確に評価できず，そのためいたずらにモルヒネが増量されてしまった可能性を考え，疼痛の再燃に注意しながらモルヒネを漸減しました。また，幻覚は認めるものの，それに伴う不穏や危険行動はなかったため，治療ターゲットを睡眠・覚醒リズムの構築として，ラメルテオン8mgを夕食後に内服開始しました。

処方 ラメルテオン（ロゼレム®）錠8mg　1回1錠　夕食後

看護師は日中の声がけをできるだけ頻回に行い，配膳の際にも会話のなかで時間に触れるようにするなど，見当識をつけるような工夫を行いました。その後，徐々に夜間の睡眠がとれるようになり，昼夜逆転も修正され，幻覚症状にも改善を認めました。また，理学療法士によるリハビリテー

ションを導入し，多職種でのケアを継続して行いました。

3 患者・家族への説明

　　Aさんは，夜にまとまって眠れなかったり，普段ありもしないものが見えたりといった様子ですが，これは「せん妄」と呼ばれるものです。「せん妄」はいわば「強い寝ぼけ」のようなもので，からだの状態が悪いときや手術のあと，そして薬などが原因で起こるとされています。

　今回のAさんの場合ですが，最近痛みが強くなってきたため痛みを和らげるお薬を飲んでいただいています。このお薬を増やした時期に混乱するような様子がみられ始めたので，このお薬が「せん妄」の原因と考えられます。ですので，まずはこのお薬を少しずつ減らしていきたいと思います。もちろん，減らすことで痛みがまた強くなるようでしたら，また痛みを和らげる方法を考えたいと思います。

　あと，日中にうとうとしてしまって昼と夜が逆転してしまっていますので，それを治すことを目標として，生活リズムを立て直すように，お薬を飲んでいただこうと思います。

　今回飲んでいただこうと考えているお薬はラメルテオン（ロゼレム®）といい，睡眠導入薬にあたるものです。これは従来の睡眠導入薬とは違い，ふらついたり記憶が悪くなったりといった副作用はほとんどないとされています。（せん妄の治療薬として健康保険で認められているお薬ではないのですが）特に活動が減少するようなせん妄に対して，少しずつ使われて始めています。ただし，眠気や頭痛，倦怠感といった副作用の報告があるのも事実です。これらを踏まえて，薬を使うことのメリットとデメリットを十分考えますと，少しでも生活リズムが安定するように，このお薬を飲んでいただくことが最善ではないかとわれわれは考えています。

　ほかに，ご家族にお願いしたいことがあります。お昼間にAさんが眠そうにしていても，ぐっすり寝てしまうとまた夜に眠れなくなりますので，カーテンをしっかり開けて日光を入れて，お昼間はなるべく起きていられるように声がけをしていただけますでしょうか。われわれもそのためにいろいろ工夫をしていきたいと思います。

　何かご質問はありますでしょうか？

■参考文献
1) 岡本泰昌, 末田耕一, 吉村靖司, 他：せん妄に対するトラゾドンの治療効果. 精神医学, 39：1103-1108, 1997
2) 須田 顕, 杉山直也：せん妄の薬物療法. 精神科, 20(2)：136-143, 2012
3) Boettger S, Friedlander M, Breitbart W, et al：Aripiprazole and haloperidol in the treatment of delirium. Aust NZ J Psychiatry, 45：477-482, 2011

Q&A 不穏とせん妄の違いは？

　「不穏」とは落ち着きがなく興奮しているさまを表しただけの言葉です。せん妄や認知症でも，一般の怒りや悲しみであっても，落ち着きなく興奮していれば「不穏」状態であり，精神状態を適切に評価するにはあまり好ましくない表現です。カルテ上に「不穏」という言葉を用いるより，何によって落ち着かないのか，どのように興奮しているのかを具体的に言葉として書き表すことが必要です。

　「せん妄」とは身体的や薬剤性に発生した意識障害を表した医学用語です。意識障害は覚醒度の程度に基準を置く「単純な意識障害」と，意識混濁に精神症状が加味されて起こる「意識変容」に分けられます。「意識変容」状態のうち，意識の混濁は中程度で，その瞬間の認識や疎通は保たれるものの，幻覚や妄想，不安を伴うものを「せん妄」と呼びます。せん妄は過活動性せん妄として興奮を伴う場合もありますが，低活動性せん妄のようにぼんやりした意識障害もあるわけですから，必ずしも「不穏」ではありません。「せん妄」という言葉だけでは状態像を表したに過ぎないので，興奮しているのか否か，あるいは推定される原因などを添えてカルテを記載することを心がけましょう。

第4章 ケーススタディで実践力をみがこう

▼怒りと否認のケース

Case 12

怒りの事例にはどう対応する？

怒りに対し包括的なアセスメントを行ったことで対処できた症例

患　者：57歳，女性，Ⅱb期子宮頸がん（扁平上皮がん，非角化型，浸潤がん）
既往歴：X-2年8月～うつ病治療中

生活史

同胞2名の第2子。父はトラック運転手，母は主婦（兄，妹がいるが疎遠）。地元の商業高校を卒業後，事務員として働き，20歳で結婚。長男，長女の2子をもうけるが，25歳時に夫が交通事故で他界。その後女手一つで働き，働きながら准看護師，正看護師の資格を得て地元の内科病院で働いていた。X-2年8月仕事の人間関係で悩み，精神科病院を受診しうつ病と診断され現在も外来治療継続中である。X-5年，X-4年にそれぞれ父母が他界。長男は結婚しており，現在は無職の娘（精神科通院中）と同居。がんがわかり職場に事情を話したところ冷たい対応をされたため腹が立ち，入院の2週間前に辞職している。

経過

X-1年8月から不正性器出血があり，X年4月に近医産婦人科を受診。子宮頸部細胞診異常のため，同年5月当院婦人科紹介受診。SCC抗原高値であり，コルポスコピー，骨盤部MRI，全身CT，膀胱鏡，直腸鏡を行い，Ⅱb期子宮頸がんと診断された。同年7月22日，同時化学放射線療法目的のため入院となった。

入院翌日，朝から看護師を呼び「遅い！　今日は朝からイライラしてるの！　朝，シーツがめちゃくちゃになっていたし，薬を飲むときにナースコールしてって言ったくせに，呼んでも全然来ないし！　何，坐薬って！　こんなの聞いてない！　先生も朝から来ないし。もういいわ！　タバコを吸ってくる！」と言い，院外へ行き喫煙。帰院後，看護師が対応について謝罪し，話を伺うが「私だってつらいのよ。昨日なんて，死んだ両親にもうお迎えに来てってお願いしちゃった。自殺も考えたし。妹も借金しようかって言ってくれて。両親が住んでいた実家を売れば少しは足しになるかもしれないけれど…」と不安定な様子がうかがえた。薬剤師が服薬指導に訪ねても指導中ウトウトとしてしまい真剣味がなく，頻繁に看護師の対応についての不満があり，夜間の不眠がひどく，うつ病悪化が疑われること，また患者対応の助言を求め精神腫瘍科にコンサルテーションとなった。

前医精神科からの処方		
・セルトラリン 50mg	1回2錠	1日1回　夕食後
・フルニトラゼパム 2mg	1回1錠	
・ベゲタミン®-A （クロルプロマジン 25mg, 　プロメタジン 12.5mg, 　フェノバルビタール 40mg の合剤）	1回1錠	1日1回　寝る前
・エスタゾラム 2mg	1回2錠	
・ロラゼパム 1mg	1回1錠	
・ブロマゼパム 5mg	1回1錠	1日3回　毎食後

Key Point

- がん患者の心理的問題については，どのケースにおいても包括的なアプローチ（第1章2-1 チームとしてどうアセスメントするか 図1，p.12）を行う必要がある。またその場合，①身体的問題→②精神医学的問題→③社会経済的問題→④心理的問題→⑤実存的問題，の順で評価対策していくことが重要である。
- 特に怒りの問題については，患者の怒りにより医療スタッフのなかにある無力感・不全感が刺激され，陰性感情（患者に対しての負の感情。患者が悪い，あまり訪問したくない，患者の性格の問題だ，などといった感情）が引き起こされやすい。また，患者の置かれたがんであるという状況から，安易に心理的問題やパーソナリティの問題と片付けられやすいため注意が必要である。
- 患者の怒りの問題では，特定のスタッフ（看護師が対象となる場合が多い）だけが標的となり負担が大きくなったり，スプリット（良いスタッフと悪いスタッフと区別されたり，同様にスタッフ間においても患者を擁護する側と非難する側の分裂）が起こりやすく，関わっているスタッフが，いま起こっていることやそれぞれが抱いている感情をオープンに話し合えるカンファレンスを定期的に開催することが重要である。また，そのカンファレンスが治療そのものや治療チームの心理状態を支える柱となることがあり，そこでオープンに話し合われたスタッフの感情が，患者自身の抱えている問題を理解するうえで大いに役立つ。
- たとえそれまで精神科医が定期的に治療を行っていても，その診断や処方を盲信せず，改めて評価，見直すことも必要である。
- ベンゾジアゼピン系薬剤が長期に高用量使用されている場合，減量時に離脱症状や反跳性不眠が起こりやすいため，少量の長期型のベンゾジアゼピン系薬剤の一時的使用で離脱症状を和らげ，漸減中止していく必要がある。また，非ベンゾジアゼピン系薬剤〔Z-drug：ゾルピデム（マイスリー®），ゾピクロン（アモバン®），エスゾピクロン（ルネスタ®）〕をいったん併用してから中止していくことが有効である。その他，ミアンセリン（テトラミド®），トラゾドン（デ

ジレル®，レスリン®），ミルタザピン（リフレックス®，レメロン®）などの抗うつ薬やクエチアピン（セロクエル®），クロルプロマジン（ウインタミン®，コントミン®），レボメプロマジン（ヒルナミン®，レボトミン®）などの抗精神病薬を睡眠改善薬として使用することも，せん妄を起こさず睡眠を改善する方法として有用である。
- これまで使用されていた薬剤を変更する場合，そこに至る前医との治療の歴史があるため，前医への信頼が損なわれるような批判は決してしないよう配慮する必要がある。

怒りに対する包括的アセスメントの考え方

　がん患者（がん患者だけに限ったことではないが）の心理的問題については，包括的にアセスメントを行うことが重要です。また，①身体的問題➡②精神医学的問題➡③社会経済的問題➡④心理的問題➡⑤実存的問題（表1）の順でアセスメントを行うことが重要です。例えば，がん告知後にイライラしたり，意欲が低下している患者をみたとき，安易に「告知後だから落ち込んでしまい抑うつ的になっている。抗うつ薬を使ってみよう」と決めつけてしまうと，実は呼吸苦がつらくてイライラしているかもしれませんし，電解質異常でせん妄が起こり意欲低下が起こっているかもしれず，適切に対策されず患者の苦痛はさらに増すことになるので注意が必要です。

表1　包括的アセスメントの各問題の例

①身体的問題	：疼痛，呼吸苦，嘔気，倦怠感，食欲不振，便秘，環境による不眠，など
②精神医学的問題	：せん妄，気分障害，認知症，不安障害（予期悪心），発達障害，など
③社会経済的問題	：治療費，家計，仕事，家族関係，サポート体制，住居，役割の変化，など
④心理的問題	：患者スタッフ間のコミュニケーション，認知の傾向，感情コントロールの問題，衝動コントロールの問題，対人関係の様式，問題解決能力の問題，知的水準，など
⑤実存的問題	：人生において大切にしたい事柄，宗教的問題，死生観，自尊感覚，など

症例へのアプローチ

1 診断と対応方針

　まず，スタッフからの情報収集および問題点の整理のため治療スタッフとのカンファレンスを行いました。看護スタッフからの情報では，服薬指導時だけではなく，日中はウトウトすることが多く，また注意散漫で説明したことを忘れる場合が多いことがわかりました。日中傾眠であるが，夜間は覚醒している場合が多く，ナースコールも夜間が頻回であることが判明しました。CAM (Confusion Assessment Method) で評価を行うと，せん妄であることが明らかでした。

　包括的アセスメントに従い，以下をスタッフと整理し共有しました。

- 身体的問題　　　：軽度の貧血 (Hb：12.1 g/dL)
- 精神医学的問題　：うつ病の既往，意識障害 (薬剤性せん妄) の疑い
- 社会経済的問題　：治療費の心配，失業，今後の生活の心配，娘の心配
- 心理的問題　　　：同業者 (看護師) にケアされることの葛藤，パーソナリティ傾向については保留
- 実存的問題　　　：保留

　貧血については悪化するようなら輸血が検討されることとなり，経済的問題についてはケースワーカーが介入し，心理的問題，実存的問題についてはスタッフ全員で探りつつ共有していくこととなりました。

　薬物療法については，前医に連絡をとり，治療経過を確認するとともに，入院中に精神腫瘍医が調整することの了承を得て行いました。前医からの情報では，X−5年に職場でのストレスが原因でうつ病を発症し，薬物療法を開始したが，不眠が強いため徐々に睡眠薬が増量となっていたこと，経過からはパーソナリティ障害は否定的であるとの情報を得ました。

　まず，せん妄についてのパンフレットを用い (第4章 Case7 図1, p.216)，せん妄についての一般的な情報提供とともに，これまでの治療を否定しないよう配慮し，今後の抗がん治療に向けてせん妄のリスクを少しでも下げるためバルビツール系，ベンゾジアゼピン系薬剤を中心に処方調整を行っていくことを説明しました。

Approach そのとき各職種はどう動く？

医師
- 怒りなど感情の背景に意識障害や精神疾患等があることをおさえる
- 身体的症状，精神症状のアセスメントから（器質的な問題から）確実に除外する

薬剤師
- 包括的なアセスメントを行い，評価に漏れがないかを常に確認する
- 情動にそのまま反応するのではなく，器質的な要因が潜むことを理解する

看護師
- 医療者が対応に困難さを感じているときは特に，包括的なアセスメントと情報共有のためのカンファレンスを意識的に行う

2 患者・家族にはこんな説明を

　がんの治療を行っていくうえで，身体に負担がかかり，それが原因で脳の機能が一時的に乱れることがよくあります。看護師さんだと伺っていますのでご存知かもしれませんが，このような状態を「せん妄」といいます。せん妄になると，睡眠がとりづらくなったり，逆に日中にウトウトしてしまったり，ぼーっとして以前より集中できなくなったりします。原因となるものは，脱水であったり，感染，電解質異常，貧血や薬剤などさまざまです。原因となる病態が改善されるとせん妄はきちんと改善しますし，たいへんよく起こる症状でもありますので必要以上に心配なさらないでください。また，もし起こっても症状を和らげるようようお薬で対策することができます。このような症状にお気づきでしたらおっしゃってください。

　また，いま飲まれている睡眠薬のいくつかもせん妄のリスクとなり得ます。これまでは大丈夫だったかもしれませんが，今後身体に負担がかかる治療を行ううえでは，少しでもリスクを下げておくとなおよいと思われます。良い機会ですので，この入院中によりせん妄のリスクの低い薬剤に変更してみてはどうでしょうか。ちなみに前医の○○先生にも連絡をとり，処方の調整を行ってよいと了解は得ています。今回の抗がん治療を少しでも安全に取り組んでいけるよう，私もチームに加わりお手伝いしたいと思っています。

このように説明を行うと，患者からは「先生，それすでに起こっているかもしれません。全然眠れないし，昼間もぼーっとします。薬の調整をお願いしてもいいですか？」とお返事をいただけました。少しずつ処方を変更していくこととなりました。

3 治療

貧血は回復傾向であったため，経過をみることとなりました。

薬物療法については，ベンゾジアゼピン系薬剤の離脱と反跳性不眠について説明し，できるだけ離脱を軽減しながら処方変更していくことを説明しました。

第一段階として，次のような処方変更を行いました。

処方変更

・セルトラリン（ジェイゾロフト®）50mg	1回2錠	➡据え置き
・オランザピン（ジプレキサ®）2.5mg	1回1錠 寝る前	追加
・フルニトラゼパム（サイレース®，ロヒプノール®）2mg	1回1錠	➡据え置き
・ベゲタミン®-A錠	1回1錠	
・エスタゾラム（ユーロジン®）2mg	1回2錠	
・ロラゼパム（ワイパックス®）1mg	1回1錠	
➡・ゾルピデム（マイスリー®）5mg	1回1錠 寝る前	
・レボメプロマジン（ヒルナミン®，レボトミン®）25mg	1回1錠 寝る前 に変更	
・ブロマゼパム（レキソタン®）5mg	1回1錠 1日3回 毎食後	
➡ロフラゼプ酸エチル（メイラックス®）1mg	1回0.5錠 1日2回 朝・夕 に変更	

特に離脱症状や反跳性不眠もなく，睡眠は以前よりとれるようになったとの評価でした。

1週間後に，さらにフルニトラゼパムを1mgに減量。眠れないときのためレボメプロマジン5mgを頓服薬として用意しましたが，頓服薬を使用することなく睡眠もとれていました。この頃から日中の眠気が改善したと自覚があり，スタッフに対してのイライラもほとんどみられないようになりました。

さらに1週間後にフルニトラゼパムを0.5mgに減量。離脱症状もなく，その5日後には中止となりました。また，この頃看護師の関わりのなかで，

「看護師を辞めてつらかったし,同じ看護師さんにケアされるのはみじめだった」というやり取りがみられ,スタッフとの関係が急激に改善していきました。その5日後,本人の希望もあり,さらにゾルピデムを2.5mgに減量,ロフラゼプ酸エチルを中止しました。抗がん治療も問題なく遂行することができ,抑うつ気分の悪化もなく,CAMの評価でもせん妄は改善しているため,オランザピンも中止し,最終的にはセルトラリン100mg,ゾルピデム2.5mg,レボメプロマジン25mgにて無事退院となりました。

第 4 章 ケーススタディで実践力をみがこう

▼ 怒りと否認のケース

Case 13 オピオイドを飲んでくれない！

全身倦怠感を伴う咳嗽にもかかわらずオピオイドを拒薬する症例

患　者：81歳，女性
既往歴：2型糖尿病，洞不全症候群のためペースメーカー挿入
家族歴：52歳時に夫が他界。以後，72歳まで土木作業員をして，2人の子どもを育て上げた。現在は，独身でパート勤務の娘と2人暮らし。

経　過

　X年3月，糖尿病に対する教育入院時に偶然，右肺がんを発見。年齢，Performance Status，本人・家族の希望などを総合的に判断して，積極的治療は行わない方針となった。X年6月，緩和ケア科に転科。
　X年8月，外来にて咳嗽と，全身倦怠感を訴えた。咳嗽は夜間に増強し，十分な睡眠も妨げられている様子だった。胸部X線画像で，右肺尖部の腫瘍の増大を認めた。採血では，血糖値160mg/dLと高値と，腫瘍マーカーの異常を認めた。腫瘍の増大による咳嗽の出現・増強と考え，コデインリン酸塩の内服を勧めた。

● チームと患者との会話

医　師「咳のせいでしっかり休めていないようですので，少し強い咳止めを飲んでみませんか？」
患　者「それは麻薬かい？　いまはまだ，麻薬を飲むほど悪くはなっていないよ！　いままで飲んでいた風邪薬（ペレックス®配合顆粒）を出してちょうだい」
医　師「飲み慣れた風邪薬は安心ですよね。でも，残念ながら，風邪薬ではいまの咳はコントロールできないと思います。眠れていないせいで，体もだるいですよね」
患　者「だるいのは血糖値が高いせいじゃないのかい？」

Key Point
- オピオイドを処方する際は，効果と副作用の説明はもちろん，患者・家族の懸念を払拭する必要がある。オピオイドに対する否認・誤解に対しては，適切な説明をする。

第4章　ケーススタディで実践力をみがこう

- 高齢者に対して診察を行う際には，認知機能に注意する必要がある。認知症や軽度認知障害の診断基準を満たさなくても，年齢相応の認知機能の問題がある可能性は考慮すべきである。
- たとえ医療行為としては適切な判断であっても，患者・家族の尊厳を損なうようなことがあってはならない。

オピオイドに対する懸念の対応

　疼痛や呼吸困難感，咳嗽のマネジメントにオピオイドは極めて有効とされています。一方で，オピオイドに対する懸念を口にする患者・家族が多いのも事実です。懸念の多くはオピオイド内服の必要性の否認や，オピオイドに対する誤解によるもので，オピオイドに対してどのような認識をもっており，どのような不安や懸念を抱いているかは，オピオイドを効果的に使用してもらううえで極めて重要です[1]。

　オピオイドに対する否認は，「麻薬を使うと中毒になる」，「麻薬を使うと寿命が短くなる」，「麻薬を使うということは末期である」などの誤解から麻薬使用への防衛機制が一因であると考えられます。また，否認まではいかなくても，これらの懸念を口にする患者・家族は少なからずみられますが，これらの懸念はすでにエビデンスレベルで否定されています（表1①）[2]。まずは，どのような懸念を抱いているかを傾聴し，内容に応じて適切な説明をします。

　ただ，エビデンスをいたずらに示すのではなく，患者・家族の所見や症状，社会的背景や，認知機能などに配慮し，オピオイド使用によりQOL（quality of life）の向上や，充実した生活を送れることを説明します（表1②）[3]。不安や懸念に共感を示すことで，安心感を与えたり，情緒的なサ

表1　麻薬（オピオイド）に関する文献

①麻薬の使用量と予後には相関がない
　Portenoy RK, et al：J Pain Symptom Manage, 32 (6)：532-540, 2006

②オピオイドを使用することで充実した生活を送れるようになることが目標
　Reid CM, et al：Ann Oncol, 19 (1)：44-48, 2008

ポートを行うことも重要です。

　本症例の場合，患者は「麻薬＝末期」と考え，コデインリン酸塩の内服に懸念を示しています。また倦怠感に対しても，咳嗽による不眠や，がんの進行によるものではなく，持病の糖尿病によるものと誤解しています。ペレックス®配合顆粒に対する固執傾向も，年齢からくる認知機能の衰えによるものかもしれません[4]。

> **Approach** そのとき各職種はどう動く？
>
> **医師**
> - アドヒアランスを維持するためには，投薬前後の説明をするとともに，患者の不安や懸念を評価し，適切な情報を伝える
> - 誤解があれば訂正するなど，話し合う姿勢が必要である
> - オピオイドの効果や副作用がアセスメントできるよう，チームと協働する
>
> **薬剤師**
> - アドヒアランスに関する問題を包括的に拾い上げ，チームで共有する（単に説明しっぱなしではだめ）
> - オピオイドの正しい情報を専門家の視点からわかりやすく説明する
>
> **看護師**
> - 患者のニーズ，認識，考えや思いを丁寧に聴いていく
> - 患者の不安や懸念に対し，安心感と情緒的サポートを提供する
> - 主治医の説明や意向をサポートする

症例へのアプローチ

1 コミュニケーションスキルを用いたアプローチ

　まずは，患者・家族がどのように病状や薬物のイメージをとらえているかを確認します（病状認識の確認）。オピオイドに対する否認は，病状を受容するうえで最初のステップであることから，むやみに必要性を押しつけるのではなく，抱いている不安や懸念は，がんと向き合う人の多くが感じていることであることを伝え（安心感と情緒的サポート），誤解は誤解としてわかりやすく説明します（正確な情報の提供）。その際，がん医療におけるコミュニケーションスキル SHARE[5] が役立つと思われます（図1）。

　薬物を用いて不快な症状を取り除くことで，どのようなQOLの向上や

第4章　ケーススタディで実践力をみがこう

S	**S**upportive Environment
	支持的な環境
H	**H**ow to deliver the bad news
	悪い知らせの伝え方
A	**A**dditional information
	付加的な情報
RE	**R**eassurance and **E**motional support
	安心感と情緒的サポート

図1　コミュニケーションに対するがん患者の意向の構成概念：SHARE

充実した生活を送れるかを患者・家族と一緒になって考えることで，症状や薬物に対して抱いている否認・懸念は軽減すると思われます。

　その際，診察には十分な時間をとり，秘密が守られる環境を用意します。適切なタイミングで質問を促し，説明の合間にいつでも質問してよいことを伝えます。要点を紙に書いて渡すと患者・家族の理解が深まります。

2　実際の診察

　💬　この病気の患者さんの多くは，痛みやだるさで困られています。Aさんがだるいのも，糖尿病のせいではなく，残念ながら病気の進行によるものだと思います。そのうえ咳もつらいとなると，Aさんが楽しみにしているテレビドラマも楽しむどころではなくなってしまうと思うんですよね。
患者「確かにそうだね。先生は，この咳は病気のせいだと思うのかい？」
　Aさんは，咳が病気のせいかどうか不安なんですよね。申し上げにくいのですが，胸のレントゲン写真や腫瘍マーカーからは，病気自体が悪さをしている印象です。そのせいで咳もひどくなったんだろうと思います。
患者「つまりは"末期"ってことかい？」
　そういうわけではありません。病気そのものの進行を止めることはできませんが，症状に合わせたお薬を使うことで，まだまだ不快な症状は十分コントロールできると思います。決して「末期」というわけではありません。

患者「でも，麻薬を使うんだろ？」

　麻薬を内服することが不安なんですね。Ａさんは麻薬にどんなイメージをもっていますか？

患者「やっぱり最期に使う薬かな。できれば飲みたくない」

　麻薬を使いたくないとおっしゃる患者さんはたくさんいます。でも，Ａさんが心配しているような，「麻薬を使うと寿命が縮まる」とか，「麻薬は末期の患者さんに使う」ということはすべて誤解です。不快な症状があれば，そこに一番よく効く薬を使って，症状を取ったほうがいいと思います。それに麻薬は医師の指導のもと使うととても安全なお薬です。

患者「そうかな…。確かに咳はつらいからね。試しに飲んでみるかな」

処方 コデインリン酸塩錠 20mg　1回1錠　1日2回

　その後，患者は内服に理解を示し，規則正しく内服を行った。しばらくは咳嗽は治まっていたが，3カ月後，再度咳嗽が出現し，倦怠感も増強したため，モルヒネ塩酸塩錠10mg 1回1錠・1日2回にスイッチングした。

■ 参考文献
1) Essary AC, et al：How to make the "difficult" patient encounter less difficult. JAAPA, 18(5)：49-54, 2005
2) Portenoy RK, et al：Opioid use and survival at the end of life: a survey of a hospice population. J Pain Symptom Manage, 32(6)：532-540, 2006
3) Reid CM：Opioid analgesics for cancer pain: symptom control for the living or comfort for the dying? A qualitative study to investigate the factors influencing the decision to accept morphine for pain caused by cancer. Ann Oncol, 19(1)：44-48, 2008
4) 小川朝生：急性期病院における認知症患者の入院の実情（http://jp.fujitsu.com/group/fri/downloads/report/elderly-health/siryo4_ogawa20131018.pdf）
5) 内富庸介，藤森麻衣子・編：がん医療におけるコミュニケーション・スキル，医学書院，2007

第 4 章　ケーススタディで実践力をみがこう

▼ 病態の鑑別が重要なケース

Case 14　吐き気止めの効果がない？

抗がん薬治療の完遂をめざし，不安と吐き気（予期嘔吐など）に対応した症例

患　者：57歳，女性，多発性骨髄腫
既往歴：特記なし

経　過

　約1年前に多発性骨髄腫の診断となり，当初から移植（自家末梢血造血幹細胞移植）を見越して治療が開始された．大量ステロイド療法を行った後，ボルテゾミブ（最小度催吐性リスク）とデキサメタゾン併用療法を施行．その際には悪心や嘔吐は軽度で済んでいたが，移植前処置のシクロホスファミド（高度催吐性リスク）大量療法施行の際，強い悪心・嘔吐を経験していた．また，逆隔離中は動悸と発汗を伴う不安症状が頻発し，スタッフが対応に苦慮していた．

　いったん退院し，自家移植（細胞輸注）および併用の大量化学療法（メルファラン：中等度催吐性リスク）のため再入院となった．入院時より悪心と不安症状があり，同日，緩和ケアチームにコンサルトとなった．

● チームと患者との会話

患　者「もうどうしよう．またドキドキしてきた．あー，どうしよう」
医　師「いまつらいところなんですね．治まるまで少し待っていましょうか」
患　者「いえ，大丈夫です．こうして話していると楽になるんです」
医　師「昨日からもう症状が？」
患　者「はい，もう明日病院に行くんだと思ったら，具合が悪くなってきて．1回吐きました．動悸も止まらないんです」

Key Point
- 予期性悪心・嘔吐は，化学療法などの治療により悪心・嘔吐を経験した人が，条件づけの機序で，その後の治療前に悪心・嘔吐を来すものである．
- 予期性悪心・嘔吐の治療として重要なのは，前治療時に悪心・嘔吐を起こさないようにすることである．
- 予期性悪心・嘔吐の治療として，ベンゾジアゼピン系薬剤による薬物療法，行動療法などがある．
- 症状が強い場合には，抗がん治療の完遂を第一義として，軽度の鎮静を許容す

ることもある。
- 不安症状のある患者に対しては，依存関係にならないように注意して関わり，患者本人が回復の主体になるように促すことが重要である。

予期性悪心・嘔吐への対応

　予期性悪心・嘔吐（anticipatory nausea and vomiting；ANV）は，がん化学療法や放射線療法を受けて悪心・嘔吐を経験した患者が，それ以降の治療が始まる前から（化学療法当日の朝から，病院に行く前日からなど）悪心や嘔吐を生じてしまうものです[1]。有病率は明らかになっていませんが，4サイクルの化学療法を行えば，その25％にANVを生じるとの報告もあります[2]。「条件づけ」の機序が働いていると考えられており，元来の不安水準が高いこと（特性不安）や，化学療法に際しての状態不安が強いことと相関しているといわれています。しかし，関連が最も強いのは前治療時の悪心・嘔吐の存在であり，特に初回化学療法時の悪心・嘔吐をできる限り減らすことが最も重要です[3]。表1にANVのリスク因子をあげておきます。

　ひとたび生じたANVの治療として標準的なものはありません。ANVに対して，各種制吐薬は無効です。アルプラゾラム（コンスタン®，ソラナックス®）[4]やロラゼパム（ワイパックス®）[5]の有効性が確認されています。また，漸進的筋弛緩法や系統的脱感作などの行動療法が有効といわれています。

表1　予期性悪心・嘔吐のリスク因子

1. 年齢50歳未満
2. 前回化学療法時の悪心や嘔吐を経験した
3. 前回治療時の悪心が強度であった（中等度，強度，耐えられないくらい）
4. 前回治療の副作用について，「体中が熱い，熱っぽかった」と言っている
5. 乗り物酔いをしやすい
6. 前回治療後，発汗が多かった
7. 前回治療後，"全身が衰弱した感じ"を経験した

〔Chan A, et al：Support Care Cancer, 23(1)：283-291, 2015 より引用〕

症例へのアプローチ

1 診 断

　前回の化学療法時に強い悪心・嘔吐を経験しており，また元来の不安水準が高い患者さんでした。以前に高度催吐性リスクの薬剤による悪心・嘔吐の経験があったこと，病院に来る前日から悪心・嘔吐と不安症状があったことから，ANV（および不安症状）と診断して対応を考えました。TSH（甲状腺刺激ホルモン），甲状腺ホルモンの値および血糖値については正常であることを確認しました。また，病棟薬剤師に依頼して，副腎皮質ステロイド，気管支拡張薬など不安症状を惹起する併用薬をチェックしてもらいました。

Approach（アプローチ）　そのとき各職種はどう動く？

医師
- 悪心・嘔吐の出現時期や発現パターンを確認し，早期に気づく

薬剤師
- 抗がん薬の有害事象だけではなく，予期性嘔吐などの行動面でも悪心・嘔吐などが生じることを知る
- 治療開始前の不安の有無，強さをモニタリングし，リスクを評価する

看護師
- 嘔気の出現時期に注意し，予期性嘔吐に気づく
- 患者がベンゾジアゼピン系薬剤の内服や行動療法を実施できるようにサポートする

2 治 療

　ANVおよび不安について，つらさに共感を示しつつ，現在起きている悪心や不安などの症状は安全なものであり，（今回は程度が強いものの）誰にでも備わっている感情であると保証しました。

　リラックス法として漸進的筋弛緩法（悪心を誘発させないため，頸部・腹部は避ける）を指導し，薬物療法はあくまで補助的なものだと説明しました。ただ，いまは現在の抗がん薬治療を完遂することが重要であると考え，多少鎮静が強めに出る可能性もありますが，薬剤を使用しながら"し

のぐ"ことが先決であることを患者さんと共有しました．抗不安薬であるロラゼパム錠0.5mgを毎食前に使用することとし，症状が強いときには，無理に不安を抑え込もうとしないでよいことを伝えて，レボメプロマジン（ヒルナミン®，レボトミン®）錠5mgを頓用で使用してよいことにしました．

> **処方** ロラゼパム（ワイパックス®）錠0.5mg　　　　1回1錠　1日3回　毎食前
> 【頓用】
> 　レボメプロマジン（ヒルナミン®，レボトミン®）錠5mg
> 　　　　　　　　　　　　　　　　　　　1回1錠　（1日3回程度まで）

　ANVは食前のロラゼパム使用によりコントロールされているようでした．不安症状はロラゼパムのみではコントロールされず，レボメプロマジンを多いときで1日3回飲んでいましたが，化学療法終了とともにレボメプロマジンの使用量は減少，退院となりました．
　その後，外来通院中も不安症状は持続しており，面接にて過度の一般化や破局的な思考などの認知の歪みが明らかとなり，不安障害と診断し，認知行動療法的なアプローチとともに，選択的セロトニン再取り込み阻害薬（SSRI）であるエスシタロプラム（レクサプロ®）錠10mgを投与，1カ月後には不安症状がコントロールされるようになりました．

3 患者・家族への説明

　いまのAさんの吐き気は，心理的な仕組みで起きているものと考えています．いろいろな吐き気止めを使っても，いまひとつ効果がないのはそのためです．また，いわゆる不安症状も出ているようです．本人としては大変つらい症状であると思いますが，まずは，いまの症状は出ても大丈夫なもの，安全なものと考えてください．不安にならないように，または吐き気が出ないようにすることは難しく，かえって不安が強まったりします．ですから，症状が出ても「ああ，またなったな．でもすぐに治まるだろう」くらいに思うのが上手なやり過ごし方です．
　もともと不安になりやすい人は，このタイプの吐き気が出ることが多いといわれています．ひょっとするといわゆる不安症の治療が必要になるかもし

れません。ただ，いまは抗がん薬の治療をしっかりと終わらせることが大切なので，それは後で考えましょう。まずは治療を行えるような落ち着きを取り戻すため，少し強めの安定剤も使いましょう。この薬（ロラゼパム）は不安を抑えるだけではなく，吐き気にも効いてくれると思います。少し眠気が出たりするかもしれませんが，いまは治療ができる状態になることを優先したらどうかと考えているのですが，いかがですか。薬以外の方法でリラックスして症状を軽くする方法もあるので，それもお教えしておきますね。

（漸進的筋弛緩法を一緒に実施）

■参考文献
1) NCCN Clinical Practice Guidelines in Oncology-Antiemetics-ver. 2, 2013
2) Morrow GR, et al：Models, mechanisms and management of anticipatory nausea and emesis. Oncology, 53, Suppl. 1：4-7, 1996
3) Chan A, et al：Incidence and predictors of anticipatory nausea and vomiting in Asia Pacific clinical practice-a longitudinal analysis. Support Care Cancer, 23 (1)：283-291, 2015
4) Razavi D, et al：Prevention of adjustment disorders and anticipatory nausea secondary to adjuvant chemotherapy: a double-blind, placebo-controlled study assessing the usefulness of alprazolam. J Clin Oncol, 11 (7)：1384-1390, 1993
5) Malik IA, et al：Clinical efficacy of lorazepam in prophylaxis of anticipatory, acute, and delayed nausea and vomiting induced by high doses of cisplatin. A prospective randomized trial. Am J Clin Oncol, 18 (2)：170-175, 1995

第 4 章　ケーススタディで実践力をみがこう

▼ 病態の鑑別が重要なケース

Case 15　気分障害とせん妄の見極めは？

躁うつ病の増悪と思われたが，せん妄であった症例

患　者：68歳，男性，多発性骨髄腫，双極性障害
既往歴：陳旧性脳梗塞，高血圧症

精神科治療薬
- バルプロ酸 200mg 錠　　　　　　　　1回1錠　1日3回　毎食後
- オランザピン 5mg 錠　　　　　　　　1回1錠　1日3回　毎食後
- ビペリデン 1mg 錠　　　　　　　　　1回1錠　1日3回　毎食後
- アルプラゾラム 0.4mg 錠　　　　　　1回1錠　1日3回　毎食後
- ブロチゾラム 0.25mg 錠　　　　　　 1回1錠　1日1回　寝る前

経過

　40代から精神科通院治療中の患者。精神症状は安定しており，精神科治療薬は数年以上変更なし。発熱とむくみ，腰痛をきっかけに受診したかかりつけ医からの紹介で，血液内科のある当院を受診した。血液検査でMタンパクを認め，骨髄穿刺により多発性骨髄腫と診断された。外来での告知時は動揺した様子であったが，入院治療に同意し，化学療法を目的に入院となった。入院時の尿検査で膿尿を認め，採血では炎症反応が高く，脱水，腎機能障害を認めた。カルシウム値は正常で，放射線検査で明らかな骨病変は認めなかった。入院時のオリエンテーションでは何度も看護師に聞き直し，理解力は不十分であった。入院当日から夜間に興奮し，見当識障害を認め，大声と頻回なナースコールでまとまりのない訴えが続いた。翌朝，主治医はせん妄を疑ってブロチゾラムを中止し，クエチアピン 25mg を就寝前に追加した。PET/CTでは明らかな髄外腫瘤はみられず，単純頭部MRIでは陳旧性脳梗塞を認めるのみであった。数日経過し，補液による脱水の補正や抗菌薬投与による尿路感染の改善が得られたが，日中にも突発的に興奮して治療に支障が続いた。このため「双極性障害の悪化ではないか」と緩和ケアチームの精神科医に紹介された。

Key Point
- 意識清明な状況で生じている一般的な精神疾患は，せん妄のリスク（準備因子，促進因子，直接因子）とはならない。
- せん妄が生じている間，既往の精神疾患はせん妄にマスクされて症状がはっきりしなくなる。

- 既往に精神疾患をもつ患者のせん妄では，向精神薬による薬剤性のせん妄を見逃さないよう注意する。
- 精神疾患の治療のために内服している薬剤で，せん妄を生じさせている可能性の高い薬剤があった場合，減量や中止，せん妄のリスクの少ない他剤への変更を行う。

精神疾患を既往にもつ患者のせん妄をどう考えていくか？

　せん妄によって生じる精神症状と，患者の既往疾患である精神疾患の悪化の区別に苦慮しているプライマリ・チームを見かけますが，この場合もせん妄の診断基準に立ち返って，意識障害の有無を確認することが大切です。せん妄は多彩な精神症状を呈しますが，根本は意識障害であり，患者がそれまでに罹患している精神疾患（意識は清明である）とは異なるものです。

　「既往に精神疾患があるのでせん妄になりやすいのではないか」と尋ねられることがありますが，せん妄の準備因子に脳器質性の精神疾患（認知症など）以外の精神疾患があげられていないことでもわかるとおり，別次元のものと考えることが適切でしょう。

　また，「精神疾患を既往にもつ患者がせん妄を合併したとき，より重篤なせん妄を呈するか」といえば，必ずしもそうではありません。せん妄を合併した場合，多くの精神疾患は症状がはっきりしなくなり，通常のせん妄と変わらない状態となります。ただし，せん妄は日内変動を呈するため，「夜間せん妄から回復して意識清明な状態に戻っている日中は，既往のうつ病が表面化し，次の夜間にはまた夜間せん妄に戻る」などの精神症状が変化する患者には時々遭遇することがあります。このような病態の診断には，より丁寧な観察が必要となります。

元来の精神症状の悪化と考える前に，薬剤性のせん妄も吟味すること！

　抗コリン作用の強い抗精神病薬や抗うつ薬，ベンゾジアゼピン系の睡眠薬や抗不安薬など，既往の精神疾患に対する治療薬がせん妄を誘発した

り，せん妄からの回復を阻害したりすることがあります．そのような場合に，既往の精神疾患の悪化と誤って理解すると，せん妄からの回復に必要な薬剤の見直しが行われなくなってしまいますので，薬剤性のせん妄も念頭に置いてください．

精神科治療薬の減量中止で既往の精神疾患が悪化しないか？

　長期に使用してきた向精神薬を減らした場合，精神疾患の悪化が生じるのではないかという懸念を耳にします．可能性としてないわけではないのですが，個人的経験では，せん妄による意識障害が生じている間の向精神薬の減量によって，既往の精神疾患が短期間で悪化した経験はほとんどありません．

　精神科医のいない緩和ケアチームや医療機関においては，院外の精神科主治医と連携し，減薬などを相談することが必要です．その際，精神科主治医に対して現在の身体医学的問題，意識障害を起こしている可能性の考えられる薬剤を具体的に伝えて意見を求めるとよいでしょう．

　そして，せん妄が改善した後，せん妄が生じる前の精神科治療薬を再開するか，同効薬でせん妄のリスクの少ない薬剤に変更して既往の精神疾患の治療を再開することが望ましいと考えます．

ベンゾジアゼピン系薬剤減量時の注意

　高用量のベンゾジアゼピン系薬剤を長期に使用している患者の薬剤の減量・中止時には離脱症状に注意し，漸減することも考慮してください．

症例へのアプローチ

1 診　断

　診察時の訴えには一貫性がなく，注意集中困難を認めました．また，看護師の評価では夜間に悪化する日内変動を認め，妻からも双極性障害悪化時の様子とは異なるまとまりの悪さであるとの印象を得ました．これらから，主治医の診立てどおり，せん妄状態であると判断しました．準備因子

は高齢と陳旧性脳梗塞，誘発因子として点滴による不動化と発熱，直接因子としては尿路感染，脱水，腎機能障害に加えて，せん妄を惹起する可能性のある薬剤の継続が考えられました。

> **Approach** そのとき各職種はどう動く？
>
> **医師**
> - せん妄は意識障害であり，どのような精神疾患にも重畳すること，また向精神薬はせん妄のリスクとなりうることを踏まえる
>
> **薬剤師**
> - 精神疾患があるから常に向精神薬が必要と予断しない
> - 向精神薬は常にせん妄のリスクとなりうることを理解する
>
> **看護師**
> - 患者の訴えや表情，言動などを丁寧に観察し，医師と連携しながら対応を行う

2 せん妄を惹起する可能性のある薬剤の評価

身体的問題のない状態では有害事象なく使用できていた精神科治療薬でしたが，入院時点では下記のようにせん妄のリスクを高めていると判断しました（付録，表2，p.408参照）。

- オランザピン（ジプレキサ®）

    双極性障害における躁状態およびうつ状態の改善に有効性が期待できる抗精神病薬である。せん妄の治療に選択することもある抗精神病薬であるとともに，その抗コリン作用によってせん妄のリスクとなる可能性も否めない。

- ビペリデン（アキネトン®）

    抗精神病薬による薬剤性パーキンソニズムの治療薬であり，抗コリン薬そのもの。せん妄の患者には使用を避けたい。

- アルプラゾラム（コンスタン®，ソラナックス®）とブロチゾラム（レンドルミン®）

    これらベンゾジアゼピン系薬剤はせん妄の原因となる頻度が高い。

- バルプロ酸（セレニカ®，デパケン®）

    気分障害に対する気分安定薬。せん妄を惹起する可能性は低いと考え

られるが，高アンモニア血症を生じることもあるため注意を要する。
　血液内科主治医によってブロチゾラムの中止とクエチアピン（セロクエル®）の追加が行われたことは適切と考えられました。しかし本症例においては，継続していたその他の精神科治療薬によってせん妄が持続している可能性が考えられました。

3 治　療

①まず，アルプラゾラムを中止しました。
②次に，精神科病院の主治医から，薬剤性パーキンソニズムの生じやすい患者であるとの情報を確認し，ビペリデンを使用する必要性を生んでいるオランザピンを中止しました。
③オランザピン中止後にビペリデンも漸減中止しました。
④念のために確認したアンモニア値は正常であったため，バルプロ酸は継続しました。
⑤クエチアピンを漸増し，100mg錠を1回1錠・1日1回・就寝前の服薬で，まとまった睡眠を得ることができるようになりました。
⑥多職種で介入し，リハビリと離床など非薬物療法も行いました。

　1週間ほどでせん妄は改善し，その後骨髄腫治療のために使用したデキサメタゾン（デカドロン®）投与時もステロイドホルモンによるせん妄は生じず，Mタンパクの低下を認めて退院となりました。

4 患者・家族への説明

　Aさんは現在，せん妄とよばれる状態です。せん妄とは…（第2章3．せん妄，p.60参照）。体調不良が引き金となったせん妄ですが，双極性障害の治療で使用している薬がせん妄の持続に影響を与えている可能性も考えられるため，内服薬を調整して経過を観察してまいります。一般的に，せん妄が生じている間にもともとAさんがおもちである双極性障害が悪化することは多くないと考えられます。せん妄が改善した後で，双極性障害の治療薬の再開を検討していく予定です。

精神科治療薬を悪者扱いすると，せん妄改善後の精神疾患の治療再開に支障を来す可能性があります。精神科治療薬に対するイメージが悪くならないよう，身体医学的問題が加わったことによるせん妄の発症であることが理解されるように情報提供することを勧めます。

5 精神科主治医との連携

次回の身体的悪化時にせん妄のリスクをなるべく低下させておくために，入院中のせん妄の経過やプライマリ・チームの評価（身体的問題，せん妄促進的に働いた可能性のある薬剤）を精神科病院の主治医に情報提供し，せん妄を生じさせにくい薬剤での双極性障害の治療に，可能な範囲での協力を依頼しました。

第 4 章 ケーススタディで実践力をみがこう

▼ 病態の鑑別が重要なケース

Case 16 せん妄と認知症との見極めは？

術後の幻視や変化を伴う認知機能で，せん妄かレビー小体型認知症か鑑別が困難な症例

患　者：70歳，男性，直腸がん
既往歴：糖尿病（インスリン治療中）
生活歴：同胞3名の第3子長男。
元会社経営，65歳で退職。退職後は家で過ごすことが多い。
妻と2人暮らし。子ども（長女）は1人で近所に住んでいる。

経　過

　X年6月，直腸がんと診断されたが，本人の意向で手術は行わず保存的に加療されていた。X＋3年5月頃からは全身倦怠感も強くなり，ほとんど家で横になって過ごすようになった。食欲低下に伴い，排便・排ガスも少なくなり膨満感が強くなっていった。検査の結果，大腸がん肝転移と判明し6月初旬，当院へ入院となった。

　入院後，夜に独り言が多いという情報を受け，主治医よりリスペリドン2mg/日が処方されたが，錐体外路症状が強く出現したため1mg/日に減量された。しかし，錐体外路症状はさほど変化がなかった。リスペリドン処方前からふらつきも強く，転倒防止のため，夜間はナースコールを押すよう指導されるも守れたことはなかった。入院後から口数は多くはなかったが，回診時にカーテン越しに独り言を言っている様子が見受けられた。看護師が尋ねると「孫が来ていたんだ」と返答された。

　6月中旬，大腸狭窄解除のため手術を施行。同日の夜間は眠っているようではあったが，早朝の回診時には「ここにいたら殺されてしまう。兵士がたくさん襲ってくる」という発言が聞かれた。翌日の日中も「ドアの所に男性がいて眠れなかった」，「ベッドの上に女の子が乗っている」などと看護師へ話すようになり，せん妄が疑われたため緩和ケアチームにコンサルトがあった。

💬 チームと患者との会話

医　師「Aさん，つらい症状について少し教えていただけますか？」
患　者「つらいね…わかんないな」
医　師「昨日は眠れましたか？」
患　者「眠れたよ。でも水玉のワンピースを着た女の子が来て，気が散って

第4章 ケーススタディで実践力をみがこう

　　　　熟睡できなかったよ」
　妻　「またそんなこと言ってる。家でもね，誰もいないのにお客さんが帰らないから眠るわけにはいかないって，居間から動かなかったりね。女の子が部屋に入ってくるって言ってみたりね。前からなんですよ」
　医　師「自宅での日常生活はどのような感じでしたか？」
　妻　「退職してから寝てばっかり。朝起きて，食事して，テレビ見て，寝る…っていう生活です。全部私任せ。お風呂はよろよろしてますけど1人で入ってました」

Key Point
- せん妄の診断は，入院前の生活状況や認知機能を家族から確認することが重要。
- 幻視を呈する認知症があることを知る。
- レビー小体型認知症（dementia with Lewy bodies；DLB）の特徴を知り，疑われる場合の抗精神病薬の投与は慎重に行う。

せん妄と認知症の鑑別には情報収集も重要

　せん妄と認知症の鑑別には，臨床経過が有用となります。典型的な症例では，せん妄の認知機能障害には日内変動がありますが，認知症の認知機能障害は日内変動が少ないのが特徴です。認知機能障害が数カ月以上も変化しない状態で持続する場合は，せん妄より認知症の可能性が高いことを示唆します。ただし，せん妄は認知症に合併することがあり，このような場合には両者の診断が下されます。いずれの判断にも，一緒に生活している家族や施設スタッフなどからの情報収集が重要となります。

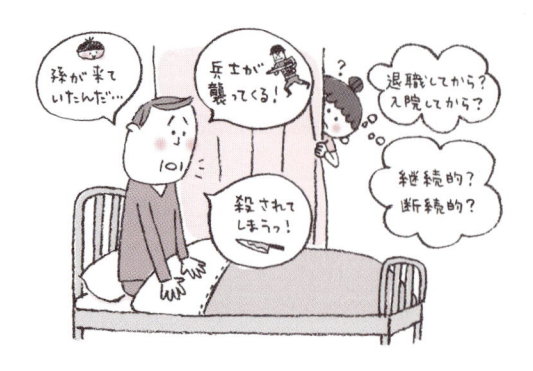

First Approach そのとき各職種はどう動く？

医師
- 意識障害を鑑別できるように微細な認知機能障害（特に注意障害）を見逃さないよう配慮する
- せん妄の原因，あるいは危険因子となる要因について各職種とも情報交換し，入院前後，手術前後の様子の変化を把握することが重要である
- ふらつきが強いことからも，診察の際に神経学的所見を把握する
- 長谷川式簡易知能評価スケールなどを用い認知機能の評価を行い，自宅でのADLや認知機能について比較する
- 幻視について詳しく聴取する

薬剤師
- 抗精神病薬に対する過敏性についてレビー小体型認知症の示唆所見であることを把握し，その他の症状についてもチームで確認していく
- 抗精神病薬について中止を検討するよう医師に助言する
- 今後の薬剤選択にあたり，注意すべきことを医師に助言する

看護師
- 認知機能の変動性について注意深く観察し，多職種で共有できるように看護記録に残しておく
- 普段来られない家族などにも自宅での様子を尋ね，入院前後の比較がしやすいようにしておく
- せん妄のリスクを考慮し，時計やカレンダーの設置，日中の声かけなど環境調整を意識したケアを行う

せん妄と認知症の鑑別

せん妄と認知症の主な鑑別点を**表1**にまとめました。

せん妄は意識障害による急性の精神症状で，注意の集中維持が困難となり，不穏や易刺激性，暴言，幻覚などが出現し，理解や判断が困難となる状態です。身体疾患や環境の変化，薬剤などが誘因となることが多く，数時間～数日のうちに急激に発症し，症状は動揺します。夕方から夜間に増悪することが多く，数日～数週間持続します。

一方，認知症と一言でいってもさまざまな種類があり，それぞれ特徴的な症状が異なります。なかでも幻視を特徴とするレビー小体型認知症とせ

第4章　ケーススタディで実践力をみがこう

表1　せん妄と認知症の鑑別

項目	せん妄	認知症
発症様式	急激	緩徐
初発症状	錯覚，幻覚，妄想，興奮	記憶力低下
日内変動	夜間に悪化	なし
期間	数日～数週間	永続的
身体疾患	合併していることが多い	ときにある
薬剤の影響	しばしばある	なし
環境要因	関与する場合が多い	なし

〔上村恵一：認知症・せん妄・うつ病の違いを知ろう―症状の違い．看護技術，59（5）：29-42，2013 より引用〕

ん妄の鑑別は臨床上，問題となるケースも多くみられます。

　次にレビー小体型認知症について確認していきましょう。レビー小体型認知症の臨床診断の基本は，ほかの認知症疾患と同様，詳細な臨床経過，精神神経症状の把握です。問診，一般身体的所見，神経学的所見，認知機能や精神状態の診察を確実に行う必要があります。診断のポイントを**表2**に示します。認知機能障害はレビー小体型認知症の中心的な症状ですが，病初期には必ずしも認知機能障害が目立たないこともあります。

症例へのアプローチ

1　診　断

　本症例は，認知症の診断は受けていなかったものの，家族からの情報で幻視は入院前からあり，軽度認知機能障害があったことがわかりました。入院後の診察で長谷川式簡易知能評価スケール（p.84）を実施し，18/30 と認知機能障害を認めました。

　看護師が家族から聴取し，幻視の内容としては人物や動物，虫などと具体的に表現されることが多かったことも明らかになりました。神経症状としては寡動と筋固縮が主体で，軽度安静時振戦も認めました。抗精神病薬への過敏性も認めており，後に行ったSPECT（single photon emission

表2 レビー小体型認知症 (DLB) の臨床診断基準改訂版

1. **必須所見**：進行性の認知機能障害
2. **中核所見 (probable DLB には 2 つが，possible DLB には 1 つが必要)**：
   a. 注意や覚醒レベルの変動を伴う認知機能の動揺
   b. 現実的で詳細な内容で，繰り返し現れる幻視
   c. パーキンソニズムの出現
3. **示唆所見 (possible DLB に 1 つ以上あれば probable DLB)**：
   a. レム睡眠行動障害
   b. 抗精神病薬に対する過敏性
   c. 機能画像で基底核のドパミン取り込みの低下
4. **支持所見**：
   a. 繰り返す転倒と失神
   b. 一過性の意識障害
   c. 自律神経機能異常
   d. 幻視以外のタイプの幻覚
   e. 系統的な妄想
   f. 抑うつ状態
   g. 形態画像で内側側頭葉が比較的保たれる
   h. 機能画像で後頭葉のびまん性の取り込み低下
   i. MIBG 心筋シンチグラフィーの取り込みの低下
   j. 脳波で初期からの徐波活動
5. **除外項目**

〔McKeith IG, et al：Diagnosis and management of dementia with Lewy bodies：trhird report of the DLB Consortium. Neurology, 65 (12)：1863-1872, 2005 を参考に作成〕

computed tomography) 検査にて後頭葉に広範に血流低下を，MIBG (meta-iodobenzyl guanidine) 心筋シンチグラフィーでは，心筋への取り込みの低下も認められました。

以上の結果からレビー小体型認知症と診断できますが，注意や明晰性の顕著な変化を伴う認知機能の変動はレビー小体型認知症の中核的症状です。

認知症とせん妄は，基本的には鑑別すべき疾患ですが，今回の術後の幻視や変化を伴う認知機能がどちらの症状なのかを鑑別するのは困難であり，複雑にオーバーラップしていた可能性も否定できません。症状の移行に伴いさまざまな可能性を考えて丁寧な症状把握と治療方針の決定や環境調整，薬剤選択あるいは中止を行うことが重要です。

Second Approach　そのとき各職種はどう動く？

医師
- レビー小体型認知症と診断し，せん妄の可能性も示唆しながら，その後の症状の移行に注意して経過をみていく

薬剤師
- レビー小体型認知症であるものの，せん妄リスクも高いことも考慮しながら薬剤選択について助言する

看護師
- 患者の変化に注意しながらケアし，家族へも症状を踏まえたケアの方法をアドバイスする
- 転倒リスクが高いことを注意してケアする
- 薬剤投与後の変化を慎重に観察し介入する

2　治　療

　薬剤師から助言もあり，錐体外路症状も呈していたことからリスペリドン（リスパダール®）を中止しました。術後であり，貧血も進んでいたこと，嚥下不良から誤嚥性肺炎を呈したため，せん妄の併発リスクは高いと判断しました。夜間不眠はあったものの，ベンゾジアゼピン系薬剤を避け，トラゾドン（デジレル®，レスリン®）25mgを開始しました。認知機能の低下はあったものの，せん妄のリスクを考慮し，アセチルコリンエステラーゼ阻害薬の投与は全身状態が改善されてから開始することとしました。

処方　トラゾドン（デジレル®，レスリン®）錠25mg　1回1錠　1日1回　寝る前

　上記処方を開始し睡眠は安定していきました。抗精神病薬の中止後から錐体外路症状は軽快し，嚥下機能も回復し肺炎も寛解しました。幻視や記憶障害は認めるものの睡眠・覚醒リズムは安定し，全身状態も良好となり自宅へ退院が許可されました。
　退院後は入院中の看護師からアドバイスを受けたとおり，転倒のリスクを考慮し立ち上がり時や入浴は介助を行ったり，幻視の訴えがあっても否定せずに見守る介護を家族全員が心がけました。退院後初回の外来時に，アセチルコリンエステラーゼ阻害薬の投与が開始されました。

3 患者・家族への説明

　Aさんが入院前から認知機能の低下や幻視，体の動きにくさなどを呈していた症状は，レビー小体型認知症であると考えられます。レビー小体型認知症とは，脳の神経細胞の中にレビー小体が現れる病気です。現在，アルツハイマー型認知症，脳血管性認知症とともに「3大認知症」といわれています。

　大切なことは，ご家族が病気のことをよく理解したうえで，介護の工夫やその人に合った対応をしていくことです。特徴的な症状の一つに「幻視」があります。幻視の原因は，脳の後ろ側（後頭葉）の視覚に関係するところの障害で起こる症状です。また，日や時間によって，頭がはっきりしている状態とぼーっとしている状態が入れ替わるといった，症状に大きな波があるのも特徴です。今回は術後にもそのような症状を呈しており，せん妄という意識障害が併発した可能性もあります。そのほかに，パーキンソン症状といって，ふらつきや体の動きにくさなどもみられます。

　ご家族の対応としては，幻視は否定せず，それがどんなものか十分に話を聞いてください。安心できる声かけや対応が，本人の落ち着きにつながります。

　幻視は夕方から夜間の薄暗いときに多く，不安により強くなることがあります。影により不安が増大しないよう，部屋や廊下の明るさを調整し，環境を整えてください。

　また，意識はしっかりしているときと，ぼーっとしているときがあります。いまどちらの状態にあるのかを十分に把握し，状態の悪いときはあまり働きかけをせず，見守るようにしましょう。

　日常生活では，症状の動揺ができるだけ小さくなるように努めることが重要です。具体的には，適度な運動と規則正しい生活が大切です。また，パーキンソン症状や注意力障害により，ちょっとした物につまずきやすくなります。転倒には十分気をつけて介護してください。何かご質問はありますでしょうか？

第4章　ケーススタディで実践力をみがこう

■ 参考文献
1) McKeith IG, et al：Diagnosis and management of dementia with Lewy bodies: third report of the DLB Consortium. Neurology, 65(12)：1863-1872, 2005
2) 井関栄三・編著：レビー小体型認知症—臨床と病態，中外医学社，東京, 2014
3) 萩原朋美，天野直二：DSM-5 ドラフトにおけるせん妄．精神科治療学，25(8)：995-999, 2010
4) 柴田展人，新井平伊：DSM-5 ドラフトによる認知症(Neurocognitive Disorders)．精神科治療学，25(8)：1001-1004, 2010
5) 上村恵一：認知症・せん妄・うつ病の違いを知ろう—症状の違い．看護技術，59(5)：29-42, 2013

Q&A　認知症患者の「事実と異なる話」は，どこまで訂正したらよいですか？

　まず第一に，患者の記憶障害がどの程度か考えます。どんなに「事実と異なる話」であっても，数分後に忘れてしまうのであれば，あえて訂正する必要もないかもしれません。

　第二に，その話を肯定した場合に，誰が何に困るのかを考えます。誰も困らないのであれば，訂正しなくてもよいかもしれません。それでは患者を騙しているみたい，と思うかもしれませんが，話をするたびに「違うでしょ」と言われたら，誰だって嫌な気持ちになります。どんなに認知機能が低下していても，「何かこの人，嫌だなぁ」という感情は残りやすいものです。例えば，息子を夫と思い込む，娘を近所の友人と思い込む，といった場合に，ご家族は「自分のことも忘れてしまったか」とショックを受けられ，必死に訂正することが多いようですが，「否定ばかりする嫌な息子」と認識されるよりは「誰だかよくわからないけど，信頼できる親族」と思ってもらえたほうが，双方にとってよいのではないでしょうか。

　どうしても訂正せねばならない場合も，可能な限り患者の話を否定するのではなく，新たなエピソードが加わった体裁にしたほうが，スムーズなことが多いです。例えば，ほかの地域のニュースを見て「台風が来るから雨戸を閉めて回らねば」と落ち着かなくなった患者がいたとします。「それは別の地域の話だから」と訂正するよりは，「あらそうなの，心配ね」といったん受けとめつつ，一緒に気象庁のホームページを検索したりして，「台風，ここには来ないで逸れていくみたいだね」とエピソードを加えて話したほうが，受け入れていただけることが多いようです。

第4章 ケーススタディで実践力をみがこう

▼ 病態の鑑別が重要なケース

Case 17 入院中にアルコール離脱症状が出現したら？

アルコール依存症の患者のアルコール離脱症状に対応した症例

患　者：45歳，男性，舌がん（入院1週間後に手術予定）
既往歴：アルコール離脱けいれん

経　過

「アルコール依存症で入院歴があります．今朝までお酒を飲んでいたようです」という病棟からの連絡を受け診察に行くと，そこにはイライラした様子の患者とその妻が待っていた．患者の手指には振戦があり，額からは玉のような汗が流れていた．ここ何年も夕方起床し，午前3時過ぎまでビール5Lを飲む生活を送っているようだった．アルコール依存症の治療で入院した際，けいれん発作や幻覚症状などがあり，身体拘束をされた経験があるということだった．

入院時血液検査では軽度肝機能障害があり，頭部CT上，前頭葉，側頭葉の萎縮が認められた．入院時の体温，血圧，脈拍は正常だったが，夕方の測定では微熱と頻脈があった．

Key Point

- 入院時には最終飲酒日時，1日飲酒量，摂食量，アルコール依存症やアルコール離脱せん妄（以下，AWD）の既往の有無を確認することが大切である．
- アルコール離脱症状には，小離脱症状と大離脱症状（アルコール離脱せん妄：AWD）がある．最終飲酒後に，出現してくる時間帯や症状のピーク時期に違いがある．
- アルコール離脱症状を認めたら，ベンゾジアゼピン系薬剤の投与を開始する．それによりAWDへの移行を予防，もしくは軽減することができる．
- アルコール依存症者に起こりやすく意識障害を呈する疾患に，ウェルニッケ・コルサコフ症候群がある．ビタミンB_1を投与し発症を予防することが大切である．その他，脱水や低血糖，アルコール性ケトアシドーシス，肝性脳症，外傷性硬膜下血腫などにも注意が必要である．

入院時の問診ポイント

1日にビール500 mLを3本（日本酒3合弱，25度焼酎300 mL，ワイン

6杯）を超えて摂取する場合，危険な飲酒とされ，アルコール依存症の発症リスクが高まるといわれています[1]。

危険飲酒者が入院となった場合，アルコール離脱せん妄を生じるリスクがあるため注意が必要です。入院時，そのリスクについて適切に評価を行い，可能な限り早期から介入することが大切です。

入院時の問診ポイントは以下のとおりです。

①飲酒歴（1日飲酒量，飲酒の頻度，最終飲酒日時）
②食事をとらずアルコールだけで済ますことはないか
③アルコール離脱けいれん，AWDの既往の有無
④アルコール関連疾患（肝，膵臓疾患など）の既往の有無

アルコール離脱症状

アルコール依存症者では，飲酒した状態に身体が順応しています。入院など何らかの理由で飲酒を中止すると，アルコールの自律神経に対する抑制作用が中断され，自律神経が興奮状態を呈します。これがアルコール離脱症状です。

アルコール離脱症状には，断酒後数時間から現れ始め24時間後にピークに達する小離脱症状と，2〜3日してから出現してくる大離脱症状（alcohol withdrawal delirium；AWD）があります（図1）[2]。症状を認めたら，ベンゾジアゼピン系薬剤の投与を開始することで，AWDへの移行を予防，もしくは軽減することができます。

アルコール離脱症状の治療

1 アルコール離脱症状の評価と治療

アルコール離脱症状の客観的な評価尺度として，CIWA-Ar（Clinical Institutes Withdrawal Assessment-Alcohol, revised）の使用が推奨されています[3]。アルコール依存症専門病院などではCIWA-Arをもとにベンゾジアゼピン系薬剤の投与量が決められているようです。

がん治療の現場で上記を実践するのは難しいため，小離脱症状が出現し

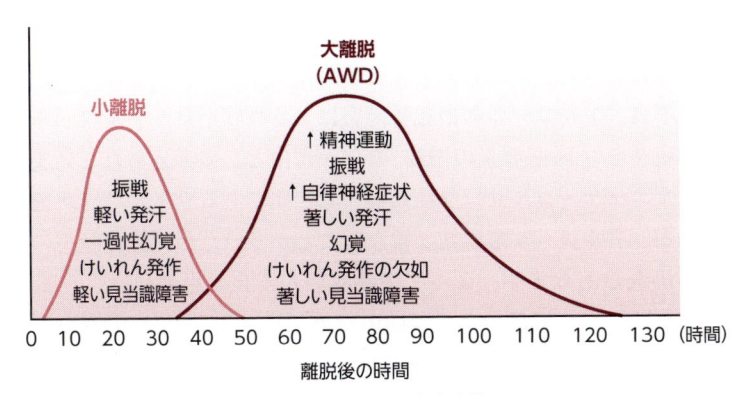

図1 アルコール離脱症状の時間的経過と臨床症状
〔澤山 透：アルコール離脱せん妄の現在の考え方と治療．精神科治療学．28(9)：1164，2013より一部改変〕

た時点で，ベンゾジアゼピン系薬剤投与を考慮するのがよい[4]のではないかと思われます。

投与例[4]
- 内服可能な場合
  ロラゼパム（ワイパックス®，ユーパン®）0.5mg　1回1〜2錠　毎食後
  もしくは，
  ジアゼパム（セルシン®，ホリゾン®）5mg　1回1〜2錠　毎食後
- 内服できない場合
  ジアゼパム（セルシン®，ホリゾン®）10mg 筋注（または静注）
  　　　　　　　　　　　　　　　　　　　1回1/2〜1A　1日2〜3回

注意
- ベンゾジアゼピン系薬剤は約1週間で漸減中止を目指します。
- 筋注では薬剤の吸収が安定せず，静注ではモニタリングが必要となる難点があります。

　AWDが出現した場合も，ベンゾジアゼピン系薬剤の投与が基本です。これは抗精神病薬での対処が主体となる，AWD以外のせん妄と異なる点です。投与量に関しては，軽い傾眠状態になるまで十分量使用することが推奨されています[5]。ベンゾジアゼピン系薬剤だけで焦燥や幻覚のコントロールが難しい場合に抗精神病薬を併用するとよいでしょう[5]。

2 ウェルニッケ・コルサコフ症候群の予防

　アルコール依存症者に起こりやすく意識障害を呈する疾患にウェルニッ

ケ・コルサコフ症候群があります。これはビタミンB_1の欠乏が原因で起こります。アルコール依存症者でその発症が多いのは，連続飲酒による食事摂取不良，アルコールの消化管障害による吸収不良，アルコール分解に要するビタミンB_1必要量の増加[6]などが理由として考えられています。

ウェルニッケ・コルサコフ症候群の急性期であるウェルニッケ脳症の発症時期が，アルコール離脱期と重なることが多いため，意識障害の鑑別が難しい場合があります。よって栄養状態が不良の患者には，ウェルニッケ・コルサコフ症候群の発症予防のため，ビタミンB_1 1日100〜300 mgの投与を数日間行うことが推奨されています。ビタミンB_1投与量，投与期間についてはさまざまな見解があるようです[5), 7), 8)]。

症例へのアプローチ

1 診 断

アルコール依存症の治療歴，入院直前までの連日多量飲酒などから，アルコール離脱症状を来すリスクが高い患者であることは明白でした。入院時すでに，手指振戦，発汗，イライラ感などを認めており，アルコール離脱症状を来していると診断しました。さらに，アルコール離脱けいれん・AWDの既往から，今回の入院でもAWDを生じるリスクが非常に高いと考えました。

Approach そのとき各職種はどう動く？

医師
- アルコール離脱症状と診断し，ベンゾジアゼピン系薬剤，ビタミンB_1の投与を速やかに開始する
- 脱水など見落とせない身体的問題へもあらかじめ対応を進める
- アルコール離脱症状や離脱せん妄について，他職種に情報提供を行う

薬剤師
- ベンゾジアゼピン系薬剤の使用方法について，服薬指導を行う

看護師
- アルコール離脱症状の悪化がみられないか，注意しながらケアを行い，安全確保に努める

2 治　療

アルコール離脱症状に対してベンゾジアゼピン系薬剤を開始し，ウェルニッケ・コルサコフ症候群発症予防のためビタミン B_1 の投与を行いました。

> **処方** ジアゼパム（セルシン®，ホリゾン®）5mg　　1回1錠　1日3回　毎食後
> ニトラゼパム（ベンザリン®，ネルボン®）5mg　1回1錠　寝る前
> ビタミン B_1（ビタメジン®）25mg　1回1カプセル　1日4回　毎食後，眠前
> ジアゼパム注（セルシン®，ホリゾン®）10mg 筋注（または静注）
> 　　　　　　　　　　　　　　　　　　　　1回1A　不穏時

手指振戦と不眠が続き，ベンゾジアゼピン系薬剤が終了できないまま手術当日を迎えました。

> **術後** ジアゼパム注（セルシン®，ホリゾン®）10mg 筋注（または静注）
> 　　　　　　　　　　　　　　　　　　　1回1A　1日2回　朝，夕
> ビタミン B_1（ビタメジン®）静注用 1V　　1日1回
> フルニトラゼパム注（サイレース®，ロヒプノール®）2mg
> 　　　　　　　　　　　　　　　　　　　1A ＋生食 50mL（入眠止め）

最終飲酒からすでに1週間以上経過していましたが，その間手術が施行されたことで症状の評価は難しくなりました。術後に意識障害や精神運動興奮状態が出現しましたが，侵襲の大きな手術であったことから，アルコール離脱せん妄なのか，術後せん妄か判断することはできませんでした。術後の不穏に対しては，ベンゾジアゼピン系薬剤はすでに十分量投与されていると考え，ハロペリドール（セレネース®）を併用しました。ベンゾジアゼピン系薬剤の投与を終了するまで3週間かかりました。

3 患者・家族への説明

以前の入院で，アルコール離脱せん妄が出現していた可能性があります。これはアルコール離脱症状のとてもひどい状態です。残念ながら過去にそれを起こした方は，そうでない方に比べて再び発症しやすいといわれています。すでに離脱症状（手指振戦，発汗，イライラ感）が出始めており，とても心配な状態です。まずは薬を使って症状を軽くしていきましょう。症状を抑えるためには，たくさんの量の薬が必要になると思います。

第4章　ケーススタディで実践力をみがこう

　舌がんの治療がひと段落したら，アルコール依存の治療について，もう一度，一緒に考えていきましょう。

■ 参考文献
1) 厚生労働省：アルコール依存症．みんなのメンタルヘルスホームページ，2015年3月　http://www.mhlw.go.jp/kokoro/know/disease_alcohol.html
2) 澤山　透：アルコール離脱せん妄の現在の考え方と治療．精神科治療学，28(9)：1163-1172，2013
3) Mayo-Smith MF：Pharmacological management of alcohol withdrawal. A Meta-analysis and Evidence Based Practice Guideline. JAMA, 278：144-151, 1997
4) 中村　満：③依存・乱用薬物によるせん妄(症例A)．八田幸太郎，岸　泰宏・編著，病棟・ICUで出会うせん妄の診かた，中外医学社，pp72-85，2012
5) Mayo-Smith MF, Beecher LH, Fischer TL, et al：Management of alcohol withdrawal delirium. An evidence-based practice guideline. Arch Intern Med, 164(13)：1405-1412, 2004
6) 松井敏史，遠山朋海，美濃部るり子，他：アルコールに関連する健康障害の知見：最近の進歩と今後の展望；認知症．PROGRESS IN MEDICINE，33：847-855，2013
7) Lingford-Hughes AR, Welch S, Nutt DJ：Evidence-based guidelines for the pharmacological management of substance misuse, addiction and comorbidity：recommendations from the British Association for Psychopharmacology. J Psychopharmacol, 18(3)：293-335, 2004
8) 木村　充：ウェルニッケ・コルサコフ症候群．白倉克之，丸山勝也・編著，アルコール医療ケース・スタディ，新興医学出版社，117-120，2008

第4章 ケーススタディで実践力をみがこう

▼ 病態の鑑別が重要なケース

Case 18 一日中ずっとだるい… その原因は？

全身倦怠感をきっかけに抑うつの原因を検討した症例

患　者：62歳, 女性, Ⅲc期卵巣がん（漿液性腺がん）, PS (performance status) 1
既往歴：特記なし

経過

X年8月に卵巣がんにて卵巣・子宮全摘出術が施行され, 胃の上部に比較的大きな腹膜腫瘍, 多量の腹水を認めた。翌月より, dose-dense TC療法（パクリタキセル80mg/m^2　Day1/8/15＋カルボプラチン　AUC6　Day1, 3週間隔, 6クール）を外来で実施することになった。

化学療法の初回指導時, 患者より胃上部の腫瘍の圧迫による食事摂取量減少, 食欲不振 Gr 2 (CTCAE v4.0), 全身倦怠感 Gr 1 (CTCAE v4.0) /NRS 3, 手術前より10kg体重が減少したことなどについて話があった。化学療法開始後, ドンペリドン錠10mg 1回1錠・1日3回・朝昼夕食後を服用しても食欲不振は改善しなかった。

2クール目, 全身倦怠感は Gr 3/NRS 7, PS 2となり, 食欲不振と脱毛により家族と一緒に大好きな外食にも行けないと涙ぐんでいた。

● チームと患者との会話

薬剤師「Aさん, 化学療法のお休みの期間, だるさは楽になりましたか？」
患　者「楽になることはありません。ずっとだるいです。最近……夜中に起きるのですが, そのときすごくだるくて, 何とも言えない不安になるような……じっとしていられない感じがします。車で外出すると落ち着く気がする。でも行く元気もなくて……」

ドンペリドンによるアカシジアを疑い, 服用を中止したが, 症状は改善しなかった。

Key Point
- 化学療法の初回説明時, 治療に対する患者の思いや受け入れ状況を確認し（告知直後のときは特に）, おおまかな副作用の説明を行う。その際, 疼痛の有無や睡眠の確認も忘れずに行うようにする。
- 外来治療では主治医が一人の患者に多くの時間をかけられないため, ほかの医

療者の積極的な関わりが重要となる。
- 全身倦怠感は治療による身体症状の一つではあるが，多元的にとらえて詳細なアセスメントを行うことにより，原因の把握や適切な対処につながることも多い。
- 治療の副作用対策薬により副作用をできる限り排除し，症状が改善するよう対処する。

全身倦怠感と向き合う

　全身倦怠感は，がんの治療中だけでなく治療後の経過観察中，終末期，いずれの段階においても起こりうるつらい症状の一つです。実際，治療中の患者の14〜96％，治療後の患者の19〜82％において倦怠感があり[1]，また，患者の74％が疲労を感じていたが50％しか症状の出現を訴えていなかった[2]といわれています。しかし，医療者は発現機序が解明されていないこと，原因のある倦怠感とそうでない倦怠感との鑑別が難しいことなどにより，直接命に関わらないという楽観的な認識をもったり，患者への影響に対する理解不足のために過小評価したりしがちです。

　患者が訴えない理由には，医療者の手を煩わせたくない，治療法がないから我慢するしかない，治療が受けられなくなるのではないかという気持ちを抱いていることなどがあげられます。

　ここで倦怠感の有無を確認するために重要なのはスクリーニングです。スクリーニングには倦怠感を一つの側面からアセスメントする一次元倦怠感スケールと，多側面からアセスメントする多次元倦怠感スケールが使用されます。臨床の場では一次元倦怠感スケールのNRS，VASやフェイススケール，多次元倦怠感スケールのCancer Fatigue Scale[3]が使用しやすいです。このように，全身倦怠感の症状に対しどのくらい患者がつらく感じているか医療者が認識することが重要です。

全身倦怠感の原因を見極める

　スクリーニングにNRSを使用した場合，軽度：0〜3，中等度：4〜6，重度：7〜10に分類されます。軽度の場合は定期的なアセスメントを実施し，中等度以上は一次的倦怠感評価が必要となります（図1）。

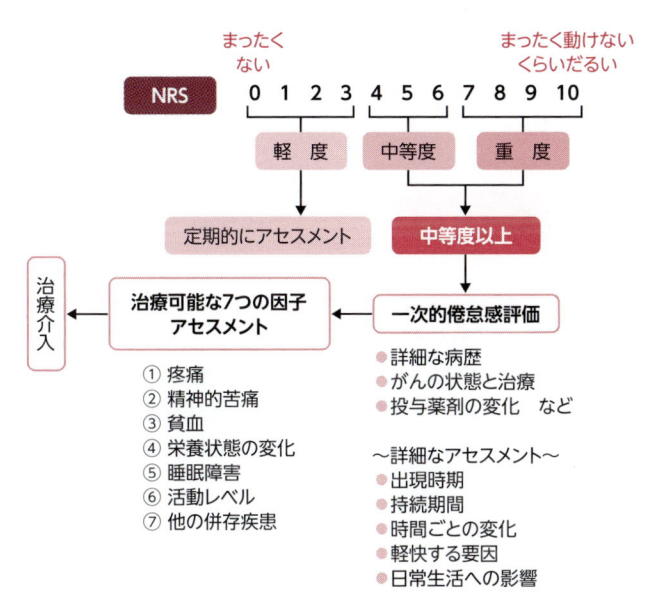

図1 がん患者への全身倦怠感治療アルゴリズム（スクリーニングにNRSを使用した場合）

〔National Comprehensive Cancer Network：NCCN Clinical Practice Guidelines in Oncology: Cancer-Related Fatigue, Version 1, 2014 より引用〕

　化学療法を行っている患者に対しては，倦怠感を抗がん薬による有害事象と考えがちです。図1に示した治療可能な7つの因子は，いずれの項目も因果関係にあることが多いため，どの因子が一番の原因であるか見極めたうえで治療を開始することが重要です。

　本症例のように，化学療法の休薬中に，貧血，下痢，感染症，電解質異常，肝障害などが否定的で，かつ倦怠感が改善しない場合，抗がん薬による有害事象を除外し，その原因について検討します。倦怠感以外の身体症状，精神症状，社会経済的問題，スピリチュアルな問題についてです。身体症状でよくみられる症状は疼痛であり，その場合は疼痛コントロールを行います。精神症状，スピリチュアルな問題に関しては，化学療法の初回説明時より患者の病気や治療に対する思い，気がかりなことなどを積極的に尋ねます。そのことにより，以降の面談時に患者自らが気がかりなことなどを話すきっかけを容易に提供することができます。また患者情報を多

職種で共有することにより，早期から多角的にアプローチをかけることもできます。経済的あるいは家族の問題である場合は専門家による適切な支援を提供します。

症例へのアプローチ

1 診 断

本症例はNRS 7であったため重度の全身倦怠感と考えられました。一次的倦怠感評価において，がんの状態（腹膜腫瘍による摂食不良），治療可能な7つの因子アセスメントにおいて，②精神的苦痛，④栄養状態の変化，⑤睡眠障害，⑥活動レベルの4項目に該当しました。中途覚醒や不安がみられたため「2質問法」（p.33参照）による抑うつのスクリーニングを行い，その結果と患者との会話内容を主治医に伝達し，抑うつの診断となりました（第1章 2.チーム医療と包括的アセスメント，p.9参照）。

Approach（アプローチ） そのとき各職種はどう動く？

- **医師**：うつ病は身体症状を伴うこと，特に総合病院では不眠，食欲不振，倦怠感に注意を払う
- **薬剤師**：がん治療中の倦怠感について，単に倦怠感の評価をするだけではなく，身体症状，精神症状の両面から把握する
- **看護師**：患者の思いや認識，生活状況を確認しながら抗がん薬治療による身体症状や副作用だけでなく，精神症状についてもおさえる

2 治 療

腹膜腫瘍の縮小を目的としてdose-dense TC療法を継続しました。抑うつ，消化器症状改善のためスルピリド（ドグマチール®カプセル）50 mg 1回1カプセル・1日3回・朝昼夕食後が処方されましたが，症状は改善しませんでした。そこで，抗不安効果を期待し，即効性のある以下を処方提案しました。

> **処方** アルプラゾラム（コンスタン®，ソラナックス®）錠 0.4mg
> 　　　　　　　　　　　　1回1錠　1日2回　朝食後と寝る前

　投与開始直後より夜間の症状は消失し，全身倦怠感はNRS 3に低下しました。また，衣服やお化粧，ヘアピースなどの容姿だけでなく，家族と外食に出かけるなど行動にも劇的な変化がみられました。

3 患者・家族への説明

> 　Aさんが一日中だるさを強く感じたり，夜中に起きたりした理由は「抑うつ」であると考えられます。だるさを引き起こす原因には痛みや気持ちの落ち込み，貧血などがあげられます。Aさんの場合，お腹の腫瘍のためにいままで一番の楽しみだったお食事がとりにくくなっています。そのために不眠や不安が続き，疲労も重なったことなどが原因であったと考えられます。
> 　心をリラックスさせてくれるお薬を服用し始めてから，だるさの改善だけでなく毎日の生活にも変化が出てきているように感じますが，いかがでしょうか。
> 　先生からお聞きになっているように，お腹の腫瘍に対しては化学療法を続けていきますね。
> 　Aさん，いろいろお話してくださってありがとうございました。何か気になることがございましたら，お教えくださいね。

　今後，化学療法の副作用である貧血により全身倦怠感が再び出現する可能性もあるため，引き続きモニタリングを実施する必要があります。

■ 参考文献
1) National Cancer Institute, Fatigue（PDQ®）(http://www.cancer.gov/cancertopics/pdq/supportivecare/fatigue/HealthProfessional)
2) Vogelzang NJ, et al：Patient, caregiver, and oncologist perceptions of cancer-related fatigue: results of a tripart assessment survey. The Fatigue Coalition. Semin Hematol, 34 (3 Suppul 2)：4-12, 1997
3) Cancer Fatigue Scale マニュアル，国立がん研究センター東病院，2015年4月現在（http://pod.ncc.go.jp/documents/CFS-Manual.pdf）
4) National Comprehensive Cancer Network：NCCN Clinical Practice Guidelines in Oncology: Cancer-Related Fatigue, Version 1, 2014

第 4 章 ケーススタディで実践力をみがこう

▼ 向精神薬の副作用で注意すべきケース

Case 19 抗不安薬を飲んで興奮！もしかしてせん妄かも…

ベンゾジアゼピン系抗不安薬を内服している経過中にせん妄を呈した症例

患　者：72歳，女性，Ⅲ期食道がん
既往歴：高血圧，糖尿病，脳梗塞

経過

　2カ月前に食べ物を飲み込んだ際に，喉の違和感を感じるようになった。その後，食事がつかえるようになったため近医を受診し，精査加療目的で当院内科に入院。精査の結果，Ⅲ期食道がんと診断され，頸部リンパ節への転移を認めた。直ちに術前化学療法が開始されたが，吐き気が強く，実際に嘔吐を繰り返すようになり，制吐薬の投与を受けて症状は緩和した。

　その後，次第に不眠がちとなり，夜間落ち着かずそわそわする様子がみられるようになった。「全然眠れない。不安で落ち着かない」と何度も口にするため，エチゾラム 0.5 mg の投与を行ったところ，夜中さらに焦燥感が高まり，易怒性の亢進を認めた。被害的になり，「警察に行く。こんなところにいたら殺される」などと興奮状態となり，制止がきかないため，緩和ケアチームにコンサルトがあった。

チームと患者との会話

医　師「ずいぶんしんどそうですね」
患　者「ん，あんたもグルか？」
医　師「何か意にそぐわないことでもありましたか？」
患　者「ふん，そんなことより，いまから警察に行くから」

　主治医や病棟看護師，チームの医師でなんとか患者をなだめようとするも制止がきかず，ほどなく到着した娘になんとか説得された状態であった。

Key Point

- がん患者に不安を認めた際には，直ちに薬物療法を行わず，まずはその原因や背景を考えることが重要である。
- がん患者に何らかの精神症状を認めた場合には，必ずせん妄を鑑別診断の一つにあげる。
- ベンゾジアゼピン系抗不安薬の投与はせん妄を惹起する可能性があるため，特にせん妄ハイリスクの患者への投与は避ける。

「不安」に対するアプローチ

1 原因や背景を検索する

がん患者に不安を認めた際,直ちに薬物療法を行うのではなく,まずはその原因や背景を検索します。例えば,本症例の症状で可能性があるものとして,以下①～③のようなものが考えられます。

> ①入院による環境変化,嘔気・嘔吐などの身体症状,今後の治療経過などをストレス因とした不安
> ②制吐薬〔例えばメトクロプラミド(プリンペラン®)やプロクロルペラジン(ノバミン®)〕による副作用(アカシジア※)
> ③せん妄の部分症状として現れたもの
> ※アカシジア:主に薬剤性であり,じっとしていられない感覚が起こり,そわそわしたり歩き回ったりする

①であれば,抗不安薬の投与が検討されます。②のケースでは原因薬剤を中止し,場合によってはビペリデンなど抗コリン薬の投与を行います。また,③のケースでは,せん妄の直接原因に対するアプローチと,抗精神病薬などの投与を行います。

こうしてみると,投与される薬剤が三者三様であるばかりでなく,③であるにもかかわらず①と誤診されて抗不安薬を投与されたり,②と誤診されて抗コリン薬を投与されたりすることで,いずれも③がさらに悪化するため(図1),その鑑別は極めて重要であることがわかります。

考えられる症状	薬物療法などによる治療	
①入院による環境変化,嘔気・嘔吐などの身体症状,今後の治療経過などをストレス因とした不安	抗不安薬の投与	誤診されると… → せん妄の悪化
②制吐薬〔メトクロプラミド(プリンペラン®)やプロクロルペラジン(ノバミン®)など〕による副作用(アカシジア)	原因薬剤を中止 場合によってビペリデンなど抗コリン薬の投与	
③せん妄の部分症状として現れたもの	せん妄の直接原因に対するアプローチと,抗精神病薬などの投与	

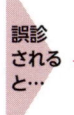

図1 がん患者の「不安」についての鑑別とその治療

表1 せん妄と鑑別を要する疾患

せん妄の症状	同症状を呈する疾患
記銘力障害・見当識障害	認知症など
幻覚・妄想	認知症（レビー小体型認知症），統合失調症など
易怒性亢進・興奮	認知症，統合失調症，レム睡眠行動障害，パーソナリティ障害など
不眠	不眠症など
不安・焦燥	うつ病，不安障害，アカシジア，レストレスレッグス症候群（むずむず脚症候群）など
活動性低下	うつ病など
執拗さ・こだわり	神経症，発達障害など

2 せん妄は誤診されやすい

　せん妄は，記銘力障害，幻覚・妄想，興奮，不安・焦燥，活動性低下など多彩な精神神経症状を呈します。よって，個々の症状のみで判断すると，表1のように認知症・統合失調症・うつ病・不安障害などさまざまな疾患が鑑別にあがってしまい，これが誤診の一因になります[1]。ICD-10[2]によると，せん妄の診断基準の一つに「感情障害」という項目があり，具体的に「例えば，抑うつ，不安あるいは恐怖，焦燥，多幸，無感情あるいは困惑」と明記されています。臨床現場でも，悲観的な訴えが目立ったり不安状態を呈したりしていても，それがせん妄の部分症状であることはしばしば経験されます。したがって，がん患者の治療経過中に何らかの精神症状を認めた場合，必ずせん妄を鑑別診断の一つにあげることが重要です。

3 薬剤性のせん妄を避ける

　患者に不安を認めた際には，まずは前述のように原因や背景を評価します。そのうえで，薬物療法としてベンゾジアゼピン系抗不安薬が選択肢にあがると判断された場合，次に行うことは副作用について十分に検討することです。

　ベンゾジアゼピン系抗不安薬は，健忘，過鎮静，奇異反応，脱抑制，耐性・依存形成と離脱症候群など，その副作用がしばしば問題となる薬剤で

すが，せん妄の原因となる薬剤でもあることが知られています。一般的には，特に高力価で半減期の短い薬剤〔トリアゾラム（ハルシオン®）など〕がせん妄を惹起しやすいとされています[3]。がん患者は，高齢，かつ種々の身体疾患を合併しているケースが多く，そのようなせん妄の準備因子を複数有する「せん妄ハイリスク」と考えられる患者には，ベンゾジアゼピン系抗不安薬の投与は慎重に行われるべきです（付録，表2，p.408参照）。

症例へのアプローチ

1 診 断

本症例は，顕著な興奮や活発な妄想，つじつまの合わない言動を認めることなどから，過活動型せん妄と診断しました。

Approach そのとき各職種はどう動く？

医師
- 単に不穏だからと対応するのではなく，過活動型せん妄の直接因子を確実に同定する
- 原疾患や薬剤など，対応できる要因へ確実に対応する
- せん妄のリスクが高い患者にはベンゾジアゼピン系薬剤の使用をできるだけ控える

薬剤師
- 過活動型せん妄の直接因子として薬剤の影響を評価する
- 多剤併用に対する注意喚起，抗精神病薬の副作用のモニタリングに努める

看護師
- どのようなことを不安と感じているか丁寧に確認する
- 患者が安心できるような環境調整を行う

2 治 療

過活動型せん妄の直接因子はエチゾラムと考えられましたが，血液・生化学検査を改めて評価すると，カルシウム値が徐々に高値となっており，エチゾラム投与前に認めた不安や不眠なども高カルシウム血症によるせん妄であった可能性が考えられました。

また，制吐薬としてメトクロプラミドが何回か投与されましたが，投与

のタイミングと不安や不眠を認めた時期とが必ずしも一致しておらず，アカシジアの可能性は低いと考えられました．また，環境変化や身体症状，今後の治療経過などに対する不安を併存している可能性も考えられましたが，まずはせん妄の治療を優先的に行うこととしました．

> 処方 リスペリドン（リスパダール®）液 1mL　1日1回　夕食後

　娘とともに患者を説得し，なんとか患者は服薬に応じました．その後は朝まで睡眠がとれ，翌日には興奮状態はみられませんでした．夜間のエピソードはほとんど覚えていませんでした．カルシウム値の補正とリスペリドンの定期投与により睡眠コントロールは良好となり，妄想などの症状の再燃は認められませんでした．睡眠がとれるようになり，身体症状も落ち着き，不安の訴えもみられなくなりました．

3 患者・家族への説明

　Aさんは，夜に眠れなくなったり，「警察に行く」と言って周りに対して被害的に思い込んだりしていますが，これは「せん妄」とよばれるものです．「せん妄」はいわば「強い寝ぼけ」のようなもので，身体の状態が悪いときや手術の後，そして薬などが原因で起こるとされています．

　今回のAさんの場合ですが，最近不安を口にすることが多くなり，そのことで眠れていないのではとわれわれは考えて，不安を和らげるお薬を飲んでいただきました．ところが，そのことで逆に神経が過敏となって興奮状態となり，思い込みが激しい様子になってしまいました．一つにはこの不安を和らげるお薬が逆効果だった可能性がありますので，このお薬は直ちに中止します．中止することで，このお薬の影響は次第になくなってくると思います．

　ただ，このお薬だけがせん妄を引き起こしたわけではなく，血液検査の結果をみてみると最近少しずつカルシウムの値が高くなってきているので，それが不安や不眠といった形で現れていたかもしれません．ですので，このお薬を飲んでいただく前からせん妄が出ていた可能性は十分あるのではないかと思っています．今後は，このカルシウムの値を正常な値に戻すための点滴治療を行うことと，夜まとまって眠れるようにお薬を出すことの，2つを行っていきます．

今回飲んでいただこうと考えているお薬は，リスペリドンといい，幻覚や妄想のような精神症状に効果があるとされるものです．（せん妄の治療薬として健康保険で認められているお薬ではないのですが）せん妄の治療薬として広く一般的に使われています．副作用として，手の震えや筋肉が固くなったりするような症状が出ることがありますが，もしそれらが出たとしても薬を飲むのをやめることによってよくなることがほとんどです．これらを踏まえて，薬を使うことのメリットとデメリットを十分考えますと，少しでも夜にまとまって眠れるように，このお薬を飲んでいただくことが最善ではないかとわれわれは考えています．

　何かご質問はありますでしょうか？

■参考文献
1) 井上真一郎，矢野智宣，小田幸治，他：せん妄を見逃さないための注意点．精神科治療学，28(8)：1011-1017，2013
2) World Health Organization：ICD-10 classification of mental and behavior disorder：Clinical description and diagnostic guideline, 1992（融 道男，他監訳：ICD-10 精神及び行動の障害-臨床記述と診断ガイドライン，医学書院，東京，1993）
3) Trzepacz PL, Meagher DJ：Delirium. In：Levenson JL, editor. American psychiatric publishing textbook of psychosomatic medicine. American Psychiatric Publishing, pp 91-130, 2005

第 4 章　ケーススタディで実践力をみがこう

▼ 向精神薬の副作用で注意すべきケース

Case 20
錐体外路症状の発現にどう対処する？

手術翌日の気持ちのつらさで紹介されたが急性ジストニアであった症例

患　者：48歳，男性，Ⅱ期直腸がん
既往歴：特記なし

経過

肛門出血を認め近医総合病院を受診し，大腸内視鏡検査を実施したところⅡ期直腸がんの診断を受けた。手術目的で入院となり，入院3日目に切除術が施行された。手術当日夜は不眠と嘔気を認め，翌朝までに末梢ルートからハロペリドール5mgを2回，メトクロプラミド10mgを1回投与された。翌朝から表情硬く，看護師の問いかけに応じない様子がみられ，気持ちのつらさを疑いリエゾンチームにコンサルトがあった。

● **チームと患者との会話**

ベッドサイド訪室時，眉をしかめ苦しそうな表情を浮かべているが，表情の変化に乏しく発語はみられない。体動も乏しい。
医　師「Aさん，おつらい症状について教えてください」
患　者「……（発語はないが視線を医師に向け小さくうなずく動作をみせる）」
医　師「体が動かしにくくお困りですね？」
患　者「……（再度うなずく）」
医師の問いかけに動作で応答することができており意識は保たれている。額の皺寄せ，四肢の動作を指示するも実施困難だった。深呼吸も難しく呼吸苦の訴えもみられた。

Key Point

- 錐体外路症状は一般に用量依存的であり，D_2受容体遮断作用が強く（高力価），受容体選択性の高いハロペリドール（セレネース®）などで生じやすい。
- 急性ジストニアでは，嚥下困難や喉頭ジストニアによる呼吸困難を来して生命を脅かすことがあり，即時の対応を必要とする。
- 錐体外路症状出現時には，D_2受容体遮断作用をもつ制吐薬の併用にも注意し，高力価抗精神病薬の使用は控えることが望ましい。

抗精神病薬による錐体外路症状の発現

　錐体外路症状は一般に用量依存的であり、すべての抗精神病薬が原因薬物となりえますが、特にD_2受容体遮断作用が強く（高力価）、選択性の高いハロペリドールなどで生じやすいです。

　急性の錐体外路症状は抗精神病薬投与を開始して数時間〜数日で出現し、原因薬物の減量や中止により改善します。急性症状の主なものはパーキンソニズム、急性ジストニア、アカシジアです（図1）。

　化学療法や緩和ケア医療においては、D_2受容体遮断作用をもつ制吐薬〔メトクロプラミド（プリンペラン®）、ドンペリドン（ナウゼリン®）〕の併用に注意が必要です。ときには術後の持続硬膜外投与においても、制吐作用を目的とし抗精神病薬〔ドロペリドール（ドロレプタン®）〕が使用されることもあります。

- ●薬剤性パーキンソニズム
  - ・高齢者に多い
  - ・抗精神病薬開始から数週間以内に多い

  症状：振戦、筋強剛、仮面様顔貌、動作緩慢、歩行障害など
  治療：原因薬剤の中止・変更
  　　　抗コリン薬の使用（漫然とした使用は控える）

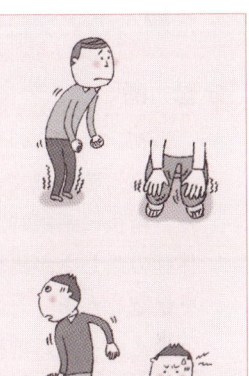

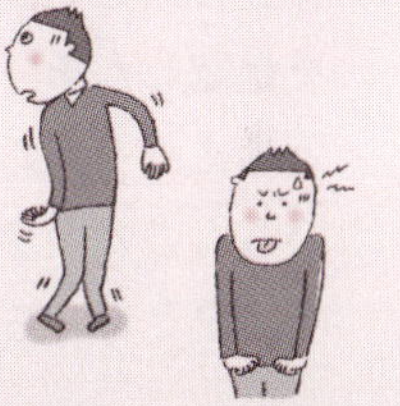

- ●ジストニア（筋緊張の異常な亢進）
  - ・若年男性
  - ・抗精神病薬開始から数時間後より生じうる
  - ・D_2受容体遮断作用が強い（高力価）薬剤に多い

  症状：舌突出、眼球上転、体幹のねじれ、四肢のつっぱり、嚥下困難、呼吸困難など
  治療：原因薬剤の中止・変更
  　　　抗コリン薬の経口投与、筋肉内投与、静脈内投与

- ●アカシジア（静坐不能）（付録、表3、p.410 参照）
  - ・非定型抗精神病薬ではより少ない
  - ・抗精神病薬開始から数週間以内が多い

  症状：焦燥感・苦悶感などの自覚的な内的不穏、下肢のむずむず感、じっとしていられない（歩き回る、常に足を組み直す）
  治療：原因薬剤の中止・変更
  　　　抗コリン薬、ベンゾジアゼピン系薬、β遮断薬の使用

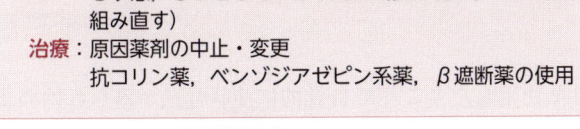

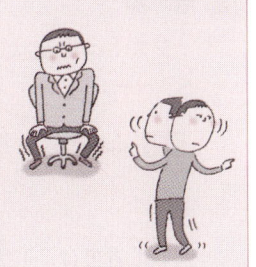

図1　起こりやすい錐体外路症状

第4章　ケーススタディで実践力をみがこう

> **First Approach** そのとき各職種はどう動く？
>
> **医師**
> - 重点を置く症状，緊急性を見極める
> - 原因薬剤を同定し，持続して使用されている場合には主治医と原因薬剤の中止について協議する
>
> **薬剤師**
> - 薬歴を確認し，医師に助言する
>
> **看護師**
> - 緊急性を見極め，医師と連絡をとりあう
> - さらなる情報収集や，患者家族へのサポートを行う

症例へのアプローチ

1 診 断

　当初，気持ちのつらさへの相談ということでしたが，カルテを確認したところ，直前まで気持ちのつらさを表出している様子はありませんでした。術後に不眠時，嘔気時の頓用指示薬を繰り返し使用するにつれ発語・体動の乏しさが出現し，気持ちのつらさが疑われていました。最初に状況を確認したチームの専従看護師は，ジストニアを疑い，早急の対応が必要と考えチームの精神科医師に報告しました。診察により，意識は保たれているものの全身の体動困難を認め，第一に抗精神病薬使用による急性ジストニアと考えられました。

2 治 療

　ジストニア症状に対しては，早急に症状を改善するべく下記を行いました。

処方 ビペリデン 5mg 注射液（アキネトン®）＋生理食塩液 20mL
　　　　　　　　　　　　　　　　　　　　　　1/4A ずつ緩徐に静注

　本患者では，1/2A 使用したところで自覚的に症状軽減がみられ始めました。バイタルの変動やせん妄の出現などないことを確認し，計1A 使用

したところ，表情や体動の改善もみられました。

> **Second Approach** そのとき各職種はどう動く？
>
> **医師**
> - 嘔気時を含め頓用指示や定時内服を見直す
>
> **薬剤師**
> - カルテ上の副作用歴を修正し，以降の対応に注意を促す
> - 患者・家族に今後の抗精神病薬使用に際して服薬指導を行う
>
> **看護師**
> - 治療として抗コリン薬を用いられた際に，せん妄などが生じないか注意して観察を続ける
> - ジストニア再燃時の対応の確認を医師に行う

3 患者・家族への説明

> 　Aさんにみられた苦痛の症状は筋肉のこわばりによるもので，「ジストニア」という症状だと考えられます。この症状は，吐き気止めや安定剤を使用した場合にときにみられる症状ですが，それらの薬剤の使用をやめることで一過性に治まります。またつらい症状についても緩和を行っていきます。今後，同じように吐き気止めや安定剤を用いることで，症状が再び起こることがあります。吐き気止めなどについてはこの症状が起こりにくいものを使用していくようにします。何かご質問はありますでしょうか？

　突然襲ったジストニア症状は患者・家族に大きな不安をもたらします。薬剤による副作用であること，一過性の症状であること，治療法があること，薬剤変更によって再発が防げることを十分に説明しなければなりません。

第 4 章　ケーススタディで実践力をみがこう

▼ 向精神薬の副作用で注意すべきケース

Case 21　手術を控え，向精神薬はどうすべき？
― 減量？　中止？　再開は？

身体的理由で服用中の向精神薬を中止した症例

患　者：45歳，女性，Ⅰ期直腸がん
既往歴：統合失調症

　30歳頃，不眠や床の下から聞こえる「人がいるから気をつけろ」という内容の幻聴体験が出現し，A精神科病院を受診した。統合失調症の診断で同院に入院歴があり，退院後は同院外来にて加療されている。現在はスーパーのレジを担当しており，夫と両親の4人暮らしである。服薬が不規則になると，周囲が自分の噂をしている感じがするといった症状が出現したが，本人や家族に対する疾患特性の説明や薬剤調整などで入院を要するような精神症状の増悪はなかった。

入院時内服薬
ペロスピロン 8mg　　　1回1錠　1日2回　朝夕食後
クロナゼパム 0.5mg　　1回1錠　1日2回　朝夕食後
フルニトラゼパム 2mg　1回1錠　1日1回　寝る前

経　過

　下血を主訴に近医受診，精査にて直腸がん Stage Ⅰと診断され当院へ入院となった。血液，生化学検査では軽度の貧血を認める以外に特記事項はなく，下部消化管内視鏡検査では直腸に隆起性病変を指摘されている。入院3日後に腹腔鏡下低位前方切除術予定となっており，周術期の精神症状への対応に関して主治医より精神腫瘍科に紹介となった。

チームと患者との会話

医　師「はじめまして。主治医から入院中のお薬の調整を依頼されたので伺いました」
患　者「その話は聞いています。よろしくお願いします」
医　師「A病院で治療されているのはどんな症状ですか？」
患　者「以前は床から自分の噂をしている声が聞こえたので，治療を続けています」

　本人や同室者の心情に配慮するために個室で診察を行った。表情は変化に乏しく，自発性は低下していた。がん治療に関する認識としては，直腸がんに対して腹腔鏡を用いた根治的な手術を行うことは理解されていた。

Key Point

- 周術期に精神症状が出現した場合は既存の精神疾患の増悪のみではなく，せん妄，神経症状（アカシジア，固縮など），向精神薬の離脱症状などを鑑別に入れる．
- 周術期に経口摂取が困難な場合，必要に応じて経静脈的もしくは経皮的な向精神薬の投与を検討する．
- 術後，すべて持参薬を再開するのではなく，身体的・精神症状治療経過を包括的に評価して必要に応じた薬剤を使用する．

■ 向精神薬と抗精神病薬

　向精神薬（psychotropic drugs）とは，中枢神経系に作用して精神運動機能に作用する薬物の総称です．向精神薬のなかには，抗精神病薬，抗うつ薬，ベンゾジアゼピン系抗不安薬，抗てんかん薬など種々の薬剤が含まれます．

　抗精神病薬（antipsychotic drugs）は，向精神薬のうち主に統合失調症の治療薬として使用されてきた薬剤であり，薬理作用としては，ドパミンD_2受容体を中心として種々の受容体の遮断作用を有する薬剤です[1]．がん治療においては，せん妄症状の緩和や制吐薬としても使用されます．副作用に関しては，ドパミンD_2受容体遮断作用に基づく症状とその他の作用に基づく症状とに分けて把握すると理解しやすいです（表1）[2]．固縮，アカシジアなどをはじめとしたドパミンD_2受容体遮断による錐体外路症状は，DIEPSSとよばれる薬剤性の錐体外路症状の評価尺度のトレーニング

表1　抗精神病薬の主な副作用

- **ドパミンD_2受容体遮断作用**
  錐体外路症状（固縮，アカシジア，ジストニア，ジスキネジア）
  嚥下障害
  高プロラクチン血症　など
- **非ドパミン性副作用・機序不明なもの**
  抗コリン作用：口渇，便秘，尿閉，霧視，眼圧上昇，認知機能障害，頻脈
  ヒスタミンH_1遮断作用：眠気，体重増加
  アドレナリンα_1受容体遮断作用：低血圧，めまい，頻脈
  その他：心電図異常（QT延長），水中毒，無顆粒球症　など

〔石郷岡　純：専門医をめざす人の精神医学　第3版（山内俊雄，他・編），医学書院，p636, 2011 より引用〕

DVD[3]などが参考になります。

　ドパミンD_2以外としては，アドレナリンα_1，セロトニン，ヒスタミン，ムスカリン受容体に作用します。特にアドレナリンα_1遮断作用により，麻酔導入時や急性の出血時にアドレナリンを投与するとβ作用が強調され血管拡張から低血圧が増強される可能性があるため，輸液やノルアドレナリン，フェニレフリンなどのβ作用のない薬物の投与を検討します[4]。

向精神薬の術前投与

　向精神薬は長期間服用されているものが多く，通常であれば減量や中止は症状をみながら週単位で行われます。急激な中止による精神症状の増悪，離脱症状，悪性症候群などのリスクから，現在では外科手術前の中止の意義は少ないと考えられていますが，各施設で術前に中止する薬剤の規定がある場合には，症例ごとに主治医や麻酔科医と連携をとりながら対応していくことが望ましいです。また，再開する際は以前内服していた用量よりも少ない用量から開始し，副作用を確認しながら漸増することが必要です。

向精神薬の術後投与

　術前に使用していた向精神薬をすべて再開してよい場合もありますが，術後の身体的な状況や併用薬を確認して使用していくことが重要です。術後の向精神薬の使用にあたり注意すべきポイントを示します。

(1) 経口摂取ができない間の向精神薬の投与

　統合失調症の場合，抗精神病薬を長期間中止することは症状増悪のリスク[5]ですが，周術期における向精神薬の中止期間と再発率について具体的な報告はありません。実際の臨床では術後の精神症状増悪を防ぐため，経口摂取が困難であれば経静脈的もしくは経皮的な抗精神病薬の投与を検討します。特に，術前の精神症状が不安定な場合や休薬期間が長期化する見通しの場合は重要です。用量については，ドパミンD_2受容体遮断作用に基づくクロルプロマジン換算[6]が参考になりますが，ほかの受容体遮断作

用との関連もあり，ハロペリドール（セレネース®）2.5 ～ 5mg/日程度を点滴静注することが多いです。

（2）ベンゾジアゼピン系薬剤によるせん妄

　術後は，手術による炎症や循環動態の変化，電解質異常などによって身体的に負荷がかかり，せん妄のリスクが高まります。ベンゾジアゼピン系薬剤はせん妄のリスクとなるため，特に高齢者や術後合併症が重篤な場合には，せん妄の出現に留意しながら再開することが望ましいです。

（3）ベンゾジアゼピン系薬剤を中止したことによる離脱症状

　ベンゾジアゼピン系薬剤を中止して数時間～数日後より，頻脈や発汗過多といった自律神経症状やけいれん発作が出現します。これらの症状に対しては，せん妄の出現に留意しながら，ベンゾジアゼピン系薬剤を使用して対応します。

（4）抗精神病薬とほかの D_2 受容体遮断薬併用による錐体外路症状

　周術期には，プロクロルペラジン（ノバミン®），メトクロプラミド（プリンペラン®）といった制吐薬，麻酔時に使用するドロペリドール（ドロレプタン®）などの D_2 受容体遮断薬に注意が必要[7]です。これらの薬剤と抗精神病薬の併用によって錐体外路症状が出現した場合には原因薬剤の減量，中止などの対応を行います。

　周術期の向精神薬使用についてポイントを述べました。大切なことは，精神症状を有する患者・家族が安心して手術に臨むことができる環境を整えることです。そのためには多職種での連携や適切な病状の説明などが重要です。

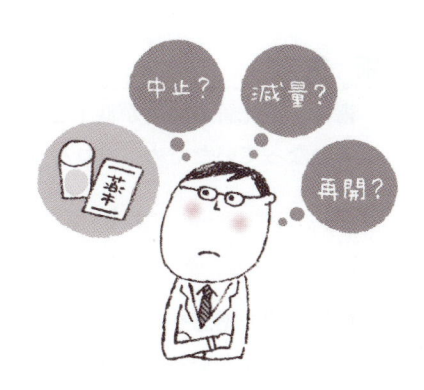

> **Approach** そのとき各職種はどう動く?

医師
- 起こりうる身体的問題，中止期間を予測し，過鎮静など薬物による有害事象を予測し，減量などの方向性を決める

薬剤師
- 相互作用や起こりうる有害事象のリスクを把握し，主治医とともに定期的な確認を行う

看護師
- 患者の訴えや表情，言動などを丁寧に観察し，医師と連携しながら対応を行う

症例へのアプローチ

1 術前

入院時，統合失調症の症状としては安定していたため，手術当日までは持参薬を継続する方針としました。ただし環境変化によるストレスによって精神症状が増悪するリスクがあり，手術に際して心配していることを尋ねるといった介入や，薬物療法として不安時に抗精神病薬であるクエチアピン（セロクエル®）25mgを用意しましたが，実際に使用することはありませんでした。

病棟スタッフに対しては，担当看護師を中心として統合失調症の疾患特性を説明し，医療者間の連携をはかりました。

2 術後

術後，消化管の運動が低下しておりイレウスと判断されました。内服が困難となっていたため，ハロペリドールの注射剤で対応しました。

処方 ハロペリドール（セレネース®）5mg ＋生理食塩液 50mL
30分かけて点滴静注　1日1回　寝る前

精神症状の増悪や，せん妄，ベンゾジアゼピン系薬剤の離脱，薬剤性の錐体外路症状といった症状の出現はなく，術後3日目にイレウスが改善したのを確認のうえ向精神薬の内服を少量から慎重に再開し，術後経過良好

にて退院の運びとなりました。

3 患者・家族への説明

　本日診察させていただいた限りでは，以前にみられていた「自分の噂をされていて不快な感覚」は目立たないようです。お薬もちょうどよく効いているようですので，手術前は現在のお薬を継続できればと思います。

　手術後に関しては，1日だけお薬が飲めないことが予想されるので，現在服用しているお薬と同様の効果をもつお薬を注射で準備させていただきます。

　術後の体調などで，いつもとは違った症状が現れる場合があるので，私たちも気をつけてみてまいりますが，気になる症状がある場合やご不明な点がありましたら遠慮なくお尋ねください。

■参考文献
1) 内田裕之，他・監：モーズレイ処方ガイドライン 第10版．アルタ出版，2011
2) 石郷岡　純：専門医をめざす人の精神医学 第3版（山内俊雄，他・編），医学書院，p636，2011
3) 稲田俊也：DIEPSSトレーニングDVD CGによる解説（NCDEU 2013 日本語版／English version）．一般社団法人日本精神科評価尺度研究会，2013
4) 中井哲慈：精神疾患を持つ患者の麻酔概論．臨床麻酔，449：1298-1304，2013
5) Robinson D, et al：Predictors of relapse following response from a first episode of schizophrenia or schizoaffective disorder. Arch Gen Psychiatry, 56：241-247, 1999
6) Woods SW：Chlorpromazine equivalent doses for the newer atypical antipsychotics. J Clin Psychiatry, 64：663-667, 2003
7) 別府曜子，他：ドロペリドールにより錐体外路症状を呈した3症例．麻酔，62：426-430，2013

第4章 ケーススタディで実践力をみがこう

▼ 向精神薬の副作用で注意すべきケース

Case 22 向精神薬の依存？離脱症状を起こさないためには？

ベンゾジアゼピン系薬剤，SSRIの長期連用と中断による離脱症状が生じた症例

患　者：60歳，女性，転移性乳がん多発骨転移
既往歴：特記なし（45歳時閉経）

経過

　X−4年末頃から関節痛を自覚し，近医整形外科にて消炎鎮痛薬で対応されていた。時折眠れないことがあったため，同院からエチゾラム錠 0.5 mg を処方される。「飲んでいたほうがなんとなく安心だから」という理由で，本人も連日寝る前に服用するようになった。

　X−3年に入っても関節痛が改善せず，A大学病院整形外科に受診したところ，転移性骨腫瘍が疑われ，腫瘍内科に紹介。精査の結果，ホルモン受容体陽性，HER2陽性乳がん多発骨転移の診断を得た。アロマターゼ阻害薬およびトラスツズマブなどの抗がん薬治療が開始され，骨転移部痛に対しては放射線照射を行った。

　その頃より軽い動悸を感じることが増え，就寝前のエチゾラムを日中にも内服するようになった。やがて不眠が増悪。同院腫瘍内科主治医より1日3回・毎食後のエチゾラムに加え，フルニトラゼパム錠 2 mg が就寝前に追加された。

　ホルモン療法開始後より顔面のほてり，発汗が生じていたが，そのことが著しく気になり始めたために主治医に相談したところ，同医よりパロキセチン錠 20 mg が夕食後にさらに処方された。

　数カ月後のある日，患者仲間から「安定剤は体によくない」と言われたことを気にし，本人はこれまでの向精神薬の内服をすべてやめてしまった。

　中断2日後より突然，患者は四肢のしびれとミオクローヌス，激しい動悸に襲われた。

Key Point

- ベンゾジアゼピン系薬剤による依存，離脱症状は臨床用量でも生じる可能性が高く，その使用期間は1カ月程度にとどめる。
- 選択的セロトニン再取り込み阻害薬（SSRI），セロトニン・ノルアドレナリン再取り込み阻害薬（SNRI）は「安全な薬」といわれているが，突然の中断で激しい離脱症状を呈することがある。両薬剤についても本当に処方の適応かを考え，いわゆる「多剤併用」にならないように心がける。

- 減量については「1/4〜1/8量」を数週の間隔で行うことが望ましいとされているが，実際の臨床場面，例えば予後が限られた患者などについては個別の対応が必要になる。

向精神薬の依存，離脱症状

乳がんやその治療に伴う諸症状に対し，エチゾラム（デパス®），フルニトラゼパム（サイレース®，ロヒプノール®）といったベンゾジアゼピン系薬剤とSSRIの一つであるパロキセチン（パキシル®）が処方され，長期連用と突然の中断によりベンゾジアゼピン系薬剤依存と離脱症状，SSRIによる離脱症状が生じたケースです。

1 ベンゾジアゼピン系薬剤依存

依存とは「その物質を長期に摂取した結果，耐性，離脱症状，渇望が獲得されること」と定義づけられます。現在の睡眠薬，抗不安薬はほとんどがベンゾジアゼピン系薬剤に属していますが，このベンゾジアゼピン系薬剤は添付文書に記載されている用量であっても，長期間服用すれば依存は形成され，また，そのリスクは短時間作用型のほうが高いとされています。

同剤中断後，ときに数カ月にわたり不安，不眠，動悸，易刺激性，筋けいれんといった離脱症状が出現することもあり，複数のベンゾジアゼピン系薬剤が処方されればその危険性はより高まります[1,2]。すなわち，本症例は2種類のベンゾジアゼピン系薬剤が処方されたことにより，「医原的」に依存が強化されたともいえるのです。

ゾルピデム（マイスリー®），ゾピクロン（アモバン®），エスゾピクロン（ルネスタ®）はベンゾジアゼピン骨格を有せず，依存形成はベンゾジアゼピンに比して少ないと考えられてはいますが，脳内のベンゾジアゼピン受容体に働きかけるという薬理作用は同じであり，長期投与を許容する根拠にはなりません。

2 SSRI・SNRI 離脱症状

SSRI・SNRI 離脱症状はSSRIもしくはSNRIの断薬，もしくは急速な減量によって，不安感や動悸，筋けいれん，さらに強い全身のしびれなどの

異常感覚として表出される症候群です。SSRI・SNRIの離脱症状はベンゾジアゼピン系薬剤と同様，血中消失半減期が短い薬剤，特にパロキセチンとの関連が指摘されています[2), 3)]。

症例へのアプローチ

　本症例のように，漫然と向精神薬を処方しないことが重要です。けいれんや強い離脱せん妄に至った症例については，ミダゾラム（ドルミカム®，ミダフレッサ®）の持続注射を行うこともあり，この場合は精神科，心療内科，救命救急のスタッフと連携を図るべきです。

　むしろ，ベンゾジアゼピン系薬剤を開始する当初から，医療スタッフは患者を過度に怖がらせない程度に各種向精神薬の副作用を伝え，患者と共同で治療計画を立てることが重要です。なお，世界保健機関（WHO）のプログラムでは「（ベンゾジアゼピン系薬剤の使用期間は）30日を超えない短期間であるべき」[4)]と指針で結論づけています。

Approach（アプローチ） そのとき各職種はどう動く？

医師
- SSRI，ベンゾジアゼピン系薬剤には離脱症状が出現するリスクがあることをおさえる

薬剤師
- 複数のベンゾジアゼピン系薬剤が投与されることのないよう注意を払い，複数処方されていた場合には主治医に処方変更を提案する
- SSRI，ベンゾジアゼピン系薬剤についての理解を深め，他薬剤との相互作用の可能性について助言する
- 過鎮静だけでなく離脱の有害事象についても把握し，主治医にフィードバックをする

看護師
- ベンゾジアゼピン系薬剤によるもうろう状態や，SSRIによる吐き気といった副作用の観察を行い，医師に報告する

1 ベンゾジアゼピン系薬剤の減量，他剤への置換

　長期にベンゾジアゼピン系薬剤を服用していた患者のその漸減法につい

表1 ベンゾジアゼピン系薬剤のジアゼパム換算表

一般名	商品名	ジアゼパム換算
アルプラゾラム	ソラナックス，コンスタン	0.8
ブロマゼパム	レキソタン	2.5
クロナゼパム	リボトリール，ランドセン	0.25
ロラゼパム	ワイパックス	1.2
クロチアゼパム	リーゼ	10
ジアゼパム	セルシン，ホリゾン	5
エチゾラム	デパス	1.5
フルニトラゼパム	ロヒプノール，サイレース	1
ニトラゼパム	ベンザリン，ネルボン	5
トリアゾラム	ハルシオン	0.25
ブロチゾラム	レンドルミン	0.25
ゾルピデム	マイスリー	10
ゾピクロン	アモバン	7.5

〔稲垣 中，他：臨床精神薬理，9：1146，2006より引用〕

ては，いくつかの報告[4),5)]がありますが，おおよそ数週の間隔をもって「1/4～1/8量」で減量を行うことが推奨されているようです。なお，複数のベンゾジアゼピン系薬剤が処方されている場合，**表1**に記載されているジアゼパム換算[6)]に変更しながら行うとよいでしょう。

　また，短時間作用型よりも長時間作用型のほうが離脱症状の出現頻度が少なく，本剤を中止するときには長時間作用型へ置換することが推奨されています。筆者はクロナゼパム（ランドセン®，リボトリール®）を用いますが，PS（performance status）が不良のがん患者に対する長時間作用型ベンゾジアゼピン系薬剤置換療法に対するリスク・ベネフィットは明らかにされていません。特に，血中消失半減期が36時間とされるクアゼパム（ドラール®）を，高齢かつ身体的予備能力の低下したがん患者に対して用いることについて筆者は疑問を感じます。

　しかしながら，がん患者は頑固な不眠などさまざまな心身の症状を呈しており，エビデンスには乏しいものの，ベンゾジアゼピン系薬剤を漸減するに際し，ほかの薬剤との併用，置換を行わざるをえないのが実情でしょ

う。また、予後が保証できる患者であれば、緩徐な減量が可能ですが、腫瘍が進行し、PSが低下した患者では、苦痛緩和のためにある程度のベンゾジアゼピン系薬剤を継続することも多いのではないかと思います。

本症例のように著しい離脱症状が生じた場合、先に記したようにミダゾラムを注射することで対応せざるをえませんが、長期にわたって特に短時間作用型のベンゾジアゼピン系薬剤を服用していた患者に対して、具体的には以下のような置換を考えてみました。

① クロナゼパムへの置換（適応外）

処方　クロナゼパム（ランドセン®，リボトリール®）錠 0.5mg
　　　　　　　　　　　　　1回1錠　1日2回　朝，夕食後

② 慢性的な不眠に対し、ベンゾジアゼピン系薬剤をゆっくりと漸減しつつ、ラメルテオンへの置換

処方　ラメルテオン（ロゼレム®）錠 8mg　1回 0.5〜1錠　1日1回　夕食後

メラトニン受容体作動薬である本剤の効果発現は、数カ月後に最大となることを患者に伝えておくとよいでしょう。

③ 複数のベンゾジアゼピン系睡眠薬を使用している患者には、鎮静系抗うつ薬を併用、置換することもある（適応外）

処方　ミルタザピン（リフレックス®，レメロン®）錠 15mg
　　　　　　　　　　1回 0.25錠（粉砕）〜0.5錠　1日1回　夕食後
　　　ミアンセリン（テトラミド®）錠 10mg　1回 0.5錠（粉砕）　1日1回　夕食後
　　　トラゾドン（デジレル®，レスリン®）錠 25mg　1回 0.5錠　1日1回　夕食後

翌日の眠気の持ち越しがみられるため、少量から開始し、その効果をみて徐々に増量しましょう。なお、ミルタザピンの副作用として食欲亢進があります。

④不安に対するガバペンチン，プレガバリンの使用（適応外）

　ベンゾジアゼピン系薬剤からの置換療法としてのエビデンスは明らかにされていませんが，不安症状に対してガバペンチン（ガバペン®）やプレガバリン（リリカ®）を用いることがあります[7]。なお，強い不安が生じるレストレスレッグス症候群（むずむず脚症候群）に対しては，ガバペンチン エナカルビル（レグナイト®）が保険適用されます。

2 SSRI・SNRIの減量，他剤への置換

　先に述べたように，SSRI・SNRIの離脱症状は血中消失半減期の短い薬剤，特にパロキセチンで生じやすいといわれており，海外では半減期の長いfluoxetineの置換が推奨されていますが[3]，わが国では上市されていないため，比較的血中消失半減期が長いエスシタロプラム（レクサプロ®）で代用することになるでしょう。

　ただし，その患者が本当にSSRI・SNRIの適応であるかを精神科，心療内科医と連携を図り，改めて検証することが重要です。

　また，病期が進行し，内服困難な状況に陥ったがん患者に対するSSRI・SNRI維持療法の効果は明らかにされていません。むしろ，がんの進行に伴う「全身倦怠感」に症状はとって代わり，すでに糖質コルチコイドの適応になっているかもしれません。

　SSRI・SNRIの漸減の仕方についてですが，残念ながらベンゾジアゼピン系薬剤のように明確なガイドラインはないようです。しかし，SSRI・SNRIにおいてもベンゾジアゼピン系薬剤と同様，数週の間隔をもって「1/4～1/8量」ずつ減量するくらいの慎重さが必要と思われます。ただし，患者の容態が悪く内服できないときはその限りではありません。

3 患者・家族への説明

　今回は症例が特に多いベンゾジアゼピン系薬剤依存を呈した患者への説明をあげます。この説明の際，ときおり患者から「処方をしたのは医師のほうだ」と反論を受けることがあります。そのようなことを言われないためにもベンゾジアゼピン系薬剤の処方に関しては，くれぐれも注意を払ってください。

Aさんが飲まれていたエチゾラムという安定剤（正しくは抗不安薬とよびます）とフルニトラゼパムという睡眠薬についてですが，やや専門的な話を交えますと，これらの薬剤は「ベンゾジアゼピン系薬剤」と称され，頭の中の同じ部分に働きかけて気分を落ち着かせたり，眠気を起こす作用があります。したがって，これらのお薬を一緒に飲むことはワインやウイスキーをいっぺんに飲んで，結局は多くのアルコールを摂取することと同じで，中毒や依存の原因になりえます。

ただし，これらの薬を急に減らすことは逆に「リバウンド」で不安を高めることになるので，例えば，1日3回飲まれているエチゾラムを，まずは朝と夕食後の2回に減らし，それから数週間様子をみて，また1錠減らす……というように，ゆっくり時間をかけて減薬を行っていきましょう。その過程のなかで「眠れない」とか「不安だ」という症状が起きたときは，ほかの薬で補う方法はいくつかありますので，遠慮なく申し出てください。

■参考文献

1) Marriott S, et al : Benzodiazepine dependence. Avoidance and withdrawal. Drug Saf, 9 : 93-103, 1993
2) Lader M, et al : Withdrawing benzodiazepines in primary care. CNS Drugs, 23 : 19-34, 2009
3) Schatzberg AF, et al : Antidepressant discontinuation syndrome: consensus panel recommendations for clinical management and additional research. J Clin Psychiatry, 67 Suppl 4 : 27-30, 2006
4) World Health Organization : Programme on Substance Abuse; Rational Use of Benzodiazepines. 1996（https://www.erowid.org/pharms/benzodiazepine/benzodiazepine_info1.pdf）
5) 厚生労働科学研究・障害者対策総合研究事業「睡眠薬の適正使用及び減量・中止のための診療ガイドラインに関する研究班」および日本睡眠学会・睡眠薬使用ガイドライン作成ワーキンググループ・編：睡眠薬の適正な使用と休薬のための診療ガイドライン；出口を見据えた不眠医療マニュアル．2013（http://www.jssr.jp/data/pdf/suiminyaku-guideline.pdf）
6) 稲垣　中，他：2006年版向精神薬等価換算．臨床精神薬理，9 : 1443-1447, 2006
7) Mula M, et al : The role of anticonvulsant drugs in anxiety disorders : a critical review of the evidence. J Clin Psychopharmacol, 27 : 263-272, 2007

第 4 章　ケーススタディで実践力をみがこう

▼ 向精神薬の副作用で注意すべきケース

Case 23　アカシジアかも…でも精神科医が不在で困った！

常勤の精神科医が不在のなかで，アカシジアを疑い主治医に処方提案した症例

患　者：64歳，男性，Ⅱ期食道がん
既往歴：特記なし

経過

　2コースの術前化学療法（FP療法）後に右開胸食道亜全摘術を行った。不眠に対してハロペリドール5mg点滴静注が術後8，10，11，12，14日目に使用されていた。13日目に患者からイライラ感や閉所恐怖症のような感じがあるとの訴えがあった。主治医よりイライラ時にエチゾラム0.5mg，不眠時にトリアゾラム0.25mgが処方されていた。エチゾラム服用後30分程度は我慢すればなんとかじっとしていられるとのことであったが，経腸栄養投与中にもじっとしていられず廊下を歩行していた。
　15日目に「そわそわ感が強くて部屋にじっとしていられないようです」と看護師から薬剤師に相談があった。アカシジアを疑う客観的かつ主観的症状があり，就寝前だけでなく日中にも廊下をうろうろしていたことから，ハロペリドールによるアカシジアを疑った。

● チームと患者との会話

薬剤師「夜だけでなく日中もそわそわしますか？　ほかにはどのような症状がありますか？」
患　者「昼間も夜も1日中です。入院する前から不眠はあったんよ。イライラするのも性格のせいかな」
　その日の夜中に訪室すると，つらそうに病棟を徘徊する様子がみられた。
患　者「ベッド上でテレビや本は，とてもじゃないがじっと見ていられない」

Key Point

- 常勤の精神科医が不在である病院は多く，せん妄やアカシジアといった特殊な精神症状マネジメントに精通した医療スタッフの育成は急務である。
- 不眠の訴えがある場合には，常に背景にアカシジアがないかを疑ってみる。
- アカシジアを引き起こす可能性が高いためにすべきではないこと
  (1) せん妄であるからといって，安易にハロペリドール（セレネース®）を使用
  (2) オピオイドによる嘔気予防目的でのプロクロルペラジン（ノバミン®）の長期投与

307

アカシジアの現状と対処法

　嶋本らによると，緩和ケアチームへの依頼があり，アカシジアと診断した14例中，主治医がアカシジアを念頭に置いていたものは2例にすぎなかったと報告しています[1]。つまり，アカシジアの原因薬剤の中止や治療を開始するうえで問題となるのは，主治医がアカシジアを疑わず，せん妄などの精神症状と誤認されてしまうことです。

　いずれも後方視的なカルテ調査の報告ですが，斉藤らは148名中15名がアカシジアを発症していたと報告しています[2]。余宮らはプロクロルペラジン投与患者の14％にアカシジアが発現していたと報告しています[3]。

　日本の実地臨床では，オピオイドの嘔気予防目的でプロクロルペラジンが併用され，オピオイドによる嘔気が落ち着いた後にも漫然と投与され続けることを多く見受けます。これがアカシジアの要因となるため，オピオイドによる嘔気に対してはアカシジアを起こしにくいとされるペロスピロン（ルーラン®）などに変更することも検討されます[3]。

　アカシジアの出現時期としては，プロクロルペラジン投与開始後1週間以内にも出現する可能性があるため，投与直後からアカシジアに留意すべきです[3]。

　さらには，せん妄症状に対してもハロペリドールではなく，比較的アカシジアを生じにくいとされるクエチアピン（セロクエル®）などの非定型抗精神病薬を用いることが推奨されます。一方で，非定型抗精神病薬によるアカシジアは，第一世代抗精神病薬と比べると見過ごされることがあるという報告[4]もあるため，第一世代ではないからといってアカシジアのチェックを怠ってはなりません。

　精神症状は目に見える所見には乏しいことから，身体の症状と比較すると評価が難しいのですが，一般的にアカシジアは約20％に出現し，急性症状と遅発性症状があります。遅発性の場合には，原因薬剤を中止しても症状が継続する場合があるため注意が必要です。薬剤誘発性の急性アカシジアの場合は，原因薬剤の中止や，中枢性抗コリン薬またはベンゾジアゼピン系薬剤で治療することが可能です。ビペリデン（アキネトン®）5mgの筋注は診断的治療目的でも用いられます。欧米ではβ遮断薬が第一選択となっています[5]。

レストレスレッグス症候群（むずむず脚症候群）もアカシジア同様に体を動かさずにいられないという共通点があります。この両者の鑑別は，下肢の異常感覚が一次症状としてあり，就寝時間になると症状が増強するものはレストレスレッグス症候群と思われます。一方で，眠気とは関係なく日中もじっとしていられず，歩かずにはいられないという強い欲求を伴う落ち着きのなさであればアカシジアであると思われます。

Approach そのとき各職種はどう動く？

医師
- 抗精神病薬を安易に長期併用しない

薬剤師
- 抗精神病薬の有害事象についても精通し，使用患者には有害事象のモニタリングを行う

看護師
- 抗精神病薬による効果，副作用についてきちんと評価を行う

症例へのアプローチ

● 200X年12月25日

　主治医にトラゾドン（デジレル®，レスリン®）50 mg 就寝前，および不眠時の追加投与として30分間隔で繰り返し投与可能としてトラゾドン25 mgを提案。主治医の許可のもと，患者に対して薬剤性のアカシジアを疑っていること，対処方法があることを説明すると，安堵の表情がみられた。不眠時にナースコールを押すことに躊躇されていたため，トラゾドンは自己管理とした。トラゾドンの追加により不眠は改善傾向を示し，イライラ感も軽減していたが，そわそわ感は変わらなかった。せん妄症状は認めず，不安焦燥感は強かった。

● 200X年12月26日

　前日にトラゾドン150 mgを服用していたため，就寝前のトラゾドンを75 mgに増量した。看護師の訪室時にはよく眠っていたが，熟眠感がないとのことであった。

● 200X年12月27日

　とにかく熟睡したいとの訴えがあり，ビペリデン5mg筋注を処方提案したが，主治医は使用経験のない薬剤であるため内服薬を希望した。ビペリデン1mg錠の毎食後およびロラゼパム（ワイパックス®）0.5mg錠の朝夕食後投与を提案し，了承が得られた。翌朝，これまでにないくらいによく眠れたと言われ，付き添いの妻からも「とてもよく寝てました」と話があった。

　お正月には自宅へ外泊し，中途覚醒はあるものの，まずまず眠れていた。

【精神科医師は非常勤であるため月曜日と火曜日のみの診察であり，年末年始であったことも重なって，本症例ではアカシジアを疑ってから精神科医師へのコンサルテーションまでに2週間の経過があった】

● 200X+1年1月7日

　精神科医師にコンサルテーション。アカシジアは改善傾向にあったが，中途覚醒が残存していたため，眠前のトラゾドンが125mgに増量となり，クロナゼパム（ランドセン®，リボトリール®）0.5mgも追加となった。

● 200X+1年1月9日

　患者は，「24時まではよく起きて，それ以降は1時間ごとに3回ほど目が覚めてからは7時半に起こされるまで寝てました。朝ごはんを食べてからテレビを見ていたらまた眠くなって心地よかった」と話していた。

医療スタッフへのメッセージ

　アカシジアは本人にとっては耐え難い苦痛であり，いつまでこの症状が続くのかと不安になり自殺企図もあります。筆者自身も術後にアカシジアを体験しました。じっとしていられず眠れない10日間を経験し，夜が来ることに対する恐怖と戦い，自殺企図もありました。静坐不能というのは，医療者の想像を絶するほどに耐え難い苦痛です。

　じっとしていられないという症状に対して，自分は精神的におかしいのではないだろうかと悩み，医療者に症状を打ち明けられない患者も多

く存在します．不眠などの訴えがある際には「眠剤を使ってみますか」と聞くだけではなく，同時に「なかなか落ち着かないので，つい歩いてしまうようなことはありませんか」と，より具体的な内容で一歩踏み込んで聞いてみることが重要です．手術後や終末期で歩くこともできない状況下においてアカシジアを発症していることもありうるため，「そわそわしたり，じっとしていられなかったりすることはないですか」と聞くのもよいでしょう．何よりも，不眠の背景には常にアカシジアといった症状が隠れてはいないかという，医療者の知識と配慮が必要です．

■参考文献
1) 嶋本正弥，他：緩和ケアチームに依頼があったアカシジアの14例．第17回日本緩和医療学会学術大会，2012
2) 斉藤匡昭，他：当院における薬剤性アカシジア症状の発現状況とその対策．第24回日本医療薬学会年会，2014
3) 余宮きのみ：Opioid導入時の制吐薬としてのProchlorperazineとPerospironeの制吐作用と錐体外路症状についての比較検討．癌と化学療法，40(8)：1037-1041，2013
4) Kumar R, Sachdev PS：Akathisia and second-generation antipsychotic drugs. Current Opinion in Psychiatry, 22(3)：293-299, 2009
5) Iqbal N, Lambert T, Masand P：Akathisia：Problem of History or Concern of Today. CNS Spectr, 12(9 Suppl 14)：1-16, 2007

第4章 ケーススタディで実践力をみがこう

▼ 特殊な身体的状態を伴ったがん患者のケース

Case 24 脳転移によるてんかん発作にどう対応する？

脳転移によるけいれんを伴う意識障害に対して治療とフォローを行った症例

患　者：63歳，女性，乳がん再発，夫とは死別しており独居生活，日常生活動作 (activities of daily living；ADL) 自立
既往歴：特記なし

経過

7年前に乳がんと診断され，手術後にホルモン療法を施行したが，再発したため，化学療法を施行。2年前から骨転移のため疼痛緩和目的で緩和ケア外来に通院している。このたび，疼痛コントロール目的と緩和的放射線治療のために入院したが，入院当日の夜間にトイレでけいれんを伴う意識消失発作を起こした。けいれんは一度起きただけであり，数十分のもうろう状態を経て，本人は，「いつもの立ちくらみがしただけ」と述べたが，緊急造影MRIが施行され，その結果，脳転移が確認された。緊急の血液・生化学検査では軽度の脱水はみられたが，血糖・電解質の異常は認められなかった。翌日，主治医から緩和ケアチームにけいれんを伴う意識障害の治療と今後のフォローも兼ねて診察の依頼があった。

● チームと患者との会話

医　師「昨日は大変でしたね。お体はどこか痛くないですか？」
患　者「膝を打ちましたが大丈夫です。ちょっと立ちくらみがしただけなのに，大騒ぎになって」
医　師「立ちくらみは前からあるのですか？」
患　者「若いときから低血圧だったので。また最近もちょくちょく起こるようになりました」
医　師「最近立ちくらみがあったときのことを教えてください」
患　者「台所でお皿を洗っていました。急に目の前が暗くなって，気がついたら座り込んでいました」

その後の診察で意識消失発作は数分程度であるが，この数週間で頻度が増えていることが明らかとなった。また，本人は恥ずかしさから隠していたが，発作時に失禁があったことも聴取された。

Key Point

- 画像検査結果から「脳転移によるてんかん発作のために意識障害を起こした」と結論づける前に，診察医はもう一度，ほかに意識障害，けいれん発作を起こす要因が隠れていないかを確認する（例：低血糖，低ナトリウム血症，一過性脳虚血発作など）。
- 転移性脳腫瘍には特異的な症状はないが，診察医は症状を見過ごさないように注意する。出現する症状としては，てんかん発作に加えて，頭痛や嘔吐，ふらつきや物忘れなど，多様である。
- けいれん発作がみられない場合は，予防的抗けいれん薬投与は行わない。けいれんを繰り返すときにのみ抗けいれん薬治療の適応がある。全般性発作を起こしたときは，呼吸循環動態に注意しながら，積極的にベンゾジアゼピン系薬剤やフェニトイン（アレビアチン®，ホストイン®）の静注を行い，けいれんの抑制に努める。また，脳浮腫改善のための治療を並行して行う。なお，抗がん薬治療中であれば，治療薬（抗がん薬やステロイド）の相互作用に注意し，相互の薬物血中濃度をモニタリングしていく。あくまで抗けいれん薬の有効血中濃度を維持する目的ではなく，中毒に注意するためである。
- けいれん抑制にはジアゼパム注射製剤（海外ではロラゼパム注射製剤）が1stラインであるが，ジアゼパム（セルシン®，ホリゾン®）は即効性があっても，効果の持続性と希釈性の点で使いづらい。ミダゾラム（ドルミカム®，ミダフレッサ®）はジアゼパムに比べ，半減期が短く，呼吸抑制や循環障害も起こしにくいため，緩和ケア領域ではミダゾラムが選択されることが増えている。フェニトインは欠神発作てんかん重積状態とミオクローヌス発作重積状態以外の大半の重積発作に有用だが，効果発現に時間（約20分）を要し，強アルカリであるため，血管炎を生じやすく，別ルートで投与する必要がある。また，低血圧や不整脈を起こしやすいため，心電図モニターの装着を要する。フェニトインはCYP3A4薬物相互作用により，シクロスポリン（サンディミュン®，ネオーラル®）・シスプラチン（ブリプラチン®，ランダ®など）・パクリタキセル（タキソール®）・デキサメタゾン（デカドロン®，レナデックス®）の薬物血中濃度を低下させる。治療中にフェニトインを減量・中止するときには，これらの薬物の急激な血中濃度上昇に注意する必要がある。

脳転移によるてんかん発作の診かた

　画像検査で転移病変が確認できれば，「脳転移によるてんかん発作が意識障害の原因」であることを念頭に置きつつ，ほかにも意識障害を起こす要因が隠れていないかを必ず確認します。本症例のように，独居生活の患者は周囲から気づかれないまま症状が進行することが多く，単独ではなく

第4章　ケーススタディで実践力をみがこう

複数の要因が重なることで気づかれる場合が多いです（**表1**，**表2**）。

　転移性脳腫瘍は多様な症状を呈します。乳がん・肺がんなど脳転移の頻度が高いがん（**表3**）は，「今後予想されること」としてその症状を見過ごさないことが大事です。症状は，①頭蓋内圧亢進症状（腫瘍とその周囲の浮腫で起こす圧排と循環不全で，頭蓋内の圧力が高まって起こる頭痛や嘔吐，意識障害などの症状）と，②巣症状（転移した腫瘍の脳部位によって起こる麻痺，失語症，視覚障害などの症状）に大別されます（**図1**）。一般に後頭葉よりも前頭葉，側頭葉，頭頂葉の皮質層に転移すると，けいれん発作が起きやすくなるといわれています[1]。

　転移性脳腫瘍によってけいれん発作が起こる頻度は20〜35%といわれています[2]。腫瘍の占拠部位やタイプにもよりますが，けいれん発作が転移性脳腫瘍の診断後1〜59週になければ，それ以降，患者の90%は発作を起こさないともいわれています[3]。けいれんの既往がないときには予防的抗けいれん薬の投与の有用性は低いといわれており[4,5]，むしろ抗けいれん薬を投与することで起こりうる他剤（抗がん薬）との相互作用，抗けいれん薬自体の副作用も考慮しなければなりません。けいれん発作を繰り返すときにのみ，けいれん予防の内服の適応があるのです。つまり，通常のてんかん治療のように一律に発作抑制を行うのではなく，がんを合併しているてんかん発作として，発作のタイプと患者の予後を視野に入れつつ，薬物治療開始と薬物選択を慎重に行う必要があります。

　なお，てんかん発作というと，けいれんを伴う症候性てんかんが注目されがちですが，けいれんを伴わない無症候性のてんかん発作も見落としてはなりません。側頭葉皮質に転移巣があるときなど，無症候性てんかん重積発作を頑固なせん妄として誤診していないか注意が必要です。

First Approach　ファーストアプローチ　そのとき各職種はどう動く？

医師
- けいれんを伴う意識障害の鑑別を的確に行う。そして，経過に伴って予想される症状の出現について他職種に情報提供する

薬剤師
- 患者が内服中で，意識障害を起こす可能性のある薬剤，オピオイドをあげ，他職種に情報提供する

表1　意識障害の鑑別：AIUEOTIPS

A	アルコール，不整脈，大動脈解離
I	血糖異常（低／高血糖）
U	尿毒症
E	脳症（高血圧／肝性），内分泌疾患（副腎／甲状腺クリーゼ），電解質異常（低／高ナトリウム・カリウム・カルシウム・マグネシウム血症）
O	薬物中毒，低酸素症，CO中毒，CO_2ナルコーシス
T	外傷，体温異常（低／高体温）
I	感染症（脳／髄膜炎，敗血症）
P	精神疾患，ポルフィリア
S	てんかん，ショック，脳梗塞，脳／くも膜下出血

表3　脳に転移しやすいがん

肺がん	45.6%
乳がん	12.8%
大腸がん	5.7%
腎がん	5.2%
原発不明	4.7%
直腸・肛門がん	3.9%
胃がん	3.3%
頭頸部がん	2.1%
その他	16.7%

〔Committee of Brain Tumor Registry of Japan：Neurologia medico-chirurgica, 54(Suppl.)：77, 2004 より引用〕

表2　緩和ケアにおけるけいれんの鑑別

転移性脳腫瘍	灰白質に浸潤するときに高頻度，出血を伴うとき，メラノーマ由来のとき
髄膜播種	皮質浸潤
AIDS	AIDS脳症合併，中枢神経感染症
薬物中毒	抗がん薬（ビンクリスチン，イホスファミド，チオテパ，メトトレキサート，ブスルファン），抗ウイルス薬，高用量オピオイド，キノロン系抗菌薬，ペニシリン系抗菌薬，イミペネム，向精神薬および三環系抗うつ薬によるけいれん閾値の低下，抗不整脈薬，免疫抑制薬
離脱	アルコール，オピオイド，ベンゾジアゼピン系薬剤
脳の放射線治療後遺症	脳浮腫の急性増悪，壊死，局所出血
感染症	脳炎，脳膿瘍，髄膜炎，骨髄転移後免疫不全
代謝異常	電解質異常（低ナトリウム血症，低カルシウム血症，低リン血症），腎不全，肝不全，甲状腺クリーゼ，低血糖
中枢神経系疾患	原発性脳腫瘍，多発硬化症，結節性硬化症，脳血管異常，ロイコジストロフィー，アルツハイマー病

第4章 ケーススタディで実践力をみがこう

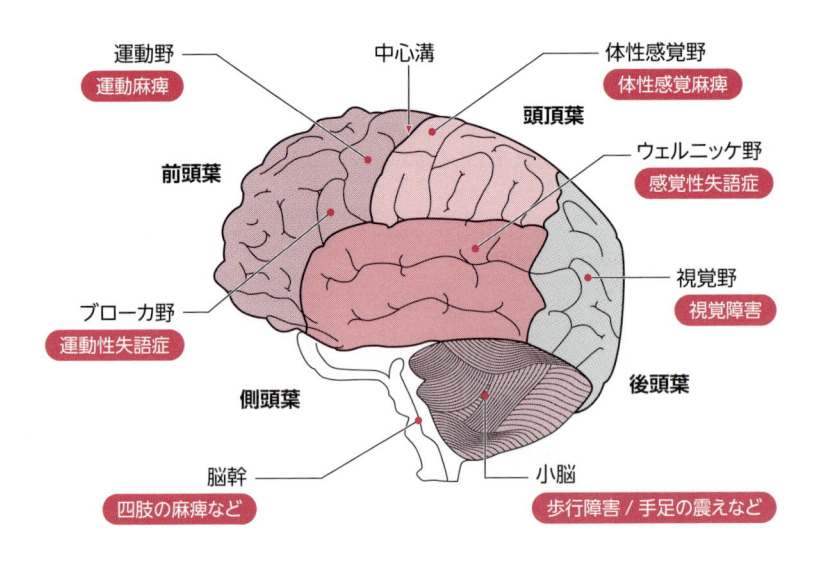

図1 脳の構造と脳腫瘍ができたときの主な障害
〔国立がん研究センターがん対策情報センター：患者必携 脳の腫瘍の療養情報より一部改変〕

> 看護師
> ● 患者に安心感を与え、遠慮や羞恥から隠している可能性がある情報の聞き取りをして、他職種と情報共有できるよう、記録・連絡を密にする

症例へのアプローチ

1 診 断

　本症例は，入院中にけいれん発作を起こし，MRI画像で転移性脳腫瘍が確認されたことから，脳転移によるてんかん発作が疑われ，後日，脳波検査を経て確定診断されました。けいれんを伴う意識障害について，血液検査と体温，血圧，脈拍，呼吸数などバイタルサインの把握は必須であり，造影CT，造影MRIなどの画像検査，脳波検査といった生理検査が

鑑別に有効です。画像上，転移性脳腫瘍は，原発性脳腫瘍に比べ腫瘍周囲に浮腫を伴うことが多く，造影剤で環状，充実性病変として描出されます。また，放射線治療に伴い，内服するオピオイドの量が変更されることもありますが，本症例は入院当日の発作であったため，オピオイドの調節がまだ開始されていなかったことと，オピオイドによる意識障害は遷延するため，薬剤性の意識障害の除外が可能でした。

Second Approach（セカンドアプローチ） そのとき各職種はどう動く？

- **医師**：脳転移によるてんかん発作と診断し，抗てんかん薬の処方とけいれん時の指示などを確実に行う
- **薬剤師**：患者が内服中の薬剤と新たに処方された抗てんかん薬の相互作用について，医師に助言する
- **看護師**：けいれん発作の出現に注意しつつ，患者の安全に配慮した入院環境の整備を行う。また，退院後の生活についても，早い段階でどのような支援が必要になるかアセスメントする

2 治療

(1) 緩和ケアにおける抗けいれん薬治療の考え方

　緩和ケアにおける抗けいれん薬治療は，通常のてんかん発作の治療とはやや異なります。前述したように，がん治療の一環としての治療の有用性を検討し，患者の状態によって薬物治療も変わってきます。抗がん薬内服中であれば，カルバマゼピン（テグレトール®）による骨髄抑制の副作用に注意していく必要があり，バルプロ酸（セレニカ®，デパケン®）やトピラマート（トピナ®）などは肝毒性や血小板減少症，凝固系異常の出現に常に留意しなければなりません。このため，けいれんに対して薬物の有効血中濃度を維持するよりも，薬物中毒の危険性を減らすために，血中濃度を定期的に測定する必要があるのです。

　本症例では，抗てんかん薬を内服することでの眠気や他剤との相互作用などの副作用を考慮のうえ，けいれん発作を止めることで維持される患者のQOLが重視されたため，バルプロ酸 400mg・1日2回・内服を開始し

ました。肝機能障害に注意しながら漸増しましたが，1,000mg/日で肝機能異常が出現したため，レベチラセタム（イーケプラ®）500mg・1日2回・内服に変更されました。

(2) 発作抑制のための処方

　原則的に単剤投与ですが，単剤投与で効果が得られなかったときには別の単剤投与を試み，1st，2ndと効果がなかったときには他剤を併用します。症候性のてんかん発作は，①部分発作と②全般発作に大きく分けられ，①についての古くから有用な薬剤がカルバマゼピンですが，骨髄抑制などの副作用から，抗がん薬治療中はバルプロ酸あるいはトピラマートが選択される場面が増えています[6]。なお，ラモトリギン（ラミクタール®）も選択薬剤ですが，薬物の立ち上がりに2～3週間を要します。②でも選択されることが多いバルプロ酸は比較的副作用が少なく，立ち上がりも早いため，1stラインで使われることが多いですが，高用量では肝毒性と血小板減少症，凝固系異常の出現に注意しなければなりません[7]。

　仮に1stラインで著効しなかった場合，レベチラセタムあるいはガバペンチン（ガバペン®）を追加します。レベチラセタムについては，カルバマゼピン同様，部分発作に単剤で有効な結果をもたらすといわれており[8]，またバルプロ酸と併用して使った場合に良い相乗効果が得られたという報告もあります[9]。

3 患者・家族への説明

　原発病変から離れた臓器に血流などを介してがん細胞が到達し，そこで再増殖して，がんができることを転移といいます。乳がんは脳に転移を起こしやすいがんの一つです。脳に転移巣が見つかったとき，CTやMRIなどの画像検査で転移巣のサイズや部位を特定し，手術治療・放射線治療および薬物治療（抗がん薬治療，ステロイド治療），あるいは，これら複数の治療を組み合わせた治療が行われます。しかし，「転移」であるということは，原発がんが進行がんであるということです。いくら転移腫瘍を治療しても，原発病変が新たな転移を繰り返すならば，その治療のたびに，患者さんの身体的，精神的苦痛は際限ないものとなります。したがって，**最優先さ**

れるべき治療は原発病変の病状コントロールであり，転移巣の治療については，**症状コントロールが主目的**となります。

　今回の意識障害は，転移性脳腫瘍が腫瘍周囲の神経細胞を機械的に圧排したため，それらの神経の電気伝達が障害されて起きました。神経の過剰放電が起きることをてんかん発作とよび，生命の危険に関わることもありますので，**抗けいれん薬を規則正しく内服**しましょう。内服薬の副作用として，ときに眠気が強く現れることがありますので，例えば車の運転などは危険です。自宅でも転倒に注意して，尖った家具の角にカバーをつけておくなど，自宅の**環境整備**をしましょう。また，ストレスが多いとき，てんかん発作も起こりやすくなるといわれています。自分でできる生活の工夫としては，ストレスが減らせるように，自分に合った**リラックス方法**をいくつか見つけておくとよいかもしれません。

　最後に，てんかん発作は，転移性脳腫瘍によって起こりうる症状の一つであり，症状の緩和治療後もさまざまな精神症状の出現が予想されます。てんかん以外にも，転移巣の増悪に伴い，以下のような認知の障害が出現することもあります。

①記憶障害：物覚えが悪くなり，さっき物を置いた場所が思い出せなかったり，スケジュール管理ができなくなったりします。
②注意力障害：集中力が落ちて，複数のことを同時にこなすことが難しくなったりします。
③実行機能障害：一つひとつの行動はできるのに，計画を立て，それらを効率よく実行することができなくなります。
④情動・行為障害：感情が不安定になったり，先のことを考えないまま，衝動的に行動してしまいます。

　また転移巣によっては，けいれん発作はなくても，手足の麻痺といった感覚障害やふらついてまっすぐに身体を起こしていられない，言葉を話しにくい，聞いても理解しにくい，食事が飲み込みにくいなどの機能障害が残ることがあります。このため，その人に合った暮らしやすい生活環境に整えていく必要もあります。いまの生活を維持していくために，不安なことは**主治医や医療機関に遠慮なく相談**をしてください。

第4章 ケーススタディで実践力をみがこう

■参考文献
1) Sirven JI, et al：Seizure prophylaxis in patients with brain tumors： a meta-analysis. Mayo Clin Proc, 79：1489-1494, 2004
2) Herman ST, et al：Epilepsy after brain insult： targeting epileptogenesis. Neurology, 59 (suppl. 5)：S21-S26, 2002
3) Glantz MJ, et al：Practice parameter： anticonvulsant prophylaxis in patients with newly diagnosed brain tumors. Report of the Quality Standards Subcommittee of the American Academy of Neurology. Neurology, 54：1886-1893, 2000
4) Glantz MJ, et al：A randomized, blinded, placebo-controlled trial of divalproex sodium prophylaxis in adults with newly diagnosed brain tumors. Neurology, 46：985-991, 1996
5) Cohen N, et al：Should prophylactic anticonvulsants be administered to patients with newly-diagnosed cerebral metastases? A retrospective analysis. J Clin Oncol, 6：1621-1624, 1988
6) Maschio M, et al：Issues related to the pharmacological management of patients with brain tumours and epilepsy. Funct Neurology, 21：15-19, 2006
7) Acharya S, et al：Hematologic toxicity of sodium valproate. J Pediatr Hematol Oncol, 22：62-65, 2000
8) Ben Menachem E, et al：Efficacy of levetiracetam monotherapy. Randomized double-blind head-to-head comparison with carbamazepine-CR in newly diagnosed epilepsy patients with partial onset or generalized tonic-clonic seizures. Neurology, 66 (suppl. 2)：73 (abstr), 2006
9) Wagner GL, et al：Levetiracetam： preliminary experience in patients with primary brain tumours. Seizure, 12：585-586, 2003

第4章 ケーススタディで実践力をみがこう

▼特殊な身体的状態を伴ったがん患者のケース

Case 25 妊娠中のがん患者が不安を訴えたら？

妊婦であるがん患者の不安・不眠への対処例

患　者：31歳，女性，Ⅰb・1期子宮頸がん
主　訴：不安，不眠
家族歴：特記なし
生活歴：28歳で結婚。専業主婦。30歳のとき第1子（長男）を自然分娩で出産。夫と子どもとの3人暮らし。専業主婦。

経　過

　1経妊1経産。妊婦健診における子宮頸部細胞診でclass Ⅲaと診断され，妊娠6週でクリニックからX総合病院（当院）へ紹介となった。子宮頸がんⅠb・1期にて円錐切除術を勧められるも，胎児への影響を考え複数の医療機関を受診しセカンドオピニオンを受けた。1カ月後，家族とも協議し円錐切除術の意思を固めた。妊娠10週に円錐切除術を施行し，組織型を扁平上皮がんと診断した。切除標本の断端は陰性でリンパ管侵襲像も認められなかった。術後から，「手術をして出産に影響はないのだろうか」，「自分のせいで障害のある子どもが生まれたらどうしよう」，「もうこのまま死んでしまいたい」などの言動が認められるようになった。同時期より，突然，動悸・頻脈・息苦しさ，過呼吸を呈し「このまま死ぬのではないか」という恐怖心が出現するようになった。1回の発作は数分で自然に消失するが，多いときは1日10回以上，何の前触れもなく起こるようになった。妊娠12週を迎えていたが，切迫早産を呈しており，発作を何とかしてほしい，不安を軽減させてほしいと緩和ケアチームに依頼があった。

チームと患者との会話

医　師「Aさん，いまおつらい症状について少し教えていただけますか」
患　者「…何もかもしんどいです。子どもがいるのにがんになってしまって。子どもに申し訳ないです。このまま死んだほうがいいんでしょうか。妊娠中の手術は先生によって賛否両論で…最後は夫に言われるがまま手術したけど，もし子どもに何かあったらって思うと苦しくて…」
　突然，過呼吸を呈し手を震わせ冷や汗も認められる。
医　師「ゆっくり呼吸しましょうね。大丈夫ですよ」
患　者「あ，あ，し，死んじゃう…」
　（しばらくして…）

321

第4章　ケーススタディで実践力をみがこう

患　者「落ち着きました。すみません。手術の後から毎日起きるんです。死んでしまうかもしれないと本気で思います。喉に物が詰まって窒息するかもしれないと思ってご飯も食べられなくなりました」
医　師「いままでにそのようなことはありましたか？」
患　者「実は20代前半までよくあったんです。薬も飲んでました。それから出産して少し落ち着いていたんですけど，またひどくなりました。先生にはパニック障害という診断で一生薬を飲み続けないといけないって言われていました。子どもが欲しかったし，いまもお腹の赤ちゃんのことを考えると薬は絶対使いたくないです。それで通院もやめました。不安なことはたくさんあります。がんは取りきれたと言われたけど，目に見えないがん細胞が母乳から赤ちゃんに移ってしまったらどうしよう。お腹にいる間に赤ちゃんにがんが転移したらどうしよう…って。先生は忙しいからあんまり聞けないです。時間もないし…」

担当看護師からの話

医師からは手術の前に，患者とその夫にインフォームドコンセントが行われた。内容は一般的な手術のリスクなどで，胎児への影響は質問もなかったので話していない。入院時からそっけない対応で不安の表出は目立たなかった。術後の回診時に医師から「がんは取りきれた」と説明を受けた。術後から急にパニック発作を頻発するようになり，背中をさすってあげたりしている。深く考えさせてしまうとかえって不安が強くなると思い，胎児の話題はあえて避けている。

夫は毎日夕方，長男と一緒に面会に来る。面会時に笑顔を見たことはあるが，それ以外は基本，表情は乏しい。夫は「とりあえず手術が終わって安心した。切迫早産って安静にしていればいいのでしょう。手術に比べたら気持ちは楽ですね」と楽観的である。

Key Point
- がん治療の方針と患者，家族の受け止め方を主治医やスタッフから事前に確認しておく。
- 間違った知識や無知であることが不安の原因になっている場合は，正しい知識を提供し知識の整理を行う。
- 切迫した精神症状でなく，薬剤使用に拒否的な場合は，無理に薬剤を勧めず非薬物的な治療法も検討し，まずは信頼関係の構築を重視する（薬剤使用はそれから）。

- 家族への心理療法や，患者へのサポート体制を整えることも必要である。
- チームとして，主治医と患者との橋渡し的な役割を担うこともある。

妊婦健診で見つかるケースが多い

　近年の女性の晩婚化や，それに伴う出産年齢の高齢化，さらに子宮頸がんの若年化により，妊娠を合併した子宮頸部異形成や子宮頸がんなどの子宮頸部がん患者の症例が増加しつつあります。妊婦健診で子宮がんのスクリーニング検査を行いますし，妊婦におけるがんとしては遭遇する可能性は高いと思われます。

　まず，患者に会う前に大切なことは，その疾患の基礎知識をもっていることだと思います。下記にまとめます。

妊娠合併子宮頸がんについて[1]

1 頻度とその特徴

　文献的には，上皮内がんを含む子宮頸がん患者の約30％が生殖年齢であり，約3％が妊娠中に診断されています。さらに，妊娠に子宮頸がんが合併する頻度は10,000人の妊娠に1〜10人(0.01〜0.1％)で，子宮頸がん合併妊婦の年齢，妊娠歴，組織型などは非妊娠患者と同じですが，診断時の進行期分類は早期が多いことが特徴とされています。また，妊娠に伴う生理的変化のため，その診断や治療，管理が非妊娠患者に比べ困難なことが多いことが指摘されています。

2 子宮頸がんの診断

　妊娠時の子宮頸部がんの診断は非妊娠時と同様に行われます。細胞診を行い，異常があれば次にコルポスコピー検査を行い，適応があればコルポスコピーガイド下で生検を行います。

(1) 細胞診

　妊娠細胞診では異形成細胞との鑑別を要する異型細胞(脱落膜細胞・異型化生細胞など)がしばしば出現するため妊娠中の細胞診は過剰診断

(overdiagnosis) になりやすいという意見もあったようですが，妊婦の子宮頸部細胞診がclass Ⅲa以上と判定される頻度はわが国では約1％であり，行政検診にて40歳未満の子宮頸部細胞診class Ⅲa以上と判定される頻度1.16％とほぼ同じであることから，必ずしも過剰診断ではないことが明らかになっています．むしろ，摂取の際の出血を避けるために十分な細胞採取が行われず逆に過小診断（underdiagnosis）になりやすいとの報告もあります．

(2) コルポスコピー

妊婦のコルポスコピーは上皮の菲薄化に伴う病変部位の所見の減弱化などの理由から，非妊婦に比べ正確な診断が難しく，しかも妊娠週数が進むほどこの傾向が顕著になる特徴があります．

(3) 生検（狙い組織診）

組織採取により多量の出血が起こることから，検体数や検体量が限られ，不十分な組織診により診断が過小診断になりやすいといわれています．欧米では，妊娠中の子宮頸部上皮内がん（cervical intraepithelial neoplasia；CIN）は組織診を行わず，細胞診と習熟した医師によるコルポスコピー検査のみでのフォローアップを勧める報告もあります．

3 子宮頸がんの治療

妊娠中の上皮内がん（CIS）・微小浸潤がん（MIC）症例に対する子宮頸部レーザー円錐切除術については，最高病変の確認のために妊娠中でも円錐切除を行おうとする積極派と，妊娠中は経過観察し，分娩後に行って方針を決定する待機派の2派に分かれています．どの方針をとるかはそれぞれ主治医に確認する必要があります．

なお，待機派の理由としては，妊娠中の円錐切除術は出血量が多く，早産のリスクもあり，再発率も高いということが考えられますが，これらのエビデンスとされる文献は1980年以前のものが多く，現在行われているレーザー円錐切除術の成績を必ずしも反映していない可能性があります．むしろ妊娠中の子宮頸部がんは非妊娠時に比べ，必ずしも進行しやすいことはないということが明らかになってきています．NCI（National Cancer

Institute) ガイドラインやASCCP（American Society for Colposcopy and Cervical Pathology）ガイドラインでも妊娠中は厳重にフォローアップし，浸潤がんが疑われなければ分娩後に再評価して治療方針を決定することを勧めています．

不安障害へのアプローチ

　もともと不安障害の患者が妊娠を希望する場合には，あらかじめ向精神薬を中止しておくことが望ましいですが，パニック発作を伴うような例では中止により増悪するのではないかとの不安が大きいため，中止困難なことも少なくありません．

　そもそも妊娠初期や後期には妊婦において心理的葛藤や不安を生じやすい時期であり，初めて不安障害が発症する場合も少なくありません．その際はまず，妊娠，分娩，育児に対する不安や知識不足を取り除くべく対応し，同時に患者の夫やその他の家族などの協力を得られるようにサポート・システムを調整することが重要です．

　上記基礎知識を確認したうえで，各職種の役割について下記のようにまとめてみました．

First Approach　ファーストアプローチ　そのとき各職種はどう動く？

医師
- 誤った知識の修正を行う
- 不安の要素を一緒に整理してみる
- 治療についての理解とその整理
- リラクセーション法の伝授（非薬物療法の検討）
- 患者への対応について合同カンファレンスを主催する

薬剤師
- 薬剤に対する不安，悪印象について聴取する
- 過去に使用していた薬剤とその効果，副作用を確認する

看護師
- 医師から伝授されたリラクセーション法を実施する
- 不安時の対処方法について検討する
- 家族から普段の様子を聴取し，サポート体制を確認する

> **リラクセーションの例**
>
> **呼吸法**
> 腹式呼吸を意識して，鼻からゆっくり息を吸います。➡ゆっくりと息を吐いていきます。
>
> **筋弛緩法**
> 意識的に身体の各部分の筋肉に力を入れて緩める，ということを繰り返すことでリラックスしていく方法です。
>
> 背中 腕をグーッと外に広げて肩甲骨を引き付けて…(5秒)➡ストンと抜きます(10秒)
> 両肩 両肩をグッと上げ，耳まで近づけて力を入れて…(5秒)➡ストンと抜きます(10秒)

〔藤原忠雄：学校で使える5つのリラクセーション技法，ほんの森出版，2006より引用〕

胎児を考慮した治療法

　妊娠中は特に薬剤の胎児への影響を気にします。その際は非薬物療法が有効的です。リラクセーション法はいずれも副作用はないですし，いつでもどこでもできるのが特徴です。

　一方，薬剤が必要となる症例もあると思いますので，下記に薬物治療についてまとめておきます。

1 抗不安薬が妊婦や胎児，新生児・乳児に与える影響

　ジアゼパム(セルシン®，ホリゾン®)などのベンゾジアゼピン系抗不安薬は，妊婦，授乳婦の不安状態の鎮静や子癇の予防などの目的で使用されることもまれではありません。ヒトでジアゼパムを妊娠第1三半期に使用すると口蓋裂や口唇裂などの奇形を発現する可能性が高くなるという報告があり，動物実験でも同様の結果が示されています。しかし，ベンゾジアゼピン系抗不安薬についての前向き研究においては，Milkovichら[2]が，妊娠当初42日以内にクロルジアゼポキシド(コントール®，バランス®)を服用した母親からの先天異常児出生率は，多剤服用群や非服用群に比べ高いことを報告しているのに対して，Crombieら[3]は第1三半期にクロルジアゼポキシドあるいはジアゼパムの投与を受けた妊婦について，また，Hartzら[4]もクロルジアゼポキシドの投与を受けた妊婦について，奇形発現率は対照群と差がなかったと報告しています。そしてその後，Dolovichら[5]はベンゾジアゼピン系抗不安薬の症例対照研究のメタアナリシスでは

大奇形全体および口唇口蓋裂の危険性が増加したが，コホート研究のメタアナリシスでは両者の危険性がともに認められなかったことから，エビデンスレベルの高いコホート研究の結果を採用し，催奇形性を否定しています。

また，最近行われた大規模調査研究でも，口唇口蓋裂の危険性は認められていません。このようにベンゾジアゼピン系抗不安薬の催奇形性については現在否定的です。

妊娠中ベンゾジアゼピン系抗不安薬を使用していた母親から生まれた児17名を，何の向精神薬も使用していなかった母親から生まれた児29名と前向きに経過を追って，その後の神経発達を比較したところ，生後6ないし10ヵ月の時点では全体的な運動発達の遅滞が認められましたが，18ヵ月の時点でほぼ正常であったという報告があります。ベンゾジアゼピン系抗不安薬による機能奇形についての研究報告は少なく，いまだ十分な結論に至っていないのが現状です。

ジアゼパムをはじめとするベンゾジアゼピン系薬剤の多くは胎盤の通過性が高く，分娩直前に投与すると新生児に呼吸抑制，筋緊張低下，哺乳困難など，いわゆるfloppy infant syndrome（筋肉の緊張度が低下した状態の乳幼児）がみられることがあります。また，妊娠末期に連用した場合，新生児に産後何日か経ってから，筋緊張亢進，反射亢進，呼吸頻数，神経過敏などの離脱症状がみられることがあり，妊娠末期に大量に使用する場合や多剤併用で用いる場合については，慎重な投与が望まれます。

2 乳汁への移行

ジアゼパムのRID（relative infant dose：乳児の薬剤摂取量／母親の薬剤摂取量）が3.2〜12.0%であり，1日30mg以上のジアゼパム投与を受けた母親から授乳された児に嗜眠などの影響が出ることが報告されています。

症例へのアプローチ

本症例は，母親の誤った知識や思い込みが不安を大きくさせている可能性があります。また，治療や術後結果について理解が不十分であり，整理する必要性があります。

各職種が連携し不安症状を軽減させていくことが大切です。

> **Second Approach** そのとき各職種はどう動く？
>
> **医師**
> - 母乳からがん細胞が移行することはなく，胎児へがん転移することは極めてまれであることを患者・家族に伝える
> - 薬剤への抵抗性がなぜ強いのかを確認したうえで，非薬物療法を実践してもらう
> - 治療方針や術後の状態などを整理し，疑問に思うことを事前に主治医に伝え，主治医と患者，家族との面談の機会を設ける
> - 患者の思いや不安時の対処方法などを各職種で議論する
>
> **薬剤師**
> - 薬歴を整理し，効果のあった薬剤や，副作用の情報を医師に助言する
>
> **看護師**
> - 過呼吸の際や，不安を訴える際にリラクセーション法を一緒に実施し，促すようにする
> - 家族の思いを受けとめ，患者をサポートするために行っている医療者の取り組みを伝える

1 治療

　患者の誤った認識を整理することで，大部分の不安要素は除去されました。また，治療方針や術後の経過について，チームが介入時に一緒に整理し，後日，主治医からも再度ご家族も同伴し説明を行ってもらいました。がん細胞が取りきれたこと，今後は定期的な検査で経過観察をしていくという具体的な方針が伝えられました。切迫早産に関しても，まずは安静が必要であるという説明を受け，「入院中動いてはいけない」と言われていた意味がわかってよかったと笑顔を見せられました。

　産後は母乳育児を希望され，がんの影響はないことがわかったことで，助産師と胸部のマッサージも積極的に行うようになりました。

　家族からのお話では，いつも不安そうであるが，「長男の笑顔を見ると安心する」と面会時は笑顔を見せていたから安心したとのことです。その一方で夫からは，「子どもにつらい姿を見せまいと我慢していたのかもしれない」という発言も聞かれるようになりました。

　合同カンファレンスでは，主治医からの再度の説明後，患者のパニック発作は軽減しており，看護サイドから積極的に不安なことがあればいつで

も相談してほしいという声がけを行うようになったことが報告されました。産後のイメージをもってもらうため，避けていた胎児の話題から母乳育児まで指導を行うことで信頼関係が深まった印象があるといいます。また，不安時には一緒にリラクセーション法を実践することで発作に至る前に落ち着くことが多くなりました。

　薬剤師からは，患者は「精神科系の薬は癖になってしまうのではないか」という不安を抱いていたが，「使用しても変わらなかった」と話していたとの情報がありました。非薬物療法のみで発作自体が減っていることから，薬剤は使用せず経過をみることとなりました。後日，薬剤師から薬剤の影響を説明したところ，「切迫早産を呈しており，万が一のことがあった場合は薬剤の使用もやむをえないと思う。いざというときに使える薬が欲しい」といった要望があったとのことで，発作時に下記指示で対応してもらうことになりました。

> 処方　【不安時】ジアゼパム（セルシン®，ホリゾン®）錠 2mg
> 　　　　　　　　1回1錠　1日3回まで　1時間あけて

　幸い，不安時指示は使用することなく，切迫早産も落ち着いたため，いったん退院となりました。その後，正期産にて出産され，がんは再発なく経過しています。

2　薬物治療についての補足

　パニック障害など一部を除き，基本的には症状があっても日常生活に大きな支障を来さないので，向精神薬の投与は必須ではなく，十分な精神療法や環境調整で対応するのが原則です。また，普通は抗不安薬が主体となりますが，パニック障害や強迫性障害などでは抗うつ薬が有効であることが多く，この場合はできる限り少量の三環系抗うつ薬ないしはSSRIを使用します。また，妊娠中に新たに生じた不安や焦燥感に対しては，抗不安薬を用いざるをえないことが多く，その際はベンゾジアゼピン系抗不安薬のなかで，使用されてからの歴史が長く，妊娠に関する知見が豊富にあるジアゼパムが最も使いやすいですが，依存性には注意が必要です。

3 患者・家族への説明

　　私は緩和ケアチームの○○といいます。チームで介入させていただいておりますので，看護師や，薬剤師，主治医とも連携してＡさんをサポートしていけたらと思っています。

　Ａさんは，がん細胞が母乳へ移行するかもしれない，お腹にいる間に赤ちゃんにがんが転移するかもしれないということを不安に思っており，それが頻回に起きるパニック発作の原因の一つになっていた可能性が考えられます。しかし，母乳からがん細胞が移行することはなく，胎児へがんが転移することは極めてまれであることが現在の医学の知見です。そのことをお話ししましたら，少し楽になったとおっしゃっていただきました。

　また，術後状態や今後の方針などが不明瞭なことから，不安が増強していると考えられましたが，主治医からの説明で方向性が明確になったことも不安軽減につながっていると思われます。今後もご不明な点などあればいつでもおっしゃってください。

　Ａさんは，胎児への影響や，依存性の問題からお薬はなるべく使用したくないとのことでした。症状によっては薬が必要になることはありますが，いまはリラクセーション法といって呼吸を整えたり，肩の力を抜いたりする方法で不安を軽減してもらっています。看護師とも発作が起きる前に積極的に施行してもらい，実際，発作まで至らずに済む場合も多くみられるようになりました。退院後もぜひ施行してください。万が一，不安が強くなったときのために頓服でお薬も出していますが，使用した経緯はまだありません。

　また，ご本人の不安を傾聴し受けとめてあげられるような体制も効果的だと思います。

　何かご不明な点や，気になることがありましたらいつでもお声がけください。

■参考文献

1) 塚崎克己：妊娠を合併した子宮頸部上皮内癌並びに微小浸潤癌の取り扱い．クリニカルカンファレンス（一般診療，その他）；婦人科腫瘍合併妊娠の取り扱い，日産婦誌，59(9)：N551-N555, 2007
2) Milkovich L, van den Berg BJ：Effects of prenatal meprobamate and chlordiazepoxide hydrochloride on human embryonic and fetal development. N Engl J Med, 291(24)：1268-1271, 1974
3) Crombie DL, et al：Fetal effects of tranquilizers in pregnancy. N Engl J Med, 293(4)：198-199, 1975
4) Hartz SC, et al：Antenatal exposure to meprobamate and chlordiazepoxide in relation to malformations, mental development, and childhood mortality. N Engl J Med, 292(14)：726-728, 1975
5) Dolovich LR, et al：Benzodiazepine use in pregnancy and major malformations or oral cleft：meta-analysis of cohort and case-control studies. BMJ, 317(7162)：839-843, 1998
6) 松島英介：妊婦・授乳婦に対する向精神薬の使い方　改訂第4版，アステラス製薬，p8-9

CTCAE v4.0
(Common Terminology Criteria for Adverse Events Version 4.0)

倦怠感

Grade 1：だるさ，または元気がない

Grade 2：だるさ，または元気がない；身の回り以外の日常生活動作の制限

食欲不振

Grade 1：食生活の変化を伴わない食欲低下

Grade 2：顕著な体重減少や栄養失調を伴わない摂食量の変化；経口栄養剤による補充を要する

Grade 3：顕著な体重減少または栄養失調を伴う（例：カロリーや水分の経口摂取が不十分）；静脈内輸液/経管栄養/TPN を要する

Grade 4：生命を脅かす；緊急処置を要する

Grade 5：死亡

〔有害事象共通用語規準 v4.0 日本語訳，JCOG 版（JCOG ホームページ http://www.jcog.jp/）より引用〕

パフォーマンスステータス
(Performance Status：PS)

全身状態の指標の一つで，患者の日常生活の制限の程度を示す。

0：まったく問題なく活動できる。発病前と同じ日常生活が制限なく行える

1：肉体的に激しい活動は制限されるが，歩行可能で，軽作業や座っての作業は行うことができる。例：軽い家事，事務作業

2：歩行可能で，自分の身のまわりのことはすべて可能だが，作業はできない。日中の50％以上はベッド外で過ごす。

3：限られた自分の身のまわりのことしかできない。日中の50％以上をベッドか椅子で過ごす。

4：まったく動けない。自分の身のまわりのことはまったくできない。完全にベッドか椅子で過ごす。

〔Common Toxicity Criteria, Version2.0 Publish Date April 30, 1999 http://ctep.cancer.gov/protocolDevelopment/electronic_applications/docs/ctcv20_4-30-992.pdf ECOG の Performance Status（PS）の日本語訳（JCOG ホームページ http://www.jcog.jp/）より引用〕

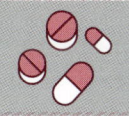

薬剤情報

がん患者の精神症状に対して処方されることの多い向精神薬（**1.** 抗うつ薬，**2.** 抗不安薬，**3.** 睡眠薬，**4.** 抗精神病薬，**5.** 抗てんかん薬）をピックアップして解説しています．各章を読み進めるうえでの参考にしてください．

剤形略称記号
【末】…末剤，【散】…散剤，【細】…細粒剤，【徐放細】…徐放性細粒剤，
【顆】…顆粒剤，【徐放顆】…徐放性顆粒剤，【錠】…錠剤，
【徐放錠】…徐放性錠剤，【OD錠】…口腔内崩壊錠，
【カ】…カプセル剤，【シ】…シロップ剤，
【シロップ用】…懸濁性シロップ剤（ドライシロップなど），
【内用液】…内服液剤，【注】…注射剤，【注射用】…注射用剤，
【坐】…坐剤　など

※医薬品情報は医薬品添付文書，インタビューフォームなどをもとに記載しています．

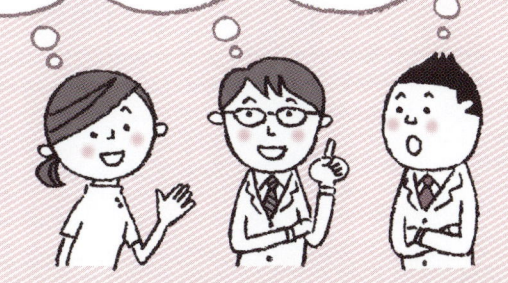

1. 抗うつ薬

薬効群		成分名	主な商品名	規格・剤形	
SSRI	1	エスシタロプラム	レクサプロ	【錠】10mg	
	2	セルトラリン	ジェイゾロフト	【錠】25mg・50mg・100mg 【OD錠】25mg・50mg・100mg	
	3	パロキセチン	パキシル	【錠】5mg・10mg・20mg 【徐放錠】12.5mg・25mg	
	4	フルボキサミン	デプロメール	【錠】25mg・50mg・75mg	
			ルボックス	【錠】25mg・50mg・75mg	
SNRI	5	デュロキセチン	サインバルタ	【カ】20mg・30mg	
	6	ミルナシプラン	トレドミン	【錠】12.5mg・15mg・25mg・50mg	
NaSSA	7	ミルタザピン	リフレックス	【錠】15mg	
			レメロン	【錠】15mg	
三環系	8	アミトリプチリン	トリプタノール	【錠】10mg・25mg	
	9	アモキサピン	アモキサン	【細】100mg/g (10%) 【カ】10mg・25mg・50mg	
	10	イミプラミン	イミドール	【錠】〔糖衣錠〕10mg・25mg	
			トフラニール	【錠】10mg・25mg	
	11	クロミプラミン	アナフラニール	【錠】10mg・25mg 【点滴静注】25mg/2mL	
	12	ノルトリプチリン	ノリトレン	【錠】10mg・25mg	
四環系	13	ミアンセリン	テトラミド	【錠】10mg・30mg	
トリアゾロピリジン系	14	トラゾドン	デジレル	【錠】25mg・50mg	
			レスリン	【錠】25mg・50mg	

適応	T$_{max}$ (hr)	T$_{1/2}$ (hr)	備考	参照頁
うつ病・うつ状態	3.8～4.3	24.6～27.7	排泄：尿	348
うつ病・うつ状態，パニック障害，外傷後ストレス障害	6～8（単回投与）	22～24（単回投与）	血清蛋白結合率は約98.5％と高い。排泄：尿43.5％，糞44.5％	349
【錠】【OD錠】〔1〕うつ病・うつ状態 〔2〕パニック障害 〔3〕強迫性障害 〔4〕社会不安障害 〔5〕外傷後ストレス障害 【徐放錠】うつ病・うつ状態	4～5（速放製剤単回投与）， 8～10（CR製剤単回投与）	約14（速放製剤単回投与）， 約13（CR製剤単回投与）	排泄：尿64％（62％代謝物，2％未変化体）	350
うつ病・うつ状態，強迫性障害，社会不安障害	約4～5（単回投与）	約9～14（単回投与）	排泄：尿94％	351
〔1〕うつ病・うつ状態 〔2〕糖尿病性神経障害に伴う疼痛	約7（単回投与）	約10～15（単回投与）	血清蛋白結合率は約99％と高い。排泄：尿＞糞	352
うつ病・うつ状態	2～3（単回投与）	約8（単回投与）	排泄：尿85％（未変化体＋代謝物）	353
うつ病・うつ状態	約1（単回投与）	約23～32（単回投与）	排泄：尿75％，糞15％	354
精神科領域におけるうつ病・うつ状態，夜尿症		活性代謝物 31±13	排泄：尿18％（未変化体），糞少量	355
うつ病・うつ状態	1.46（未変化体）	8（未変化体），30（8-ヒドロキシアモキサピン）	排泄：尿（未変化体＋代謝物）	356
〔1〕精神科領域におけるうつ病・うつ状態 〔2〕遺尿症（昼，夜）		9～20（未変化体），13～61（代謝物デシプラミン）（連続経口投与）	排泄：尿 約43％（24hr），合計約72％（72hr），糞	357
〔1〕精神科領域におけるうつ病・うつ状態 〔2〕【錠】遺尿症 〔3〕【錠】ナルコレプシーに伴う情動脱力発作	経口投与時クロミプラミン 5，デスメチルクロミプラミン（活性代謝物） 8	経口投与時クロミプラミン 20.4±6.1，デスメチルクロミプラミン（活性代謝物） 36.5±13.2	排泄：尿2/3（抱合体），糞約1/3	358
精神科領域におけるうつ病およびうつ状態（内因性うつ病，反応性うつ病，退行期うつ病，神経症性うつ状態，脳器質性精神障害のうつ状態）	4.8±0.4（単回投与）	26.7±8.5（単回投与）	排泄：尿（代謝物＋少量の未変化体），糞少量	360
うつ病・うつ状態	2.0±0.1	18.2±1.3	排泄：尿，糞	361
うつ病・うつ状態	3～4	6～7	1日3回の反復投与では投与2日目から定常状態に達している。排泄：尿，糞少量	362

薬剤情報

2. 抗不安薬

薬効群			成分名	主な商品名	規格・剤形	
ベンゾジアゼピン系	短時間作用型	1	エチゾラム	デパス	【細】10mg/g (1%) 【錠】0.25mg・0.5mg・1mg	
		2	クロチアゼパム	リーゼ	【顆】100mg/g (10%) 【錠】5mg・10mg	
	中間作用型	3	アルプラゾラム	コンスタン	【錠】0.4mg・0.8mg	
				ソラナックス	【錠】0.4mg・0.8mg	
		4	ブロマゼパム	レキソタン	【細】10mg/g (1%) 【錠】1mg・2mg・5mg	
				セニラン	【細】10mg/g (1%) 【錠】1mg・2mg・3mg・5mg 【坐】3mg	
		5	ロラゼパム	ワイパックス	【錠】0.5mg・1mg	
	長時間作用型	6	ジアゼパム	セルシン	【散】10mg/g (1%) 【錠】2mg・5mg・10mg 【シ】1mg/mL (0.1%) 【注】5mg/mL・10mg/2mL	
				ホリゾン	【散】10mg/g (1%) 【錠】2mg・5mg 【注】10mg/2mL	
非ベンゾジアゼピン系	5HT$_{1A}$作動薬	7	タンドスピロン	セディール	【錠】5mg・10mg・20mg	
	抗アレルギー性緩和精神安定剤	8	ヒドロキシジン	アタラックス	【錠】10mg・25mg	
				アタラックス-P	【散】100mg/g (10%) 【カ】25mg・50mg 【シ】5mg/mL (0.5%) 【シロップ用】25mg/g (2.5%) 【注】25mg/mL (2.5%)・50mg/mL (5%)	

適 応	T$_{max}$ (hr)	T$_{1/2}$ (hr)	備 考	参照頁
〔1〕神経症における不安・緊張・抑うつ・神経衰弱症状・睡眠障害 〔2〕うつ病における不安・緊張・睡眠障害 〔3〕心身症（高血圧症，胃・十二指腸潰瘍）における身体症候ならびに不安・緊張・抑うつ・睡眠障害 〔4〕統合失調症における睡眠障害 〔5〕次の疾患における不安・緊張・抑うつおよび筋緊張：頸椎症，腰痛症，筋収縮性頭痛	3.3	約6.3	排泄： 尿 約53% (50hr)	364
〔1〕心身症（消化器疾患，循環器疾患）における身体症候ならびに不安・緊張・心気・抑うつ・睡眠障害 〔2〕次の疾患におけるめまい・肩こり・食欲不振：自律神経失調症 〔3〕麻酔前投薬	0.8	約6	排泄：尿 33%	365
心身症（胃・十二指腸潰瘍，過敏性腸症候群，自律神経失調症）における身体症候ならびに不安・緊張・抑うつ・睡眠障害	2	約14	排泄：尿 79%，糞 7%	365
【細】【錠】 〔1〕神経症における不安・緊張・抑うつおよび強迫・恐怖 〔2〕うつ病における不安・緊張 〔3〕心身症（高血圧症，消化器疾患，自律神経失調症）における身体症候ならびに不安・緊張・抑うつおよび睡眠障害 〔4〕麻酔前投薬 【坐】麻酔前投薬	【内服】1 【坐】2.9	約20	排泄： 尿 70～80%	366
〔1〕神経症における不安・緊張・抑うつ 〔2〕心身症（自律神経失調症，心臓神経症）における身体症候ならびに不安・緊張・抑うつ	2	約12	排泄： 尿 38.5～41.7%， 肝	367
【散】【錠】【シ】 〔1〕神経症における不安・緊張・抑うつ 〔2〕うつ病における不安・緊張 〔3〕心身症（消化器疾患，循環器疾患，自律神経失調症，更年期障害，腰痛症，頸肩腕症候群）における身体症候ならびに不安・緊張・抑うつ 〔4〕次の疾患における筋緊張の軽減：脳脊髄疾患に伴う筋けいれん・疼痛 〔5〕麻酔前投薬 【注】 〔1〕神経症における不安・緊張・抑うつ 〔2〕次の疾患および状態における不安・興奮・抑うつの軽減：麻酔前，麻酔導入時，麻酔中，術後，アルコール依存症の禁断（離脱）症状，分娩時 〔3〕次の状態におけるけいれんの抑制：てんかん様重積状態，有機リン中毒※，カーバメート中毒※ ※「タイヨー」，ホリゾンのみ	【内服】0.5～2 【注】 (筋注) 0.5～1.5， (静注) 0.25	20～80， 50～100 (活性代謝物)	排泄： 尿 71%， 糞 約10%	368
〔1〕心身症（自律神経失調症，本態性高血圧症，消化性潰瘍）における身体症候ならびに抑うつ，不安，焦燥，睡眠障害 〔2〕神経症における抑うつ，恐怖	0.8～1.4	約1.2～1.4	排泄： 尿 70%， 糞 21%	369
【錠】【カ】【シ】【シロップ用】 〔1〕蕁麻疹，皮膚疾患に伴うそう痒（湿疹・皮膚炎，皮膚そう痒症） 〔2〕神経症における不安・緊張・抑うつ 【注】 〔1〕神経症における不安・緊張・抑うつ 〔2〕麻酔前投薬 〔3〕術前・術後の悪心・嘔吐の防止	2.1	約20		370

337

3. 睡眠薬

薬効群			成分名	主な商品名	規格・剤形	
ベンゾジアゼピン系	超短時間作用型	1	トリアゾラム	ハルシオン	【錠】0.125mg・0.25mg	
	短時間作用型	2	ブロチゾラム	レンドルミン	【錠】0.25mg 【OD錠】0.25mg	
		3	リルマザホン	リスミー	【錠】1mg・2mg	
		4	ロルメタゼパム	エバミール	【錠】1mg	
				ロラメット	【錠】1mg	
	中間作用型	5	エスタゾラム	ユーロジン	【散】10mg/g (1%) 【錠】1mg・2mg	
		6	ニトラゼパム	ネルボン	【散】10mg/g (1%) 【錠】5mg・10mg	
				ベンザリン	【細】10mg/g (1%) 【錠】2mg・5mg・10mg	
		7	フルニトラゼパム	サイレース	【錠】1mg・2mg 【注】2mg/mL	
				ロヒプノール	【錠】1mg・2mg 【注】2mg/mL	
	長時間作用型	8	クアゼパム	ドラール	【錠】15mg・20mg	
非ベンゾジアゼピン系	超短時間作用型	9	エスゾピクロン	ルネスタ	【錠】1mg・2mg・3mg	
		10	ゾピクロン	アモバン	【錠】7.5mg・10mg	
		11	ゾルピデム	マイスリー	【錠】5mg・10mg	
メラトニン受容体作動薬		12	ラメルテオン	ロゼレム	【錠】8mg	
オレキシン受容体拮抗薬		13	スボレキサント	ベルソムラ	【錠】15mg・20mg	
バルビツール酸系		14	ペントバルビタール	ラボナ	【錠】50mg	
		15	アモバルビタール	イソミタール	【末】1g	
		16	バルビタール	バルビタール	【末】1g	
		17	フェノバルビタール	フェノバール	【末】1g 【散】100mg/g (10%) 【錠】30mg 【内用液】〔エリキシル〕4mg/mL (0.4%) 【注】100mg/mL (10%)	
				ルピアール	【坐】25mg・50mg・100mg	
				ワコビタール	【坐】15mg・30mg・50mg・100mg	

適　応	T_max (hr)	T_1/2 (hr)	備　考	参照頁
〔1〕不眠症 〔2〕麻酔前投薬	1.2	約 2.9	排泄：尿82%， 糞8%	371
不眠症，麻酔前投薬	1.0～1.5	約 7	排泄：尿64.9%， 糞21.6%	372
〔1〕不眠症 〔2〕麻酔前投薬	3	約 10.5	排泄：尿約62%	372
不眠症	1～2	約 10	排泄：尿68%	373
不眠症，麻酔前投薬	1.6～2.4	約 28	排泄：尿	373
〔1〕不眠症 〔2〕麻酔前投薬 〔3〕異型小発作群（点頭てんかん，ミオクロヌス発作，失立発作等），焦点性発作（焦点性けいれん発作，精神運動発作，自律神経発作等）	2	22～28	排泄： 尿13～20% (24hr 後)	373
【錠】不眠症，麻酔前投薬 【注】全身麻酔の導入，局所麻酔時の鎮静	約 1	【内服】約 7 【注】8min, 2, 24 の 3 相性	排泄： 尿80～90%	374
〔1〕不眠症 〔2〕麻酔前投薬	3.4	36.6	排泄：尿8～9%， 糞20～25%	374
不眠症	1～1.5	約 5	排泄：尿74.8%， 糞15.8%	375
〔1〕不眠症 〔2〕麻酔前投薬	0.75～1.17	約 4	排泄：尿32%， 糞35%	376
〔1〕不眠症 〔2〕麻酔前投薬	0.7～0.9	1.78～2.30	排泄：尿55.8%， 糞36.5%	376
不眠症における入眠困難の改善	0.75	約 1	排泄：尿	377
不眠症	1.5	10	排泄：糞66%， 尿23%	377
不眠症，麻酔前投薬，不安緊張状態の鎮静，持続睡眠療法における睡眠調節	1	15～50	排泄：尿	379
不眠症，不安緊張状態の鎮静		0.6（第Ⅰ相） 21（第Ⅱ相）	血中アモバルビタールの消失は2相性を示す。 排泄：尿	379
〔1〕不眠症（他剤が無効な場合） 〔2〕不安緊張状態の鎮静（他剤が無効な場合）		34～42		380
【末】【散】【錠】【内用液】 〔1〕不眠症 〔2〕不安緊張状態の鎮静 〔3〕てんかんのけいれん発作：強直間代発作（全般けいれん発作，大発作），焦点発作（ジャクソン型発作を含む） 〔4〕自律神経発作，精神運動発作 【注】 〔1〕不安緊張状態の鎮静（緊急に必要な場合） 〔2〕てんかんのけいれん発作：強直間代発作（全般けいれん発作，大発作），焦点発作（ジャクソン型発作を含む） 〔3〕自律神経発作，精神運動発作	【内服】 1～2.5 【注】 4～6	100～130	排泄：尿	380
【坐】小児に対して，経口投与が困難な場合：〔1〕催眠 〔2〕不安・緊張状態の鎮静 〔3〕熱性けいれんおよびてんかんのけいれん発作の改善	1.45	16.56	排泄：尿	

薬剤情報

3. 睡眠薬（つづき）

薬効群		成分名	主な商品名	規格・剤形	
その他の睡眠薬	18	ブロモバレリル尿素	ブロバリン	【末】1g	
			ブロモバレリル尿素	【末】1g	
	19	抱水クロラール	エスクレ	【坐】250mg・500mg 【注腸】500mg	

4. 抗精神病薬

薬効群			成分名	主な商品名	規格・剤形	
第二世代	MARTA	1	オランザピン	ジプレキサ	【細】10mg/g (1%) 【錠】2.5mg・5mg・10mg 【OD錠】〔ザイディス〕5mg・10mg 【筋注】10mg	
		2	クエチアピン	セロクエル	【細】500mg/g (50%) 【錠】25mg・100mg・200mg	
	SDA	3	ブロナンセリン	ロナセン	【散】20mg/g (2%) 【錠】2mg・4mg・8mg	
		4	ペロスピロン	ルーラン	【錠】4mg・8mg・16mg	
		5	リスペリドン	リスパダール	【細】10mg/g (1%) 【錠】1mg・2mg・3mg 【OD錠】0.5mg・1mg・2mg 【内用液】1mg/mL (0.1%) 【筋注】〔コンスタ〕25mg・37.5mg・50mg	
ドパミンD_2受容体部分作動薬		6	アリピプラゾール	エビリファイ	【散】10mg/g (1%) 【錠】3mg・6mg・12mg 【OD錠】3mg・6mg・12mg・24mg 【内用液】1mg/mL (0.1%) 【持続性筋注】300mg・400mg・300mgシリンジ・400mgシリンジ	
フェノチアジン系		7	クロルプロマジン	ウインタミン	【細】100mg/g (10%)	
				コントミン	【錠】〔糖衣錠〕12.5mg・25mg・50mg・100mg 【筋注】10mg/2mL (0.5%)・25mg/5mL (0.5%)・50mg/5mL (1%)	
		8	クロルプロマジン・プロメタジン配合剤	ベゲタミン	【錠】(A錠（赤色錠）) クロルプロマジン塩酸塩 25mg プロメタジン塩酸塩 12.5mg フェノバルビタール 40mg (B錠（白色錠）) クロルプロマジン塩酸塩 12.5mg プロメタジン塩酸塩 12.5mg フェノバルビタール 30mg	
		9	プロクロルペラジン	ノバミン	【錠】5mg 【筋注】5mg/mL	
		10	レボメプロマジン	ヒルナミン	【散】500mg/g (50%) 【細】100mg/g (10%) 【錠】5mg・25mg・50mg 【筋注】25mg/mL (2.5%)	

適 応	T_{max} (hr)	$T_{1/2}$ (hr)	備 考	参照頁
不眠症，不安緊張状態の鎮静	0.5		作用持続時間：3～4hr 排泄：尿	381
理学検査時における鎮静・催眠，静注が困難なけいれん重積状態	0.6～1（トリクロロエタノール）	約12（トリクロロエタノール）	排泄：尿	382

適 応	T_{max} (hr)	$T_{1/2}$ (hr)	備 考	参照頁
【細】【錠】【OD錠】 〔1〕統合失調症 〔2〕双極性障害における躁症状およびうつ症状の改善 【注射用】統合失調症における精神運動興奮	～6	21～54	排泄：尿57%，糞30%	383
統合失調症	1.5	3.3～3.5	排泄：尿72.8%，糞20.2%	384
統合失調症	2.0（反復）	10.7～16.2	排泄：尿約59%，糞約30%	385
統合失調症	1.5～2.3	4～6	排泄：尿排泄少ない 約0.3 %（48hr 未変化体）	385
統合失調症	約1（未変化体），約3（9-ヒドロキシリスペリドン）	約4（未変化体），約21（9-ヒドロキシリスペリドン）	排泄：尿70%，糞15%	386
〔1〕統合失調症 〔2〕双極性障害における躁症状の改善 〔3〕うつ病・うつ状態（既存治療で十分な効果が認められない場合に限る）	3～5	75（アリピプラゾール），94（デヒドロアリピプラゾール）	排泄：糞55%，尿25%	387
統合失調症，躁病，神経症における不安・緊張・抑うつ，悪心・嘔吐，吃逆，破傷風に伴うけいれん，麻酔前投薬，人工冬眠，催眠・鎮静・鎮痛剤の効力増強	2～3	2, 30（2相性）	排泄：尿24hr 以内に排泄（未変化体は 1%）	388
次の疾患における鎮静催眠：統合失調症，老年精神病，躁病，うつ病またはうつ状態，神経症	2～3（クロルプロマジン），11.2～39.2（プロメタジン），5.5（フェノバルビタール）	30.5（クロルプロマジン），12.7～13.7（プロメタジン），5.1（フェノバルビタール）	排泄： クロルプロマジン：尿，糞，汗 プロメタジン：肝，尿 フェノバルビタール：尿	389
〔1〕術前・術後等の悪心・嘔吐 〔2〕（錠）のみ）統合失調症	【内服】2（5mg）	【内服】3～5 【注】～7	排泄：尿，糞	389
統合失調症，躁病，うつ病における不安・緊張	1～4	15～30	排泄：尿，糞	390

薬剤情報

4. 抗精神病薬（つづき）

薬効群		成分名	主な商品名	規格・剤形	
フェノチアジン系	10	レボメプロマジン	レボトミン	【散】100mg/g (10%)・500mg/g (50%) 【顆】100mg/g (10%) 【錠】5mg・25mg・50mg 【筋注】25mg/mL (2.5%)	
ブチロフェノン系	11	ハロペリドール	セレネース	【細】10mg/g (1%) 【錠】0.75mg・1mg・1.5mg・3mg 【内用液】2mg/mL (0.2%) 【注】5mg/mL (0.5%)	
ベンザミド系	12	スルピリド	ドグマチール	【細】100mg/g (10%)・500mg/g (50%) 【錠】50mg・100mg・200mg 【カ】50mg 【筋注】50mg/2mL・100mg/2mL	
	13	チアプリド	グラマリール	【細】100mg/g (10%) 【錠】25mg・50mg	
気分安定薬	14	炭酸リチウム	リーマス	【錠】100mg・200mg	
ナルコレプシー治療薬, AD/HD治療薬	15	ペモリン	ベタナミン	【錠】10mg・25mg・50mg	
	16	メチルフェニデート	コンサータ	【徐放錠】18mg・27mg・36mg	
			リタリン	【散】10mg/g (1%) 【錠】10mg	
	17	モダフィニル	モディオダール	【錠】100mg	

5. 抗てんかん薬

薬効群		成分名	主な商品名	規格・剤形	
ヒダントイン系	1	フェニトイン	アレビアチン	【散】100mg/g (10%) 【錠】25mg・100mg 【注】250mg/5mL (5%)	
			ヒダントール	【散】100mg/g (10%) 【錠】25mg・100mg	

適応	T_{max} (hr)	T_{1/2} (hr)	備考	参照頁
統合失調症，躁病，うつ病における不安・緊張	1〜4	15〜30	排泄：尿，糞	390
統合失調症，躁病	【内服】2〜6 【筋注】20min	【内服】18 【筋注】13〜36	排泄： 尿33〜40%， 糞15%	391
【細】【錠】【カ】 〔1〕胃・十二指腸潰瘍 〔2〕統合失調症 〔3〕うつ病・うつ状態 ※ 100mg 錠・200mg 錠は効能〔2〕〔3〕のみ 【注】 〔1〕胃・十二指腸潰瘍 〔2〕統合失調症 ※ 100mg 注は効能〔2〕のみ	約2	【錠】約5.5 【細】約4.5	排泄：尿約30%，糞	392
〔1〕脳梗塞後遺症に伴う攻撃的行為，精神興奮，徘徊，せん妄の改善 〔2〕特発性ジスキネジアおよびパーキンソニズムに伴うジスキネジア	2	3.91	体内で代謝を受け難く，主に未変化体として尿中に排泄	392
躁病および躁うつ病の躁状態	2.6	18.7	無機イオンとなるため代謝を受けない	393
〔1〕(10mg 錠のみ) 軽症うつ病，抑うつ神経症 〔2〕次の疾患に伴う睡眠発作，傾眠傾向，精神的弛緩の改善：ナルコレプシー，ナルコレプシーの近縁傾眠疾患	2〜4	12	排泄： 尿50%（未変化体）	394
ナルコレプシー 注意欠陥/多動性障害（AD/HD）	約2	約3	排泄： 尿50%（24hr），90%（48hr），糞	394
次疾患に伴う日中の過度の眠気 〔1〕ナルコレプシー 〔2〕持続陽圧呼吸（CPAP）療法等による気道閉塞に対する治療を実施中の閉塞性睡眠時無呼吸症候群	2〜4	15	排泄： 尿 未変化体<10%	395

適応	T_{max} (hr)	T_{1/2} (hr)	備考	参照頁
【散】【錠】 〔1〕てんかんのけいれん発作：強直間代発作（全般けいれん発作，大発作），焦点発作（ジャクソン型発作を含む） 〔2〕自律神経発作 〔3〕精神運動発作 【注】 てんかん様けいれん発作が長引き続いて起こる場合（てんかん発作重積症）。経口投与不可能で，かつけいれん発作の出現が濃厚に疑われる場合（特に意識障害・術中・術後）。急速にてんかん様けいれん発作の抑制が必要な場合	【内服】4〜8 (製剤により異なる) 【筋注】24 (変動大)	8〜60 (平均20〜30)	排泄：尿	396

5. 抗てんかん薬（つづき）

薬効群		成分名	主な商品名	規格・剤形	
ヒダントイン系	2	ホスフェニトイン	ホストイン	【静注】750mg/10mL	
ベンゾジアゼピン系	3	ジアゼパム	ダイアップ	【坐】4mg・6mg・10mg	
	4	クロナゼパム	ランドセン	【細】1mg/g (0.1%)・5mg/g (0.5%) 【錠】0.5mg・1mg・2mg	
			リボトリール	【細】1mg/g (0.1%)・5mg/g (0.5%) 【錠】0.5mg・1mg・2mg	
	5	クロバザム	マイスタン	【細】10mg/g (1%) 【錠】5mg・10mg	
	6	ミダゾラム	ミダフレッサ	【静注】10mL (0.1%)	
			ドルミカム	【注】10mg/2mL	
電位依存性ナトリウムチャネル阻害薬	7	カルバマゼピン	テグレトール	【細】500mg/g (50%) 【錠】100mg・200mg	
	8	ラモトリギン	ラミクタール	【錠】25mg・100mg 〔小児用〕2mg・5mg	
電位依存性ナトリウムチャネル調節薬	9	バルプロ酸	デパケン	【細】200mg/g (20%)・400mg/g (40%) 【錠】100mg・200mg 【徐放錠】(R) 100mg・200mg 【シ】50mg/mL (5%)	
			セレニカR	【徐放顆】400mg/g (40%) 【徐放錠】200mg・400mg	

適 応	T_{max} (hr)	$T_{1/2}$ (hr)	備 考	参照頁
〔1〕てんかん重積状態 〔2〕脳外科手術または意識障害(頭部外傷等)時のてんかん発作の発現抑制 〔3〕フェニトインを経口投与しているてんかん患者における一時的な代替療法	0.17～0.6	約0.3 (未変化体), 15.7～16.5 (総フェニトイン)	排泄：尿	397
【坐】小児に対して次の目的に用いる：熱性けいれんおよびてんかんのけいれん発作の改善	約1.5 (小児)	β相：約35 (坐薬)	排泄：尿, 糞	398
〔1〕小型 (運動) 発作：ミオクロニー発作, 失立 (無動) 発作, 点頭てんかん (幼児けい縮発作, BNS けいれん等) 〔2〕精神運動発作 〔3〕自律神経発作	2	約27	排泄： 尿 40～60%, 糞 10～30%	399
他の抗てんかん薬で十分な効果が認められないてんかんの次の発作型における抗てんかん薬との併用：〔1〕部分発作：単純部分発作, 複雑部分発作, 二次性全般化強直間代発作 〔2〕全般発作：強直間代発作, 強直発作, 非定型欠神発作, ミオクロニー発作, 脱力発作	1.4～1.7	β相：25～30	排泄： 尿 約19～30%, 糞	399
てんかん重積状態		約1 (1～13歳), 1.82～2.68 (健康成人)	排泄：尿 約66～88% (1-ヒドロキシ体)	400
〔1〕麻酔前投薬 〔2〕全身麻酔の導入および維持 〔3〕集中治療における人工呼吸中の鎮静 〔4〕歯科・口腔外科領域における手術および処置時の鎮静	【筋注】0.5 (1-ヒドロキシ体：1)	【静注】1.8～6.4		400
〔1〕精神運動発作, てんかん性格およびてんかんに伴う精神障害, てんかんのけいれん発作：強直間代発作 (全般けいれん発作, 大発作) 〔2〕躁病, 躁うつ病の躁状態, 統合失調症の興奮状態 〔3〕三叉神経痛	1～6	約36		401
〔1〕てんかん患者の次の発作に対する単剤療法：(1) 部分発作 (二次性全般化発作を含む) (2) 強直間代発作 〔2〕他の抗てんかん薬で十分な効果が認められないてんかん患者の次の発作に対する抗てんかん薬との併用療法：(1) 部分発作 (二次性全般化発作を含む) (2) 強直間代発作 (3) Lennox-Gastaut 症候群における全般発作 〔3〕双極性障害における気分エピソードの再発・再燃抑制	1.7～2.5	31～38	排泄： 尿 約94%, 糞 約2%	402
〔1〕各種てんかん (小発作・焦点発作・精神運動発作ならびに混合発作) およびてんかんに伴う性格行動障害 (不機嫌・易怒性等) の治療 〔2〕躁病および躁うつ病の躁状態の治療 〔3〕片頭痛発作の発症抑制	【シ】15min～2 【徐放錠】3～4	【徐放錠】9～16	1週間で定常状態 排泄：尿 (未変化体は3%以下)	403

薬剤情報

5. 抗てんかん薬（つづき）

薬効群		成分名	主な商品名	規格・剤形
電位依存性ナトリウム チャネル調節薬	10	ゾニサミド	エクセグラン	【散】200mg/g (20%) 【錠】100mg
	11	トピラマート	トピナ	【細】100mg/g (10%) 【錠】25mg・50mg・100mg
シナプス小胞タンパク 2A (SV2A) 調節薬	12	レベチラセタム	イーケプラ	【錠】250mg・500mg 【シロップ用】500mg/g (50%)
催眠・鎮静・ 抗けいれん薬	13	フェノバルビタール	ノーベルバール	【静注】250mg
			フェノバール	【末】1g 【散】100mg/g (10%) 【錠】30mg 【内用液】〔エリキシル〕4mg/mL (0.4%) 【注】100mg/mL (10%)
			ルピアール	【坐】25mg・50mg・100mg
			ワコビタール	【坐】15mg・30mg・50mg・100mg

適応	T$_{max}$ (hr)	T$_{1/2}$ (hr)	備考	参照頁
【散】【100mg錠】部分てんかんおよび全般てんかんの次の発作型：〔1〕部分発作：単純部分発作［焦点発作（ジャクソン型を含む）、自律神経発作、精神運動発作］、複雑部分発作［精神運動発作、焦点発作］、二次性全般化強直間代けいれん［強直間代発作（大発作）］ 〔2〕全般発作：強直間代発作［強直間代発作（全般けいれん発作、大発作）］、強直発作［全般けいれん発作］、非定型欠神発作［異型小発作］ 〔3〕混合発作［混合発作］ 【25mg錠】パーキンソン病（レボドパ含有製剤に他の抗パーキンソン病薬を使用しても十分に効果が得られなかった場合）	5.3	約62.9	排泄： 尿 約48～60%	404
他の抗てんかん薬で十分な効果が認められないてんかん患者の部分発作（二次性全般化発作を含む）に対する抗てんかん薬との併用療法	0.8～3.0	25～47	排泄：尿 (70%が未変化体)	404
他の抗てんかん薬で十分な効果が認められないてんかん患者の部分発作（二次性全般化発作を含む）に対する抗てんかん薬との併用療法	0.6～1.0	7～8	排泄： 尿 56.3～65.3% (未変化体)	405
【静注】〔1〕新生児けいれん 〔2〕てんかん重積状態			排泄：尿	
【末】【散】【錠】【内用液】 〔1〕不眠症 〔2〕不安緊張状態の鎮静 〔3〕てんかんのけいれん発作：強直間代発作（全般けいれん発作、大発作）、焦点発作（ジャクソン型発作を含む） 〔4〕自律神経発作、精神運動発作 【注】 〔1〕不安緊張状態の鎮静（緊急に必要な場合） 〔2〕てんかんのけいれん発作：強直間代発作（全般けいれん発作、大発作）、焦点発作（ジャクソン型発作を含む） 〔3〕自律神経発作、精神運動発作	【内服】1～2.5 【注】4～6	100～130	排泄：尿	406
【坐】小児に対して、経口投与が困難な場合：〔1〕催眠 〔2〕不安・緊張状態の鎮静 〔3〕熱性けいれんおよびてんかんのけいれん発作の改善	1.45	16.56	排泄：尿	

薬剤情報

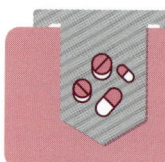

1. 抗うつ薬

● SSRI

　各薬剤共通の特徴
- 授乳中の婦人には投与を避けることが望ましいが，やむを得ず投与する場合は授乳を避けさせること（ヒト母乳中へ移行することが報告されている）。

1　エスシタロプラム ▶ escitalopram

- レクサプロ【錠】10mg（持田＝田辺三菱）

適応：うつ病・うつ状態

　こんな場合に使用する
- 生命予後が1カ月以上あるうつ症状の改善。

　こんな場合に注意する
- 生命予後の短い患者には効果が期待できないことがある。

　特　徴
- 選択的セロトニン再取り込み阻害剤（selective serotonin reuptake inhibitor；SSRI）で，セロトニン再取り込み阻害作用は既存のSSRIに比べて選択性が高く，セロトニン以外の神経伝達系への影響はほとんどないと考えられている（取り込み阻害のIC_{50}値：5HT/NA/DA＝2.1/2500/65000 nmol/L）。
- 10mgを1日1回夕食後に経口投与。増量は1週間以上の間隔を空けて行い，1日最高用量は20mgまで。
- CYP2C19で主に代謝され，CYP2D6およびCYP3A4も代謝に関与している。
- 肝機能障害患者，高齢者，遺伝的にCYP2C19の活性が欠損していることが判明している患者（poor metabolizer；PM）では，本剤の血中濃度が上昇し，QT延長等の副作用が発現しやすいおそれがあるため，10mgを上限とすることが望ましい（CYP2C19のPMにおけるAUCおよび$T_{1/2}$は，常人の約2倍）。

- QT 延長のある患者（先天性 QT 延長症候群等）には投与禁忌である。
- 主な副作用は，悪心(23.8%)，傾眠(23.5%)，頭痛(10.2%)，口渇(9.6%)，浮動性めまい(8.7%)，倦怠感(7.1%)，下痢(6.2%)，腹部不快感(5.8%)＜承認時＞。

2 セルトラリン ▶sertraline

- ジェイゾロフト【錠】25mg・50mg・100mg，【OD錠】25mg・50mg・100mg（ファイザー）

適応：うつ病・うつ状態，パニック障害，外傷後ストレス障害

こんな場合に使用する
- 生命予後が1カ月以上あるうつ症状の改善。
- ほかのSSRIで相互作用が問題になる場合。

こんな場合に注意する
- 生命予後の短い患者には効果が期待できないことがある。

特徴
- うつ病・うつ状態に加え，パニック障害や外傷後ストレス障害（DSM-5では心的外傷後ストレス障害：PTSD）に適応を有するSSRIである。
- プラセボを対照とした比較試験で，日本で初めてうつ病・うつ状態の再燃抑制効果が示された抗うつ薬である。
- 25mgを初期用量とし1日100mgまで漸増し，1日1回経口投与。最大投与量は1日100mgまで。
- 代謝にはCYP2C19，CYP2C9，CYP2B6およびCYP3A4など少なくとも4種の肝代謝酵素が関与しており，多代謝経路を示す。肝機能障害のある患者には慎重投与である（$T_{1/2}$が延長し，AUCおよびC_{max}が増大することがある）。
- 肝代謝酵素（CYP）に対する影響は少ない。
- 主な副作用は，悪心18.9%，傾眠15.2%，口内乾燥9.3%，頭痛7.8%，下痢6.4%，浮動性めまい5.0%＜承認時＞。

薬剤情報

3 パロキセチン ▶ paroxetine

- パキシル【錠】5mg・10mg・20mg,【徐放錠】12.5mg・25mg (GSK)

適応:【錠】【OD錠】〔1〕うつ病・うつ状態 〔2〕パニック障害 〔3〕強迫性障害 〔4〕社会不安障害 〔5〕外傷後ストレス障害

※〔4〕〔5〕: パキシル,「アメル」「オーハラ」「科研」「ケミファ」「サワイ」「サンド」「タカタ」「タナベ」「テバ」「トーワ」・OD錠「トーワ」「日医工」「日新」「ファイザー」「明治」「AA」「DK」「DSEP」「EE」「F」「FFP」「JG」「KN」「KO」「KOG」「NP」「TCK」「YD」のみ

【徐放錠】うつ病・うつ状態

こんな場合に使用する

- うつ症状が重篤な場合。
- そう痒に対して使用される場合がある。

こんな場合に注意する

- 相互作用が問題になる。
- 傾眠作用が強い。

特徴

- うつ病・うつ状態に加え,4つの不安障害(パニック障害,強迫性障害,社会不安障害,外傷後ストレス障害)に対する有効性が認められているSSRIである(速放製剤のみ)。
- コントロールドリリース製剤(CR製剤:徐放錠)が存在するが,適応はうつ病・うつ状態のみである(2015年1月時点)。
- 用法・用量および投与上限については対象疾患により異なる。また,速放製剤とCR製剤でも用法・用量が異なる。
- CR製剤は胃を通過後ゆるやかに溶出し,消化管粘膜細胞近傍におけるセロトニンの増大を抑える。これにより5HT$_3$受容体を介した悪心・嘔吐の軽減が期待される。
- 主として肝代謝酵素CYP2D6で代謝される。また,CYP2D6の阻害作用をもつ。
- 薬物動態はCYP2D6の代謝の飽和と考えられる非線形性を示す。また,CYP2D6阻害作用による薬物相互作用も多い(→タモキシフェンの作用減弱など)。
- 肝障害および高度の腎障害のある患者では,血中濃度が上昇することがあるので注意が必要。

- 主な副作用は，速放錠：傾眠（23.6％），嘔気（18.8％），めまい（12.8％），頭痛（9.3％），便秘（7.9％）＜承認時＞，CR錠：嘔気（17.4％），傾眠（9.3％），口渇（8.1％），便秘（8.1％）＜承認時＞。

4 フルボキサミン ▶fluvoxamine

- **デプロメール【錠】** 25mg・50mg・75mg (MeijiSeika)
- **ルボックス【錠】** 25mg・50mg・75mg (アッヴィ)

適応：うつ病・うつ状態，強迫性障害，社会不安障害

こんな場合に使用する
- 緩和医療では積極的に使用しない。

こんな場合に注意する
- 相互作用が問題になる。

特 徴
- わが国で初めて承認されたSSRIであり，うつ病・うつ状態，強迫性障害，社会不安障害に適応を有する。
- 50mgを初期用量とし，1日150mgまで増量する。1日2回に分割して経口投与。
- ムスカリン，アドレナリン，ドパミン，ヒスタミンおよびセロトニンなどの各種受容体に対する親和性をほとんど示さない。
- 抗コリン作用はほとんど認められず，けいれん誘発作用，催不整脈作用および血圧低下作用は三環系抗うつ薬に比べて弱い。
- 肝代謝酵素CYP2D6にて代謝される。また，CYP1A2，CYP2C9，CYP2C19，CYP2D6，CYP3A4を阻害する。特にCYP1A2，CYP2C19への阻害作用は強いと考えられている。これら代謝酵素阻害による薬物相互作用が多い（→チザニジン塩酸塩，ラメルテオンとは併用禁忌）。
- 肝機能障害患者にてT_{max}の遅延，$T_{1/2}$の延長およびAUCの増加が認められている。
- 主な副作用は，嘔気・悪心（11.8％），眠気（9.7％），口渇（7.2％），便秘（5.1％），倦怠感（3.2％）など＜承認時＞。
- 苦味があり，舌のしびれ感があらわれることがあるので粉砕は行わないこと。また，粉砕時に飛散した場合には眼粘膜等への刺激性も懸念される。

● SNRI

5 デュロキセチン ▶ duloxetine

- サインバルタ【カ】20mg・30mg (塩野義＝リリー)

適応：〔1〕うつ病・うつ状態　〔2〕糖尿病性神経障害に伴う疼痛

こんな場合に使用する

- うつ症状と神経障害性疼痛の両方に効果が期待できる。
- 他剤で眠気が問題になった場合でも使用できる場合がある。

こんな場合に注意する

- セロトニン症候群には注意が必要。

特　徴

- セロトニンとノルアドレナリン両方の再取り込みを阻害するセロトニン・ノルアドレナリン再取り込み阻害薬 (serotonin-noradrenaline reuptake inhibitor；SNRI) である。
- うつ病・うつ状態だけでなく，糖尿病性神経障害に伴う疼痛に対しても適応を有する。
- 1日1回朝食後，デュロキセチンとして40mgを経口投与する。投与は1日20mgより開始し，1週間以上の間隔を空けて20mgずつ増量する。最大投与量は1日60mgまで。
- 主として肝代謝酵素CYP1A2が関与し，CYP2D6も一部寄与している。また，CYP2D6を競合的に阻害する。
- 高度の肝障害患者および高度の腎障害患者には投与禁忌。
- ノルアドレナリン再取り込み阻害作用に起因する副作用 (排尿障害，心拍数増加，血圧上昇，眼圧亢進など) があるため関連する疾患を有する患者には注意が必要。特にコントロール不良の閉塞隅角緑内障の患者には投与禁忌である。
- 主な副作用は，悪心 (36.6%)，傾眠 (31.0%)，口渇 (22.9%)，頭痛 (21.0%)，便秘 (13.9%)，下痢 (11.8%)，めまい (10.9%)，トリグリセリド上昇 (7.6%)，腹部痛 (7.1%)，ALT (GPT) 上昇 (6.9%)，不眠 (6.8%)，倦怠感 (6.1%)，AST (GOT) 上昇 (5.2%)，食欲減退 (5.2%) など＜承認時＞。
- 腸溶性コーティングを施しているため，カプセルの内容物を砕いたり，すりつぶしたりしないで服用させること (原薬が酸に不安定であり，胃酸で

- 失活することがある）。
- 授乳中の婦人には投与を避けることが望ましいが，やむを得ず投与する場合は授乳を避けさせること（ヒト母乳中へ移行することが報告されている）。

6 ミルナシプラン ▶ milnacipran

- トレドミン【錠】12.5mg・15mg・25mg・50mg（旭化成ファーマ）
- **適応**：うつ病・うつ状態

こんな場合に使用する
- 緩和医療では積極的に使用しない。

特徴
- 日本で初めてのSNRIである。
- うつ病・うつ状態に適応を有する。
- 1日25mgを初期用量とし，1日100mgまで漸増し，1日2〜3回に分けて食後に経口投与する。年齢，症状により適宜増減。ただし，高齢者には，1日25mgを初期用量とし，1日60mgまで漸増し，1日2〜3回に分けて食後に経口投与する。
- 脱エチル体への代謝は，主にCYP3A4が関与する。
- 尿中排泄型薬剤である（投与48時間後までに未変化体と代謝物を合わせて投与量の約85％が排泄された）。
- 腎機能低下患者では半減期2倍，AUC2.5倍に増加した。
- 尿閉（前立腺疾患等）のある患者には禁忌である（ノルアドレナリン再取り込み阻害作用を有するため，症状を悪化させるおそれがある）。
- ノルアドレナリン再取り込み阻害作用に起因する副作用（排尿障害，心拍数増加，血圧上昇，眼圧亢進など）があるため関連する疾患を有する患者には注意が必要。特にコントロール不良の閉塞隅角緑内障の患者には投与禁忌である。
- 主な副作用は，口渇（7.5％），悪心・嘔吐（6.0％），便秘（5.8％），眠気（4.1％）など＜承認時＞。
- 味は苦い。
- 吸湿性あり（原薬：25℃，84％RH，暗所において保存15日で水溶液となった）。

薬剤情報

- 本剤は湿気により変色することがある。
- 授乳中の婦人には投与を避けることが望ましいが，やむを得ず投与する場合は授乳を避けさせること（ラットでは母乳中へ移行する：血漿中濃度の約3倍）。

● NaSSA

7 ミルタザピン ▶ mirtazapine

- リフレックス【錠】15mg (MeijiSeika)
- レメロン【錠】15mg (MSD)

適応：うつ病・うつ状態

こんな場合に使用する

- うつ症状以外に不眠や悪心，神経障害性疼痛に使用する。
- がん性疼痛や術後痛に使用する。

こんな場合に注意する

- 眠気が強いため就寝前に投与する。

特 徴

- ノルアドレナリン作動性・特異的セロトニン作動性抗うつ薬（noradrenergic and specific serotonergic antidepressant；NaSSA）という新しいカテゴリーに分類された最初の抗うつ薬である。
- シナプス前α_2アドレナリン自己受容体およびヘテロ受容体にアンタゴニストとして作用し，脳内でのノルアドレナリンおよびセロトニンの遊離を増大させる。本剤は$5HT_2$および$5HT_3$受容体拮抗作用を有しており，セロトニン遊離の増大により選択的に$5HT_{1A}$受容体が活性化される。
- 1日15mgを初期用量とし，15～30mgを1日1回就寝前に経口投与する。増量は1週間以上の間隔を空けて1日用量として15mgずつ行う。投与上限は1日45mgまで。
- 早期の効果発現が認められている（投与1週目から有意な抗うつ効果が認められている）。不眠や痛みに対してはさらに早期から効果が認められる。
- 主として肝代謝酵素CYP1A2，CYP2D6およびCYP3A4により代謝される。
- CYP1A2，CYP2D6およびCYP3A4に対する阻害作用は弱く，肝代謝酵

素に対する影響が少ない。
- 肝機能障害，腎機能障害の患者では慎重投与。
- ノルアドレナリン放出作用に起因する副作用(排尿障害，心拍数増加，血圧上昇，眼圧亢進など)があるため関連する疾患を有する患者には注意が必要。
- 主な副作用は，傾眠(50.0%)，口渇(20.6%)，倦怠感(15.2%)，便秘(12.7%)，アラニン・アミノトランスフェラーゼ増加(12.4%)など＜承認時＞。
- 授乳中の婦人には投与を避けることが望ましいが，やむを得ず投与する場合は授乳を避けさせること(ヒト母乳中へ移行することが報告されている)。

● 三環系

8 アミトリプチリン ▶ amitriptyline

- トリプタノール【錠】10mg・25mg (日医工)

適応：精神科領域におけるうつ病・うつ状態，夜尿症

こんな場合に使用する
- 他剤が無効の神経障害性疼痛に使用する。

こんな場合に注意する
- 抗コリン作用が強いため口渇や便秘が問題の患者には注意が必要。
- 前立腺肥大の患者には禁忌。

特　徴
- 脳内におけるノルアドレナリンおよびセロトニン再取り込み阻害により抗うつ作用を示す三環系抗うつ薬である。
- 抑うつ気分だけでなく，それに伴う不眠，不安，焦燥も緩解する。機能的身体愁訴が顕著な抑うつ(いわゆる仮面抑うつ)にも有効とされている。
- 適応は精神科領域におけるうつ病・うつ状態および夜尿症。
- 抑うつに対しては1日30〜75mgを初期用量とし，1日150mgまで漸増し，分割経口投与する。まれに300mgまで増量することもある。年齢，症状により適宜減量。
- アミトリプチリンは広範な初回通過効果を受ける(バイオアベイラビリティ：48±11%)。
- アミトリプチリンは肝臓で脱メチル化を受けノルトリプチリンに代謝され

薬剤情報

る。ノルトリプチリンには活性がある。
- アミトリプチリンは主に肝代謝酵素 CYP2D6 により代謝される。また，CYP3A4，CYP2C19 および CYP1A2 によっても代謝される。
- 抗コリン作用による副作用（排尿障害，眼圧亢進，便秘等）に注意。排尿困難または眼内圧亢進等のある患者には慎重投与。特に尿閉（前立腺疾患等）のある患者，緑内障のある患者には投与禁忌である。
- 循環器系に影響を及ぼすことがあるので心疾患（心不全・心筋梗塞・狭心症・不整脈等）または甲状腺機能亢進症の患者には慎重投与。特に，心筋梗塞の回復初期の患者には投与禁忌である。
- 主な副作用は，口渇（9.94％），眠気（8.41％），振戦等のパーキンソン症状（2.45％），めまい（1.78％）＜再評価時＞。
- 味は苦く，麻痺性である。吸湿性があり光に不安定なため粉砕は不可。
- 乳汁への移行があるため本剤投与中の授乳は中止させること。

9 アモキサピン ▶ amoxapine

- アモキサン【細】100mg/g（10％），【カ】10mg・25mg・50mg（ファイザー）

適応： うつ病・うつ状態

こんな場合に使用する
- 他剤が無効の神経障害性疼痛に使用する。

こんな場合に注意する
- 抗コリン作用が強いため口渇や便秘が問題の患者には注意が必要。

特徴
- 投与開始後4〜7日以内に，多くの症例で効果が認められた速効性の三環系抗うつ薬である。
- 第一世代の三環系抗うつ薬に比べ，抗コリン様副作用が軽度であると評価されている。
- 適応はうつ病・うつ状態。1日25〜75mgを1〜数回に分割経口投与する。効果不十分と判断される場合には1日量150mg，症状が特に重篤な場合には1日300mgまで増量することもある。
- アモキサピンは肝臓で代謝され，24時間後にはほとんど血中から消失する。一方，主要代謝物である8-ヒドロキシアモキサピンの血清中濃度は，24時

間後も比較的高い値を示す。
- 抗コリン作用による副作用（排尿障害，眼圧亢進，便秘等）に注意。排尿困難または眼内圧亢進等のある患者には慎重投与。特に緑内障のある患者には投与禁忌である。
- 循環器系に影響を及ぼすことがあるので心疾患（心不全・心筋梗塞・狭心症・不整脈等）または甲状腺機能亢進症の患者には慎重投与。特に心筋梗塞の回復初期の患者には投与禁忌である。
- 主な副作用は，口渇（5.61%），便秘（4.63%），めまい（2.29%），眠気（1.73%）＜再審査時＞。
- 授乳中の婦人には，治療上の有益性が危険性を上回ると判断される場合にのみ投与すること。

10 イミプラミン ▶ imipramine

- イミドール【錠】〔糖衣錠〕 10mg・25mg（田辺三菱＝吉富薬品）
- トフラニール【錠】 10mg・25mg（アルフレッサファーマ）

適応：〔1〕精神科領域におけるうつ病・うつ状態　〔2〕遺尿症（昼，夜）

こんな場合に使用する
- 他剤が無効の神経障害性疼痛に使用する。

こんな場合に注意する
- 抗コリン作用が強いため口渇や便秘が問題の患者には注意が必要。
- 前立腺肥大の患者には禁忌。

特　徴
- ノルアドレナリンおよびセロトニンの再取り込み阻害により抗うつ作用を示すが，ノルアドレナリン再取り込み阻害のほうがより強い三環系抗うつ薬である。代謝物デシプラミンではノルアドレナリンの取り込み阻害はさらに強くなる。
- 幅広い作用スペクトラムをもち，特に抑うつ気分，意欲低下の改善に有効である。
- うつ病・うつ状態および遺尿症に対しても効果が認められている。
- うつ病・うつ状態に対しては，通常成人1日30〜70mg（25mg錠では25〜75mg）を初期用量とし，1日200mgまで漸増し，分割経口投与する。まれ

薬剤情報　1　抗うつ薬

薬剤情報

に300mgまで増量することもある。
- 代謝にはCYP2D6が関与している。また，CYP1A2，CYP3A4，CYP2C19も関与していると考えられる。
- 心室性不整脈を起こすおそれがあるため，QT延長症候群のある患者には投与禁忌。
- 代謝・排泄障害により副作用があらわれやすいため，重篤な肝・腎障害のある患者には慎重投与。
- 抗コリン作用による副作用（排尿障害，眼圧亢進，便秘等）に注意。排尿困難または眼内圧亢進等のある患者には慎重投与。特に尿閉（前立腺疾患等）のある患者，緑内障のある患者には投与禁忌である。
- 循環器系に影響を及ぼすことがあるので心疾患（心不全・心筋梗塞・狭心症・不整脈等）または甲状腺機能亢進症の患者には慎重投与。特に心筋梗塞の回復初期の患者には投与禁忌である。
- 主な副作用は，口渇（34.3%），めまい・ふらつき・立ちくらみ（20.9%），眠気（18.9%），便秘（15.3%）。
- 母乳中へ移行するため本剤投与中は授乳を避けさせること。

11 クロミプラミン　▶ clomipramine

- アナフラニール【錠】10mg・25mg，【点滴静注】25mg/2mL（アルフレッサファーマ）

適応：〔1〕精神科領域におけるうつ病・うつ状態　〔2〕【錠】遺尿症　〔3〕【錠】ナルコレプシーに伴う情動脱力発作

こんな場合に使用する
- 剤形に注射剤があり，内服が困難な患者に使用できる。

こんな場合に注意する
- 抗コリン作用が強いため口渇や便秘が問題の患者には注意が必要。
- 前立腺肥大の患者には禁忌。

特　徴
- イミプラミンのイミノジベンジル核三位に塩素原子を結合させた構造をしており，ノルアドレナリン取り込み阻害に比べて，セロトニン取り込み阻害のほうが強い三環系抗うつ薬である。
- 感情調整作用や不安鎮静作用に優れており，絶望感，苦悶，希死念慮など

- を伴う症例に有効である。
- うつ病・うつ状態，遺尿症，およびナルコレプシーに伴う情動脱力発作に適応を有する。
- 用法・用量は疾患により異なる。うつ病・うつ状態に対しては，通常，1日50〜100 mgを1〜3回に分割経口投与する。ただし，年齢，症状により適宜増減するが，1日最高投与量は225 mgまでとする。
- 代謝には肝薬物代謝酵素CYP2D6が関与している。また，CYP1A2, CYP3A4, CYP2C19も関与していると考えられている。
- 主代謝物のデスメチルクロミプラミンは*in vivo*において抗うつ活性を有することが示されている。
- 心室性不整脈を起こすおそれがあるため，QT延長症候群のある患者には投与禁忌。
- 代謝・排泄障害により副作用があらわれやすいため，重篤な肝・腎障害のある患者には慎重投与。
- 抗コリン作用による副作用（排尿障害，眼圧亢進，便秘等）に注意。排尿困難または眼内圧亢進等のある患者には慎重投与。特に尿閉（前立腺疾患等）のある患者，緑内障のある患者には投与禁忌である。
- 循環器系に影響を及ぼすことがあるので心疾患（心不全・心筋梗塞・狭心症・不整脈等）または甲状腺機能亢進症の患者には慎重投与。特に，心筋梗塞の回復初期の患者には投与禁忌である。
- てんかん等のけいれん性疾患またはこれらの既往歴のある患者には慎重投与（本剤の用量とてんかん発作出現に明らかな相関関係が認められている）。
- 主な副作用は，口渇（17.9%），眠気（7.7%），立ちくらみ・めまい・ふらつき（7.3%），食欲減退（3.9%）など＜承認時および承認後の副作用調査の累計＞。
- 母乳中へ移行するため本剤投与中は授乳を避けさせること。

薬剤情報

12 ノルトリプチリン　▶ nortriptyline

- ノリトレン【錠】10mg・25mg（大日本住友）

適応：精神科領域におけるうつ病およびうつ状態（内因性うつ病，反応性うつ病，退行期うつ病，神経症性うつ状態，脳器質性精神障害のうつ状態）

こんな場合に使用する
- トリプタノールで効果はあるが，副作用が強い場合。

こんな場合に注意する
- 抗コリン作用はトリプタノールより弱いが，口渇や便秘が問題の患者には注意が必要。
- 前立腺肥大の患者には禁忌。

特 徴
- アミトリプチリン塩酸塩を脱メチル化した構造を有する三環系抗うつ薬である。
- ノルアドレナリン，セロトニン，ドパミンいずれの再取り込みも阻害するが，特にノルアドレナリンに対して強い阻害作用を示す。
- 抑うつ，抑制，不安等のうつ病に随伴する精神症状や食欲不振，頭痛，頭重，倦怠感，睡眠障害等の多彩な身体愁訴を改善する効果を有する。
- 精神科領域におけるうつ病およびうつ状態（内因性うつ病，反応性うつ病，退行期うつ病，神経症性うつ状態，脳器質性精神障害のうつ状態）に適応を有する。
- 初期量として1回10〜25mgを1日3回経口投与するか，またはその1日量を2回に分けて経口投与。必要がある場合は漸次増量する。通常，最大量は1日量として150mg以内。
- 代謝には肝代謝酵素CYP2D6が関与している。CYP2D6により代謝された10-ヒドロキシノルトリプチリンに抗うつ効果を示唆する報告がある。
- 抗コリン作用による副作用（排尿障害，眼圧亢進，便秘等）に注意。排尿困難または眼内圧亢進等のある患者には慎重投与。特に尿閉（前立腺疾患等）のある患者，緑内障のある患者には投与禁忌である。
- 循環器系に影響を及ぼすことがあるので心疾患（心不全・心筋梗塞・狭心症・不整脈等）または甲状腺機能亢進症の患者には慎重投与。特に，心筋梗塞の回復初期の患者には投与禁忌である。

- けいれんを起こすことがあるため，てんかん等のけいれん性疾患またはこれらの既往歴のある患者には慎重投与。
- 主な副作用は，口渇（14.8％），眠気（4.4％），便秘（3.1％）など＜新開発医薬品の副作用の頻度に関する調査終了時＞。

● 四環系

13 ミアンセリン ▶ mianserin

- テトラミド【錠】10mg・30mg（MSD＝第一三共）

適応：うつ病・うつ状態

こんな場合に使用する
- 熟眠障害のある患者。

こんな場合に注意する
- 最大効果発現には約2週間を要する。
- まれに持ち越し効果がある。

特　徴
- piperazino azepine 系に属する四環化合物であり，アミトリプチリンに匹敵する著明な抗うつ作用を有する。特に，うつ病，うつ状態に伴う不安，焦燥，不眠等の症状に改善効果が期待できる。
- 脳内におけるノルアドレナリンのturnoverを亢進し，また，シナプス前 α_2-アドレナリン受容体を阻害することにより，神経シナプス間隙へのノルアドレナリン放出を促進し，受容体への刺激を増進することで抗うつ作用を示すと考えられている。
- 抗うつ効果は比較的早くあらわれる。
- 抗コリン作用は極めて弱い。抗セロトニン作用を有する。
- 1日30mgを初期用量とし，1日60mgまで増量し，分割経口投与する。また，夕食後ないし就寝前の1日1回投与も可能である。
- 主に肝代謝酵素 CYP1A2，CYP2D6，CYP3A4 により代謝される。
- 代謝・排泄障害により副作用があらわれやすいため，肝・腎障害のある患者には慎重投与。
- 心機能抑制作用を若干有するため，心疾患を有する患者には慎重投与。
- QT延長，心室頻拍，心室細動を起こすことがあるため，QT延長またはそ

薬剤情報

- の既往歴のある患者，QT延長を起こす可能性がある薬剤を投与中の患者，著明な徐脈や低カリウム血症等がある患者には慎重投与。
- 抗コリン作用は少ないが，緑内障，排尿困難または眼内圧亢進等のある患者には慎重投与。
- 耐糖能の低下がみられることがあるため，コントロール不良な糖尿病患者には慎重投与。
- けいれんを起こすことがあるため，てんかん等のけいれん性疾患またはこれらの既往歴のある患者には慎重投与。
- 主な副作用は，眠気(6.22%)，口渇(2.93%)，便秘(1.73%)，めまい・ふらつき(1.71%)，脱力感(1.29%)など＜再審査終了時＞。
- 味は苦い。
- 母乳中へ移行するため本剤投与中は授乳を避けさせること。

● トリアゾロピリジン系

14 トラゾドン　▶ trazodone

- デジレル【錠】25mg・50mg（ファイザー）
- レスリン【錠】25mg・50mg（MSD）

適応：うつ病・うつ状態

こんな場合に使用する
- 熟眠障害のある患者。
- 夜間せん妄のある患者。

こんな場合に注意する
- 最大効果発現には約2週間を要する。
- まれに持ち越し効果がある。

特徴
- トリアゾロピリジン誘導体の抗うつ薬であり，$5HT_2$受容体拮抗作用と選択的セロトニン再取り込み阻害作用により，抗うつ効果を示す。ノルアドレナリン取り込み阻害作用はほとんど認められない。
- $5HT_2$受容体拮抗作用により，徐波睡眠を増加させる。
- 作用特性は精神賦活作用よりも抗不安・鎮静作用が強いと考えられる。
- α受容体遮断作用を有すると考えられている。

- 抗コリン作用はほとんど認められない。
- 適応はうつ病・うつ状態。1日75〜100mgを初期用量とし，1日200mgまで増量し，1〜数回に分割経口投与する。なお，年齢，症状により適宜増減する。
- 主に肝代謝酵素CYP3A4，CYP2D6で代謝される。
- 循環器系に影響を及ぼすことがあるので，心筋梗塞回復初期の患者および心疾患の患者またはその既往歴のある患者には慎重投与。
- 抗コリン作用を若干は有するため，緑内障，排尿困難または眼内圧亢進等のある患者には慎重投与。
- けいれんを起こすことがあるため，てんかん等のけいれん性疾患またはこれらの既往歴のある患者には慎重投与。
- 陰茎および陰核の持続性勃起が起こることが報告されているので，本症状が発現した場合には直ちに投与を中止すること。
- 主な副作用は，眠気(4.33%)，めまい・ふらつき(3.64%)，口渇(2.90%)，便秘(1.81%)など＜再審査終了時＞。
- 授乳中の婦人には投与しないことが望ましいが，やむを得ず投与する場合には授乳を避けさせること(ヒト母乳中へごくわずか移行する)。
- 着色することがあるので，高温多湿を避けて保存すること。

薬剤情報

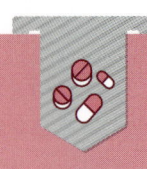

2. 抗不安薬

● ベンゾジアゼピン系

各薬剤共通の特徴

- ベンゾジアゼピン系誘導体。視床下部および大脳辺縁系，扁桃核のγ-アミノ酪酸（GABA）ニューロンのベンゾジアゼピン受容体に結合し，GABAの親和性を増大させることにより，GABAニューロンの作用を増強する。その結果，神経細胞の興奮を抑制し，脳内グルタミン酸など興奮性伝達物質遊離を抑制することで，鎮静・催眠，抗不安作用を示す。

1　エチゾラム　▶etizolam

- デパス【細】10mg/g（1%），【錠】0.25mg・0.5mg・1mg（田辺三菱＝吉富薬品）

  適応：〔1〕神経症における不安・緊張・抑うつ・神経衰弱症状・睡眠障害　〔2〕うつ病における不安・緊張・睡眠障害　〔3〕心身症（高血圧症，胃・十二指腸潰瘍）における身体症候ならびに不安・緊張・抑うつ・睡眠障害　〔4〕統合失調症における睡眠障害　〔5〕次の疾患における不安・緊張・抑うつおよび筋緊張：頸椎症，腰痛症，筋収縮性頭痛

こんな場合に使用する

- 精神科医の判断が重要である。

こんな場合に注意する

- 催眠作用が強いので，日中の眠気に注意が必要。
- 常用量依存が問題になる場合がある。

特徴

- 力価は，ジアゼパムの2～4倍と考えられている。
- 主としてCYP2C9，CYP3A4で代謝される。
- 主な副作用は，眠気，ふらつき，倦怠感，脱力感などがある。
- 大量投与または連用中における投与量の急激な減少ないし投与の中止により，まれにけいれん発作，ときにせん妄，振戦，不眠，不安，幻覚，妄想等の禁断症状があらわれることがある。

2 クロチアゼパム ▶clotiazepam

- リーゼ【顆】100mg/g (10%)，【錠】5mg・10mg (田辺三菱＝吉富薬品)

適応：〔1〕心身症（消化器疾患，循環器疾患）における身体症候ならびに不安・緊張・心気・抑うつ・睡眠障害　〔2〕次の疾患におけるめまい・肩こり・食欲不振：自律神経失調症　〔3〕麻酔前投薬

こんな場合に使用する
- 不安が関係している諸症状（呼吸困難，動悸，臭い過敏，味覚異常など）に対して，頓用または定期投与する。
- 催眠作用が弱いため，日中の症状に対応できる。

こんな場合に注意する
- 傾眠作用が強い場合は減量する。
- 傾眠作用は慣れることが多い。

特徴
- 力価は，ジアゼパムの0.5倍程度と考えられている。
- 主な副作用は，眠気，ふらつき，倦怠感などがある。
- 大量投与または連用中における投与量の急激な減少ないし投与の中止により，まれにけいれん発作，ときにせん妄，振戦，不眠，不安，幻覚，妄想等の禁断症状があらわれることがある。

3 アルプラゾラム ▶alprazolam

- コンスタン【錠】0.4mg・0.8mg (武田)
- ソラナックス【錠】0.4mg・0.8mg (ファイザー)

適応：心身症（胃・十二指腸潰瘍，過敏性腸症候群，自律神経失調症）における身体症候ならびに不安・緊張・抑うつ・睡眠障害

こんな場合に使用する
- 不安が関係している諸症状（呼吸困難，動悸，臭い過敏，味覚異常など）に対して，頓用または定期投与する。

こんな場合に注意する
- 傾眠作用が強い場合は減量する。
- 作用時間が比較的長いため，頓用で使用する場合は回数に注意が必要。

特徴
- 力価は，ジアゼパムの2〜7倍程度と考えられている。

薬剤情報

- 主としてCYP3Aで代謝される。
- 主な副作用は，傾眠，めまい，倦怠感，ALT上昇，口渇などがある。
- 大量投与または連用中における投与量の急激な減少ないし投与の中止により，まれにけいれん発作，ときにせん妄，振戦，不眠，不安，幻覚，妄想等の禁断症状があらわれることがある。

4 ブロマゼパム ▶ bromazepam

- **レキソタン**【細】10mg/g (1%)，【錠】1mg・2mg・5mg (中外＝エーザイ)
- **セニラン**【細】10mg/g (1%)，【錠】1mg・2mg・3mg・5mg，【坐】3mg (サンド)

適応：【細】【錠】〔1〕神経症における不安・緊張・抑うつおよび強迫・恐怖　〔2〕うつ病における不安・緊張　〔3〕心身症 (高血圧症，消化器疾患，自律神経失調症) における身体症候ならびに不安・緊張・抑うつおよび睡眠障害　〔4〕麻酔前投薬
【坐】麻酔前投薬

こんな場合に使用する

- 不安が関係している諸症状 (呼吸困難，動悸，臭い過敏，味覚異常など) に対して，頓用または定期投与する。
- 坐剤は傾眠作用が強いため，内服困難な患者の不眠に使用できる。

こんな場合に注意する

- 傾眠作用が強い場合は減量する。
- 作用時間が比較的長いため，頓用で使用する場合は回数に注意が必要。

特　徴

- 力価は，ジアゼパムの2～5倍程度と考えられている。
- 食後は空腹時より吸収がやや遅延し，吸収量も低下する。
- 主な副作用は，眠気，ふらつき，疲労感などがある。
- 大量投与または連用中における投与量の急激な減少ないし投与の中止により，まれにけいれん発作，ときにせん妄，振戦，不眠，不安，幻覚，妄想等の禁断症状があらわれることがある。

5 ロラゼパム ▶lorazepam

- **ワイパックス【錠】** 0.5mg・1mg（ファイザー）

適応：〔1〕神経症における不安・緊張・抑うつ　〔2〕心身症（自律神経失調症，心臓神経症）における身体症候ならびに不安・緊張・抑うつ

こんな場合に使用する
- 不安が関係している諸症状（呼吸困難，動悸，臭い過敏，味覚異常など）に対して，頓用または定期投与する。
- 筋弛緩作用が比較的強いため，長期臥床による肩こりや腰痛に使用する場合がある。

こんな場合に注意する
- 傾眠作用が強い場合は減量する。

特徴
- 力価は，ジアゼパムの4倍程度と考えられている。
- 大部分が直接グルクロン酸抱合される。活性代謝物がない。
- 主な副作用は，眠気，ふらつき，めまい，頭重，頭痛，悪心，胃部不快感，食欲不振，口渇などがある。
- 大量投与または連用中における投与量の急激な減少ないし投与の中止により，まれにけいれん発作，ときにせん妄，振戦，不眠，不安，幻覚，妄想等の禁断症状があらわれることがある。

6 ジアゼパム ▶diazepam

- セルシン【散】10mg/g（1%），【錠】2mg・5mg・10mg，【シ】1mg/mL（0.1%），【注】5mg/mL・10mg/2mL（武田）
- ホリゾン【散】10mg/g（1%），【錠】2mg・5mg，【注】10mg/2mL（丸石）
- ダイアップ【坐】4mg・6mg・10mg（高田）

適応：【散】【錠】【シ】〔1〕神経症における不安・緊張・抑うつ 〔2〕うつ病における不安・緊張 〔3〕心身症（消化器疾患，循環器疾患，自律神経失調症，更年期障害，腰痛症，頸肩腕症候群）における身体症候ならびに不安・緊張・抑うつ 〔4〕次の疾患における筋緊張の軽減：脳脊髄疾患に伴う筋けいれん・疼痛 〔5〕麻酔前投薬
【注】〔1〕神経症における不安・緊張・抑うつ 〔2〕次の疾患および状態における不安・興奮・抑うつの軽減：麻酔前，麻酔導入時，麻酔中，術後，アルコール依存症の禁断（離脱）症状，分娩時 〔3〕次の状態におけるけいれんの抑制：てんかん様重積状態，有機リン中毒※，カーバメート中毒※　※「タイヨー」，ホリゾンのみ
【坐】小児の熱性けいれんおよびてんかんのけいれん発作

こんな場合に使用する

- 不安が関係している諸症状（呼吸困難，動悸，臭い過敏，味覚異常など）に対して，頓用または定期投与する。
- 抗けいれん薬として使用できる。
- 坐剤・注射剤は内服が困難なけいれん発作に使用する。

こんな場合に注意する

- 効果，副作用の作用時間が長いため，注意が必要。
- 傾眠作用が強い場合は，他剤へ変更するか減量する。
- ［ダイアップ］作用時間が長く，傾眠作用があるため，日中の眠気に注意が必要。

特 徴

- CYP2C19とCYP3A4で代謝される。
- CYPに対する競合的阻害のため，リトナビル（ノービア®）は併用禁忌である。
- 大量投与または連用中における投与量の急激な減少ないし投与の中止により，まれにけいれん発作，ときにせん妄，振戦，不眠，不安，幻覚，妄想等の禁断症状があらわれることがある。
- 注射剤は，てんかん様重積状態におけるけいれんの抑制に使用する。
- 坐剤は，小児の熱性けいれんおよびてんかんのけいれん発作の適応を有する。

- 注射剤と坐剤にてんかんの適応がある（ただし，坐剤は小児での適応）が，散剤，錠剤，シロップ剤は抗不安薬での適応。
- 注射剤は，生理食塩液の浸透圧比が約27である。投与経路は静脈内注射を原則とし，やむを得ず筋肉内注射をするにあたっては，組織・神経等への影響に注意する。
- 注射剤は，白濁・沈殿を生じるため，ほかの注射液と混合または希釈して使用しない。

● 非ベンゾジアゼピン系

7 タンドスピロン　▶ tandospirone

- セディール【錠】5mg・10mg・20mg（大日本住友）

適応：〔1〕心身症（自律神経失調症，本態性高血圧症，消化性潰瘍）における身体症候ならびに抑うつ，不安，焦燥，睡眠障害　〔2〕神経症における抑うつ，恐怖

こんな場合に使用する
- 眠気が少ないので，日中の不安に使用できる。

特　徴
- 大脳辺縁系に局在するシナプス後膜 $5HT_{1A}$ 受容体に作用し，亢進しているセロトニン神経活動を抑制することにより選択的に抗不安作用を示すと考えられる。
- 主としてCYP3A4およびCYP2D6で代謝される。
- ベンゾジアゼピン系誘導体とは交差依存性がないため，ベンゾジアゼピン系誘導体から直ちに切り替えると，ベンゾジアゼピン系誘導体の退薬症候が引き起こされるため，注意が必要である。

薬剤情報

8 ヒドロキシジン ▶hydroxyzine

- アタラックス【錠】10mg・25mg（ファイザー）
- アタラックス-P【散】100mg/g（10%），【カ】25mg・50mg，【シ】5mg/mL（0.5%），【シロップ用】25mg/g（2.5%），【注】25mg/mL（2.5%）・50mg/mL（5%）（ファイザー）

適応：【錠】【散】【カ】【シ】【シロップ用】〔1〕蕁麻疹，皮膚疾患に伴うそう痒（湿疹・皮膚炎，皮膚そう痒症）　〔2〕神経症における不安・緊張・抑うつ
【注】〔1〕神経症における不安・緊張・抑うつ　〔2〕麻酔前投薬　〔3〕術前・術後の悪心・嘔吐の防止

こんな場合に使用する
- 抗ヒスタミン薬として悪心・嘔吐，そう痒感に使用する。
- 不眠に対して使用されている。
- 注射剤は，内服が使用できない場合に使用する。

こんな場合に注意する
- 抗ヒスタミン薬であるため，眠気，せん妄，口渇などの副作用がある。

特　徴
- 抗ヒスタミン薬に類似の骨格を有するトランキライザーで，視床，視床下部，大脳辺縁系などに作用し，抗不安作用，筋弛緩作用および抗嘔吐作用を示すと考えられている。また，抗ヒスタミン作用については，標的細胞のヒスタミン受容体においてヒスタミンと競合し，ヒスタミンが受容体に結合するのを阻害する。主要代謝物として，さらに，中枢抑制作用がなく抗ヒスタミン作用をもつ活性物質セチリジンが生成され抗アレルギー作用を示す。
- 依存性を示さない。
- 主としてCYP3A4/CYP3A5およびアルコール脱水素酵素で代謝される。
- 主な副作用は，眠気，倦怠感，口渇などがある。
- 注射剤では，注射部位の壊死，皮膚潰瘍を起こす事がある。筋注後に薬液が吸収されずに筋肉内に残ったり，皮下あるいは皮内組織に薬液が漏出したりすると，局所痛・局所障害の要因となることがある。筋注時は，皮下あるいは皮内組織に漏出させないよう筋肉内に注入し，注射後は強くもまず，軽く押さえる程度にとどめることが必要である。
- 注射剤は，pH 6.3以上で白濁する。

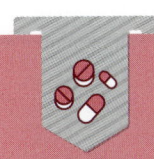

3. 睡眠薬

● ベンゾジアゼピン系

各薬剤共通の特徴

- ベンゾジアゼピン系誘導体。視床下部および大脳辺縁系，扁桃核のGABAニューロンのベンゾジアゼピン受容体に結合し，GABAの親和性を増大させることにより，GABAニューロンの作用を増強する。その結果，神経細胞の興奮を抑制し，脳内グルタミン酸など興奮性伝達物質遊離を抑制することで，鎮静・催眠，抗不安作用を示す。
- 服用後に一過性前向性健忘，もうろう状態，"健忘"等の睡眠随伴症状（夢遊症状等）があらわれることがある。また，入眠までの，あるいは中途覚醒時の出来事を記憶していないことがある。
- 継続投与を避け，短期間にとどめる。急激な中止は，反跳性の不眠をもたらすため，中止する際には漸減する。

---

1 トリアゾラム ▶ triazolam

- ハルシオン【錠】0.125mg・0.25mg（ファイザー）

適応：〔1〕不眠症 〔2〕麻酔前投薬

こんな場合に使用する
- 他剤が無効な不眠に使用する。

こんな場合に注意する
- 持ち越し効果や前向性健忘，反跳性不眠，常用量依存などが問題となる。

特徴
- 超短時間作用型に分類され，入眠困難型の不眠症に有効とされる。
- 主としてCYP3A4で代謝される。代謝物に活性がある。
- CYP3A4の代謝を拮抗するイトラコナゾール，フルコナゾール，ホスフルコナゾール，ボリコナゾール，ミコナゾール，HIVプロテアーゼ阻害剤，エファビレンツ，テラプレビルとは併用禁忌である。
- 眠気，めまい，ふらつきおよび健忘等は用量依存的にあらわれる。1日0.5mgを超えないように使用する。

薬剤情報

2 ブロチゾラム　▶brotizolam

- レンドルミン【錠】0.25mg，【OD錠】0.25mg（日本ベーリンガー）

適応：不眠症，麻酔前投薬

こんな場合に使用する
- 第一選択になりうる睡眠導入薬である。

こんな場合に注意する
- 高齢者や腎機能低下者の持ち越し効果に注意が必要。

特徴
- 短時間作用型に分類され，入眠障害や中途覚醒の不眠症に有効とされる。
- 主としてCYP3A4で代謝される。

3 リルマザホン　▶rilmazafone

- リスミー【錠】1mg・2mg（塩野義）

適応：〔1〕不眠症　〔2〕麻酔前投薬

こんな場合に使用する
- 第一選択になりうる睡眠導入薬である。

こんな場合に注意する
- 高齢者や腎機能低下者の持ち越し効果に注意が必要。

特徴
- リルマザホン塩酸塩水和物は，生体内で閉環してベンゾジアゼピン系化合物となって作用するプロドラッグである。生体内で活性体である4種の新規ベンゾジアゼピン誘導体（代謝物のM-1，M-2，M-A，M-3）となって薬理作用をあらわす。
- 短時間作用型に分類され，入眠障害，中途覚醒の不眠症に有効とされる。
- 肝臓で代謝酵素CYP3A4によってM-1からM-2，M-2からM-Aに代謝され，最終的に各活性代謝物はカルボキシエステラーゼにより大部分が薬理活性のない代謝物M-4に加水分解され尿中へ排泄される。

4 ロルメタゼパム　▶ lormetazepam

- エバミール【錠】1mg (バイエル)
- ロラメット【錠】1mg (あすか製薬＝武田)

適応：不眠症

（特　徴）
- 短時間作用型に分類され，入眠障害，中途覚醒の不眠症に有効とされる。
- 代謝は主にグルクロン酸抱合される。

5 エスタゾラム　▶ estazolam

- ユーロジン【散】10mg/g (1%)，【錠】1mg・2mg (武田)

適応：不眠症，麻酔前投薬

（こんな場合に使用する）
- 作用時間が長いため中途覚醒や早朝不眠を訴える患者に使用する。

（こんな場合に注意する）
- 高齢者や腎機能低下者の持ち越し効果に注意が必要。

（特　徴）
- 中間作用型に分類され，中途覚醒や早朝覚醒の不眠症に有効とされる。
- 主としてCYP3A4で代謝される。
- リトナビルとの併用は，CYPに対する競合的阻害により，エスタゾラムの血中濃度が大幅に上昇することが予測されているため，禁忌である。

6 ニトラゼパム　▶ nitrazepam

- ネルボン【散】10mg/g (1%)，【錠】5mg・10mg (第一三共)
- ベンザリン【細】10mg/g (1%)，【錠】2mg・5mg・10mg (塩野義)

適応：〔1〕不眠症　〔2〕麻酔前投薬　〔3〕異型小発作群 (点頭てんかん，ミオクロヌス発作，失立発作等)，焦点性発作 (焦点性けいれん発作，精神運動発作，自律神経発作等)

（こんな場合に使用する）
- 作用時間が長いため中途覚醒や早朝不眠を訴える患者に使用する。

こんな場合に注意する
- 高齢者や腎機能低下者の持ち越し効果に注意が必要。

特徴
- 中間作用型に分類され中途覚醒，早朝覚醒の不眠症に有効とされる。
- 代謝部位は大部分が肝臓で，主な代謝経路はニトロ基の還元とそれに続くアセチル化である。また加水分解によりジアゼピン環が開環し代謝される。

---

7 フルニトラゼパム ▶ flunitrazepam

- サイレース【錠】1mg・2mg，【注】2mg/mL（エーザイ）
- ロヒプノール【錠】1mg・2mg，【注】2mg/mL（中外）

適応：【錠】不眠症，麻酔前投薬
【注】全身麻酔の導入，局所麻酔時の鎮静

こんな場合に使用する
- 作用時間が長いため中途覚醒や早朝不眠を訴える患者に使用する。

こんな場合に注意する
- 高齢者や腎機能低下者の持ち越し効果に注意が必要。

特徴
- 中間作用型に分類され，中途覚醒，早朝覚醒の不眠症に有効とされる。

---

8 クアゼパム ▶ quazepam

- ドラール【錠】15mg・20mg（久光＝田辺三菱）

適応：〔1〕不眠症　〔2〕麻酔前投薬

こんな場合に使用する
- 作用時間が長いため中途覚醒や早朝不眠を訴える患者に使用する。
- 日中の不安に有効な場合もある。

こんな場合に注意する
- 高齢者や腎機能低下者の持ち越し効果に注意が必要。

特徴
- 長時間作用型に分類され，中途覚醒，早朝覚醒の不眠症に有効とされる。
- 主としてCYP2C9，CYP3A4で代謝される。
- リトナビルとの併用は，CYPに対する競合的阻害作用により，本剤の血中

濃度が大幅に上昇することが予測されるため，併用禁忌である。

● 非ベンゾジアゼピン系

各薬剤共通の特徴

- 作用機序はベンゾジアゼピン系薬とほぼ同様と考えらえられており，視床下部および大脳辺縁系，扁桃核のGABAニューロンのベンゾジアゼピン受容体に結合し，GABAの親和性を増大させることにより，GABAニューロンの作用を増強する。その結果，神経細胞の興奮を抑制し，脳内グルタミン酸など興奮性伝達物質遊離を抑制することで，鎮静・催眠，抗不安作用を示す。一方，抗不安作用，抗けいれん作用，筋弛緩作用は，従来のベンゾジアゼピン系と比べ弱いといわれている。
- 服用後に一過性前向性健忘，もうろう状態，"健忘"等の睡眠随伴症状(夢遊症状等)があらわれることがある。また，入眠までの，あるいは中途覚醒時の出来事を記憶していないことがある。
- 継続投与を避け，短期間にとどめる。急激な中止は，反跳性の不眠をもたらすため，中止する際には漸減する。

9 エスゾピクロン ▶ eszopiclone

- ルネスタ【錠】1mg・2mg・3mg (エーザイ)

適応：不眠症

こんな場合に使用する

- 入眠困難な場合の第一選択の一つ。

こんな場合に注意する

- 高齢者や腎機能低下者の持ち越し効果に注意が必要。

特　徴

- ラセミ体であるゾピクロンを光学分割して得られたS体の製剤。シクロピロロン系誘導体の睡眠薬であり非ベンゾジアゼピン系薬剤と称される。
- 超短時間作用型に分類され入眠障害の不眠症に有効とされる。
- 主としてはCYP3A4，CYP2E1で代謝される。
- 味はゾピクロンと比べ，苦みが弱いといわれている。

薬剤情報

10 ゾピクロン ▶zopiclone

- **アモバン【錠】** 7.5mg・10mg (サノフィ＝日医工)

適応：〔1〕不眠症　〔2〕麻酔前投薬

こんな場合に使用する
- 入眠困難な場合の第一選択の一つ。

こんな場合に注意する
- 高齢者や腎機能低下者の持ち越し効果に注意が必要。

特 徴
- シクロピロロン系誘導体の睡眠薬であり非ベンゾジアゼピン系薬剤と称される。
- 超短時間作用型に分類され入眠障害の不眠症に有効とされる。
- 主にCYP3A4，CYP2C8が代謝に関わっていると考えられている。
- 特徴的な副作用は苦みである。

11 ゾルピデム ▶zolpidem

- **マイスリー【錠】** 5mg・10mg (アステラス)

適応：〔1〕不眠症　〔2〕麻酔前投薬

こんな場合に使用する
- 入眠困難な場合の第一選択の一つ。

こんな場合に注意する
- 高齢者や腎機能低下者の持ち越し効果に注意が必要。

特 徴
- イミダゾピリジン構造を有する睡眠薬であり非ベンゾジアゼピン系薬剤と称される。
- 超短時間作用型に分類され入眠障害，中途覚醒の不眠症に有効とされる。
- 主としてCYP3A4，CYP2C9やCYP1A2で代謝される。

● メラトニン受容体作動薬

12 ラメルテオン ▶ ramelteon

- ロゼレム【錠】8mg (武田)

適応：不眠症における入眠困難の改善

こんな場合に使用する
- 昼夜逆転が問題になっている場合に使用する。

こんな場合に注意する
- 効果発現が遅いため，約1カ月かそれ以上の生命予後がないと効果が期待できない。

特　徴
- 催眠作用は覚醒中枢の抑制によるものではなく，睡眠・覚醒リズムに関与するメラトニン受容体に作用し，視交叉上核を介して間接的に睡眠中枢を賦活。覚醒中枢と睡眠中枢の優位性を変化させることで睡眠を誘発し，副交感神経を優位に保つことにより自律神経を抑制する。
- 半減期は短いが，従来の睡眠薬とは作用が異なるため，1，2週間服用を継続することで効果があらわれる。
- 主としてCYP1A2で代謝され，CYP2Cサブファミリーおよび CYP3A4 も一部関与する。
- CYP1A2を強く阻害し，また，CYP2C9，CYP2C19 および CYP3A4に対する阻害作用の影響も考えられるため，フルボキサミンは併用禁忌である。
- 主な副作用は，傾眠，頭痛，倦怠感，浮動性めまいなど。

● オレキシン受容体拮抗薬

13 スボレキサント ▶ suvorexant

- ベルソムラ【錠】15mg・20mg (MSD)

適応：不眠症

こんな場合に使用する
- ベンゾジアゼピン系とは異なる作用機序で，入眠障害の第一選択薬。

薬剤情報

> **特 徴**

- 覚醒・睡眠を調整する神経伝達物質にオレキシンがある。オレキシンは，視床下部にある神経の細胞体で産生され，覚醒系神経核に投射し，活性化させることで覚醒を維持している。スボレキサントは，オレキシン受容体（OX_1RおよびOX_2R）に拮抗作用をもつジアゼパン誘導体で，OX_1RおよびOX_2Rの選択的拮抗薬として作用し，オレキシン神経の神経支配を受けている覚醒神経核を抑制することで睡眠を誘導する。
- 就寝5～10分前に服用し，入眠効果がみられる。
- 服用後1.5時間時に情報処理の遅延や注意力低下があらわれるため，睡眠途中で一時的に起床して仕事等で活動する可能性があるときには服用させないようにする。
- 主にCYP3Aで代謝されるが，CYP2C19もわずかに関与する。
- CYP3Aおよび腸管のP糖蛋白を阻害する可能性がある。
- CYP3Aを強く阻害し，スボレキサントの血漿中濃度を顕著に上昇させ，作用を著しく増強させるおそれがある，イトラコナゾール，クラリスロマイシン，リトナビル，サキナビル，ネルフィナビル，インジナビル，テラプレビル，ボリコナゾールは併用禁忌である。
- 主な副作用は，投与初期にみられる疲労，傾眠，頭痛，浮動性めまい，悪夢など。
- 無包装状態では，光および湿度の影響により溶出速度の増加，崩壊時間の短縮，硬度の低下が起こるため，PTPシートのまま保存し，服用直前にPTPシートから取り出す。
- 食後投与は，空腹時投与に比べ，投与直後のスボレキサントの血漿中濃度が低下することがあり，入眠効果の発現が遅れるおそれがあることより，食事と同時または食直後の服用は避ける。

● バルビツール酸系

各薬剤共通の特徴

- バルビツール酸系は，主として大脳皮質ならびに脳幹網様体の上行性賦活系に作用して，求心性衝撃に対する覚醒を阻害することにより，催眠と鎮静効果をもたらす。GABA ニューロンのバルビツール酸結合部位に結合し，Cl^- チャネルの開口時間を延長することで，GABA ニューロンの作用を増強する。その結果，神経細胞の興奮を抑制し，脳内グルタミン酸など興奮性伝達物質遊離を抑制することで，鎮静・催眠を示す。

- バルビツール酸系は，中毒量が通常催眠の 5～10 倍と安全域が狭く，ときに臨床用量でも過鎮静や薬物依存，離脱，過敏反応等が生じる。急性中毒症状では，中枢神経系および呼吸器系の抑制があり，チェーン・ストークス呼吸，瞳孔縮小（重度な中毒時には麻痺性の拡張），乏尿，頻脈，低血圧，体温低下，昏睡等の症状があらわれるおそれがあり，致死的となる場合もある。

14 ペントバルビタール ▶ pentobarbital

- ラボナ【錠】50mg（田辺三菱）

適応：不眠症，麻酔前投薬，不安緊張状態の鎮静，持続睡眠療法における睡眠調節

こんな場合に使用する

- 緩和医療では使用しない。

特 徴

- 腸管から迅速に吸収され，20～30 分で就眠または迷朦状態に入り，その作用持続時間は比較的短く 3～5 時間で消失し，短時間作用型バルビツレートに属する。

15 アモバルビタール ▶ amobarbital

- イソミタール【末】1g（日本新薬）

適応：不眠症，不安緊張状態の鎮静

こんな場合に使用する

- 緩和医療では使用しない。

薬剤情報

> **特　徴**

- アモバルビタールは作用の持続時間が中程度の中間型に属するバルビツール酸誘導体であり，服用後約30分で入眠し，4〜6時間熟眠が得られるとされる。

16　バルビタール　▶ barbital

- バルビタール【末】1g（マイラン＝ファイザー）

適応：〔1〕不眠症（他剤が無効な場合）　〔2〕不安緊張状態の鎮静（他剤が無効な場合）

> **こんな場合に使用する**

- 緩和医療では使用しない。

> **特　徴**

- バルビタールは作用の持続時間が長時間作用型に属するバルビツール酸誘導体であり，服用後1〜2時間で入眠し，6〜7時間熟眠が得られるとされる。

17　フェノバルビタール　▶ phenobarbital

- フェノバール【末】1g，【散】100mg/g（10％），【錠】30mg，【内用液】〔エリキシル〕4mg/mL（0.4％），【注】100mg/mL（10％）（藤永＝第一三共）
- ルピアール【坐】25mg・50mg・100mg（久光）
- ワコビタール【坐】15mg・30mg・50mg・100mg（高田）
- ノーベルバール【静注】250mg（ノーベル＝アルフレッサ）

適応：【末】【散】【錠】【内用液】〔1〕不眠症　〔2〕不安緊張状態の鎮静　〔3〕てんかんのけいれん発作：強直間代発作（全般けいれん発作，大発作），焦点発作（ジャクソン型発作を含む）　〔4〕自律神経発作，精神運動発作
【注】〔1〕不安緊張状態の鎮静（緊急に必要な場合）　〔2〕てんかんのけいれん発作：強直間代発作（全般けいれん発作，大発作），焦点発作（ジャクソン型発作を含む）　〔3〕自律神経発作，精神運動発作
【坐】小児に対して，経口投与が困難な場合：〔1〕催眠　〔2〕不安・緊張状態の鎮静　〔3〕熱性けいれんおよびてんかんのけいれん発作の改善
【静注】〔1〕新生児けいれん　〔2〕てんかん重積状態

> **こんな場合に使用する**

- 静脈ルートがない場合の持続鎮静に使用する（持続皮下投与）。

> こんな場合に注意する

- CYP3A4を誘導することからフェンタニルやオキシコドンの作用を減弱することがある。

> 特　徴

- バルビツール酸系の長時間型催眠薬で熟眠障害，睡眠時途中覚醒に有効である。
- 肝代謝酵素（CYP3A4）誘導作用により代謝が促進され血中濃度が低下するおそれがあるため，ボリコナゾール，タダラフィル，リルピビリンは併用禁忌となっている。

> 特殊な使い方　［てんかんに用いる場合］

- 緩和ケア病棟では，持続皮下投与が持続鎮静目的で使用される。
- フェノバルビタールは，半減期が長く，また坐剤も有する薬剤であるため，持続的な注射を行えない，例えば在宅などの環境において，持続的な鎮静を行う際に使用できる薬剤である。

● その他の睡眠薬

18　ブロモバレリル尿素 (別名：ブロムワレリル尿素) ▶ bromovalerylurea

- ブロバリン【末】1g (日本新薬)
- ブロモバレリル尿素【末】1g (各社)

適応：不眠症，不安緊張状態の鎮静

> こんな場合に使用する

- 緩和医療では使用しない。

> 特　徴

- 尿素，カルバミン酸誘導体の非バルビツール酸系催眠鎮静薬で，体内でBr⁻を遊離し，神経細胞の興奮性を抑制することにより，大脳皮質の機能を抑制するとともに上行性脳幹網様体賦活系を抑制して催眠・鎮静作用をあらわす。
- 過量投与時には，服用量の増加に伴い，麻酔深度が深くなり，覚醒までの時間が延長する。水や酸性溶液には難溶性で，胃内では過量服用時に薬物塊となり，長時間（ときに1週間以上）にわたり持続的に吸収される。急性中毒症状として，中枢神経症状（四肢の不全麻痺，深部反射消失，呼吸抑

薬剤情報

制等）があらわれ，覚醒後にも幻視，全身けいれん発作，神経炎，神経痛等が起こる場合がある。
- 漫然と服用を続けて慢性中毒を起こす例が報告されており，連用による慢性Br^-中毒の神経障害は，代謝されて遊離したBr^-が，細胞外液中でCl^-と置換し，中枢神経系で細胞膜輸送を障害することによると考えられおり，不可逆的となるおそれがある。

19 抱水クロラール　▶chloral hydrate

- エスクレ【坐】250mg・500mg，【注腸】500mg（久光）

適応：理学検査時における鎮静・催眠，静注が困難なけいれん重積状態

こんな場合に使用する
- 緩和医療では使用しない。

特徴
- 抱水クロラールは，生体内でトリクロロエタノールに変化し，これが活性物質として中枢抑制作用を示す。特に大脳皮質に作用し，中枢抑制・催眠作用ならびに抗けいれん作用をあらわす。また，抱水クロラール自体にも中枢抑制作用があるといわれている。
- 適応は，理学検査時における鎮静・催眠，静脈注射が困難なけいれん重積状態である。
- アルコール脱水素酵素の媒介により還元されて，活性代謝物トリクロロエタノールとなる。トリクロロエタノールの一部は抱合・不活性化され，グルクロニドとして尿中に排泄される。
- 主な副作用は，下痢，食欲不振，徐脈・呼吸緩徐など。
- 依存や過量服薬での危険性，安全域の狭さがあり，現在はあまり使用されない。
- 抱水クロラールは不快な臭いがあり，胃の粘膜を刺激するなど，経口投与しにくい。

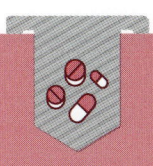

4. 抗精神病薬

● MARTA

1 オランザピン ▶olanzapine

- ジプレキサ【細】10mg/g (1%)，【錠】2.5mg・5mg・10mg，【OD錠】〔ザイディス〕5mg・10mg，【筋注】10mg (リリー)

適応：【細】【錠】【OD錠】〔1〕統合失調症 〔2〕双極性障害における躁症状およびうつ症状の改善
【筋注】統合失調症における精神運動興奮

こんな場合に使用する
- 夜間の不穏が強い患者。
- 不眠のある患者。
- オピオイドや化学療法の難治性悪心・嘔吐がある場合。

こんな場合に注意する
- 糖尿病の患者(血糖値が不安定な患者)。
- 傾眠や口渇，便秘が問題になる患者。

特 徴
- 多受容体作用抗精神病薬 (multi-acting receptor targeted antipsychotics；MARTA) である。非定型抗精神病薬であるため，錐体外路症状の副作用が少ない。
- 作用時間が長い。1日1回の投与で24時間の効果が期待できる。副作用の眠気が持続する場合がある。
- 副作用に注意が必要。重篤な高血糖の副作用がある。多くの受容体に作用するため，副作用も多岐にわたる。傾眠，口渇，便秘などは比較的頻度が高い。
- 注射剤がある。保険適応は筋肉内投与のみとなっている。急激な血中濃度の上昇は重篤な副作用の原因になるため，静注や皮下注は避ける。

薬剤情報

2 クエチアピン ▶ quetiapine

- **セロクエル【細】** 500mg/g (50%), **【錠】** 25mg・100mg・200mg (アステラス)
- **適応**：統合失調症

こんな場合に使用する
- 不眠を伴うせん妄の患者。
- 全身状態が比較的悪く, 他剤では持ち越し効果が問題になる場合。

こんな場合に注意する
- 血糖コントロールの悪い糖尿病患者。
- 日中の症状が問題の患者 (日中の投与は傾眠作用が強いため推奨しない)。

特徴
- 多受容体作用抗精神病薬 (MARTA) である。非定型抗精神病薬であるため, 錐体外路症状の副作用が少ない。夜間せん妄に対して使用頻度が高い。
- 相対的に抗ヒスタミン作用が強い。傾眠の副作用が強いため, 不眠に対して使用できる。ベンゾジアゼピン系睡眠薬では効果が不十分な場合に, 本剤に変更または併用する。
- 作用時間が短い。夜間せん妄や不眠に対して使用した場合, 持ち越し効果が少ない。
- 他剤に比して受容体親和性が弱い。せん妄や不眠に対して, 初期投与量は25〜50mgであるが, 100mg以上必要な場合もある。

● SDA

各薬剤共通の特徴

- セロトニン-ドパミン拮抗薬（serotonin-dopamine antagonist；SDA）として最初に開発された非定型抗精神病薬である。非定型の抗精神病薬であるため，錐体外路症状の副作用が少ない。
- ドパミン D_2 受容体とセロトニン $5HT_{2A}$ 受容体に作用する。幻覚，妄想，興奮などの症状に使用される。オピオイドや化学療法の悪心・嘔吐に対しても効果が認められる可能性がある。

---

3 ブロナンセリン ▶ blonanserin

- ロナセン【散】20mg/g（2%），【錠】2mg・4mg・8mg（大日本住友）

適応：統合失調症

こんな場合に使用する

- せん妄の患者。
- 幻覚，幻聴が問題になっている患者。
- 興奮が問題になっている患者。

こんな場合に注意する

- 不眠に対しては推奨しない。

特 徴

- 作用時間が長い。夜間せん妄の場合は，夕食の前後に1日1回服用する。眠前や夜間に服用した場合，副作用の傾眠は翌日に持ち越すことがある。
- 傾眠作用が少ない。せん妄に対して使用するが，睡眠薬としては使用しない。リスペリドンやハロペリドールより傾眠作用は弱いとされる。

---

4 ペロスピロン ▶ perospirone

- ルーラン【錠】4mg・8mg・16mg（大日本住友）

適応：統合失調症

こんな場合に使用する

- 夜間せん妄や不眠のある患者。
- 日中の幻覚や幻聴が問題になっている患者。

薬剤情報

- 化学療法やオピオイドによる悪心・嘔吐が問題の患者。

こんな場合に注意する
- 不眠に対しては推奨しない。
- 全身状態の悪い場合は持ち越し効果が問題になる。

特徴
- 作用時間が比較的長い。制吐目的の場合は1日2回服用するが，夜間せん妄の場合は，夕食の前後に1日1回服用する。眠前や夜間に服用した場合，副作用の傾眠は翌日に持ち越すことがある。
- 傾眠作用が少ない。せん妄に対して使用するが，睡眠薬としては使用しない。睡眠目的で使用すると効果が得られず，繰り返し投与することで過量投与になり，翌日に眠気が持続する場合がある。

5 リスペリドン ▶ risperidone

- リスパダール【細】10mg/g（1%），【錠】1mg・2mg・3mg，【OD錠】0.5mg・1mg・2mg，【内用液】1mg/mL（0.1%），【筋注】〔コンスタ〕25mg・37.5mg・50mg（ヤンセン）

適応：統合失調症

こんな場合に使用する
- せん妄の第一選択薬。
- オピオイドによる幻視，幻聴のある患者。
- 興奮が問題となっている患者。
- オピオイドや化学療法の難治性悪心・嘔吐のある患者。

こんな場合に注意する
- 不眠に対しては推奨しない。

特徴
- せん妄の治療薬として最も基本的な薬物である。
- 作用時間が比較的長い。夜間せん妄の場合は，夕食の前後に1日1回服用する。眠前や夜間に服用した場合，副作用の傾眠は翌日に持ち越すことがある。
- 傾眠作用が少ない。せん妄に対して使用するが，睡眠薬としては使用しない。睡眠目的で使用すると効果が得られず，繰り返し投与することで過量投与になり，翌日に眠気が持続する場合がある。
- パリペリドン（インヴェガ®）は代謝経路は腎排泄である。そのため，中等

度から重度の腎機能低下がみられる場合は禁忌である。肝臓での代謝率が低くCYPの影響を受けにくいため薬物相互作用が少ない。

● ドパミン D_2 受容体部分作動薬

6 アリピプラゾール ▶aripiprazole

- エビリファイ【散】10mg/g（1％），【錠】3mg・6mg・12mg，【OD錠】3mg・6mg・12mg・24mg，【内用液】1mg/mL（0.1％），【持続性筋注】300mg・400mg・300mgシリンジ・400mgシリンジ（大塚製薬）

適応：〔1〕統合失調症　〔2〕双極性障害における躁症状の改善　〔3〕うつ病・うつ状態（既存治療で十分な効果が認められない場合に限る）

こんな場合に使用する
- 全身状態が比較的悪く，ほかの薬剤の副作用が問題になる場合。
- 日中のせん妄。
- 低活動型せん妄。

こんな場合に注意する
- 作用発現が比較的緩やかなため，継続投与が必要。

特徴
- ドパミン・システムスタビライザー（dopamine system stabilizer；DSS）に分類される非定型抗精神病薬である。非定型抗精神病薬であるため，錐体外路症状の副作用が少ない。低活動型せん妄に対して使用されている。
- ドパミン D_2 受容体に対する部分アゴニスト作用とアンタゴニスト作用，セロトニン $5HT_{1A}$ 受容体部分アゴニスト作用およびセロトニン $5HT_{2A}$ 受容体アンタゴニスト作用をあわせもっている。高プロラクチン血症が発現しない。低活動型，過活動型，混合型のせん妄に対して効果が期待できる。統合失調症以外に，双極性障害やうつ病に対しても保険適応がある。
- 傾眠作用が弱い。不眠に対しては使用しない。
- 作用時間が比較的長い。1日1〜2回の投与で効果が期待できる。

薬剤情報

● フェノチアジン系

7 クロルプロマジン ▶ chlorpromazine

- ウインタミン【細】100mg/g (10%) (塩野義)
- コントミン【錠】〔糖衣錠〕12.5mg・25mg・50mg・100mg,【筋注】10mg/2mL (0.5%)・25mg/5mL (0.5%)・50mg/5mL (1%) (田辺三菱＝吉富薬品)

適応：統合失調症, 躁病, 神経症における不安・緊張・抑うつ, 悪心・嘔吐, 吃逆, 破傷風に伴う痙攣, 麻酔前投薬, 人工冬眠, 催眠・鎮静・鎮痛剤の効力増強

こんな場合に使用する
- 内服が困難な患者。
- 夜間せん妄や不眠のある患者。
- ミダゾラムと併用する場合。

こんな場合に注意する
- 全身状態の悪い場合は持ち越し効果が問題になる。
- アカシジアなどのリスクの高い患者。
- 口渇を強く訴えている患者。
- 便秘や腸閉塞, 尿閉などのリスクの高い患者。
- ふらつきや転倒のリスクの高い患者。

特 徴
- フェノチアジン系の抗精神病薬で最初に開発された薬剤である。最近は内服, 注射ともに使用頻度が減っている。
- ドパミン D_2 受容体拮抗作用のほかに, セロトニン $5HT_{2A}$ やアドレナリン α_1, ヒスタミン H_1, ムスカリン M_1 にも強く作用する。幅広い症状に使用できるが, 副作用も多い。
- 睡眠作用が強力である。日中の幻覚や妄想に使用しない。内服が困難な不眠を伴うせん妄の患者に使用する場合がある。ベンゾジアゼピン系睡眠薬の副作用予防として併用する場合がある。
- 作用時間が比較的長い。夜間から明け方に使用した場合, 翌朝の持ち越し効果がある。

8 クロルプロマジン・プロメタジン配合剤　▶ chlorpromazine promethazine combined

- ベゲタミン【錠】〔A 錠（赤色錠）〕クロルプロマジン塩酸塩 25mg，プロメタジン塩酸塩 12.5mg，フェノバルビタール 40mg，〔B 錠（白色錠）〕クロルプロマジン塩酸塩 12.5mg，プロメタジン塩酸塩 12.5mg，フェノバルビタール 30mg（塩野義）

適応：次の疾患における鎮静催眠：統合失調症，老年精神病，躁病，うつ病またはうつ状態，神経症

こんな場合に使用する
- 緩和医療では使用しない。

9 プロクロルペラジン　▶ prochlorperazine

- ノバミン【錠】5mg，【筋注】5mg/mL（塩野義）

適応：〔1〕術前・術後等の悪心・嘔吐　〔2〕【錠】統合失調症

こんな場合に使用する
- オピオイドによる悪心・嘔吐が問題になっている患者。
- 内服が困難な患者には注射剤がある。

こんな場合に注意する
- 全身状態の悪い場合は持ち越し効果が問題になる。
- アカシジアなどのリスクの高い患者。
- 口渇を強く訴えている患者。
- 便秘や腸閉塞，尿閉などのリスクの高い患者。
- ふらつきや転倒のリスクの高い患者。

特徴
- フェノチアジン系の抗精神病薬である。
- ドパミン D_2 受容体拮抗作用のほかに，セロトニン $5HT_{2A}$ やアドレナリン α_1，ヒスタミン H_1，ムスカリン M_1 にも強く作用する。幅広い症状に使用できるが，副作用も多い。
- 睡眠作用はフェノチアジン系のなかでは少ない。
- 作用時間が比較的長い。1日1〜2回の投与で効果が期待できる。
- オピオイドによる悪心・嘔吐に使用されていたが，最近は使用頻度が減っている。

10 レボメプロマジン ▶ levomepromazine

- ヒルナミン【散】500mg/g（50％），【細】100mg/g（10％），【錠】5mg・25mg・50mg，【筋注】25mg/mL（2.5％）(塩野義)
- レボトミン【散】100mg/g（10％）・500mg/g（50％），【顆】100mg/g（10％），【錠】5mg・25mg・50mg，【筋注】25mg/mL（2.5％）(田辺三菱＝吉富薬品)

適応：統合失調症，躁病，うつ病における不安・緊張

こんな場合に使用する

- クロルプロマジンで十分な効果が得られない患者。
- 内服が困難な患者。
- 夜間せん妄や不眠のある患者。
- ミダゾラムと併用する場合。

こんな場合に注意する

- 全身状態の悪い場合は持ち越し効果が問題になる。
- アカシジアなどのリスクの高い患者。
- 口渇を強く訴えている患者。
- 便秘や腸閉塞，尿閉などのリスクの高い患者。
- ふらつきや転倒のリスクの高い患者。

特徴

- フェノチアジン系の抗精神病薬である。最近は使用頻度が減っている。
- ドパミン D_2 受容体拮抗作用のほかに，セロトニン $5HT_{2A}$ やアドレナリン α_1，ヒスタミン H_1，ムスカリン M_1 にも強く作用する。幅広い症状に使用できるが，副作用も多い。
- 睡眠作用が強力である。クロルプロマジンで効果不十分な，不眠のある患者に使用する場合がある。
- 作用時間が比較的長い。夜間に使用した場合，翌朝の持ち越し効果がある。

●ブチロフェノン系

11 ハロペリドール ▶haloperidol

- セレネース【細】10mg/g（1%），【錠】0.75mg・1mg・1.5mg・3mg，【内用液】2mg/mL（0.2%），【注】5mg/mL（0.5%）(大日本住友)

適応：統合失調症，躁病

こんな場合に使用する
- 内服が困難な患者。
- オピオイドの持続皮下投与や持続静注が行われている。
- 興奮が問題になっている患者。

こんな場合に注意する
- 不眠に対しては推奨しない。
- アカシジアなどのリスクの高い患者は，少量から慎重に投与する。

特　徴
- ブチロフェノン系の抗精神病薬で最初に開発された薬剤である。使用経験が豊富であるが，内服薬の使用頻度は減っている。
- ドパミン D_2 受容体遮断作用が強い。幻覚，妄想，興奮などの症状に使用される。オピオイドを使用している患者の幻視，幻聴にも使用される。
- 傾眠作用が少ない。主に興奮に対して使用するが，不眠に対しては使用しないことが望ましい。睡眠目的で使用するも効果が得られず，繰り返し投与することで過量投与になり，翌日傾眠が続いたり，アカシジアが発現したりといったことがある。
- 錐体外路症状が発現しやすいことから，投与量や投与期間に注意を要する。注射剤は5mg/Aと高用量であるため，特に注意が必要である。
- 作用時間が長い。1日1回の投与で持続的な効果が得られる。持続静注や持続皮下注も可能であるが，モルヒネなどと混合しない場合はボーラス投与が可能である。効果は約24時間持続するが，副作用（特に傾眠）が発現した場合も持続するため注意が必要である。

薬剤情報

● ベンザミド系

12 スルピリド ▶ sulpiride

- ドグマチール【細】100mg/g（10%）・500mg/g（50%），【錠】50mg・100mg・200mg，【カ】50mg，【筋注】50mg/2mL・100mg/2mL（アステラス）

適応：【細】【錠】【カ】〔1〕胃・十二指腸潰瘍　〔2〕統合失調症　〔3〕うつ病・うつ状態
※ 100mg錠・200mg錠は効能〔2〕〔3〕のみ
【注】〔1〕胃・十二指腸潰瘍　〔2〕統合失調症　※ 100mg注は効能〔2〕のみ

こんな場合に使用する
- 化学療法時の悪心・嘔吐。
- オピオイドによる悪心・嘔吐。
- 食欲不振の患者。
- 抑うつのある患者。

こんな場合に注意する
- 全身状態の悪い患者は，錐体外路症状が投与初期から問題になる。

特　徴
- ベンザミド系の抗精神病薬。
- ドパミン D_2 受容体に選択的に作用する。錐体外路症状の副作用に注意が必要である。
- 投与目的によって用量が異なる。少量（150mg/日まで）では，胃潰瘍や悪心・嘔吐の治療に使用される。比較的体力のある患者においては食欲増進効果が期待できる。中用量（300mg/日まで）では，うつの治療に使用される。高用量（300mg/日以上）では，抗精神病薬として使用される。
- 傾眠作用が少ない。1日3回の投与が可能である。

13 チアプリド ▶ tiapride

- グラマリール【細】100mg/g（10%），【錠】25mg・50mg（アステラス）

適応：〔1〕脳梗塞後遺症に伴う攻撃的行為，精神興奮，徘徊，せん妄の改善　〔2〕特発性ジスキネジアおよびパーキンソニズムに伴うジスキネジア

こんな場合に使用する
- 不穏が強い患者。

- 不眠のある患者。
- バルプロ酸やマイナートランキライザーでは効果が不十分な場合。具体的には，イライラしている，怒りっぽい，暴言を吐く，激昂しやすいなどの症状に使用する。

こんな場合に注意する
- 腎機能低下患者。
- 傾眠やめまい，ふらつき，口渇が問題になる患者。

特　徴
- 抗ドパミン作用をもつ脳循環代謝改善薬である。
- 脳梗塞後遺症に伴う攻撃的行為，精神興奮，徘徊，せん妄の改善などに保険適応があり，頭部外傷後後遺症に使用される。
- 作用時間については，通常1日3回の投与で24時間の効果が期待できるが，腎機能低下患者では血中濃度半減期が2倍になる場合がある。
- 副作用に注意が必要。副作用として傾眠，めまい，ふらつき，口渇などがあるが頻度は不明である。

● 気分安定薬

14　炭酸リチウム　▶ lithium carbonate

- リーマス【錠】100mg・200mg

適応：躁病および躁うつ病の躁状態

こんな場合に使用する
- 緩和医療の領域では使用頻度は少ない。

こんな場合に注意する
- 腎機能低下患者やNSAIDs服用中の患者では，血中濃度の上昇に注意する。
- 食事摂取量低下や飲水量の低下患者では，血中濃度の上昇に注意する。

特　徴
- 気分安定薬である。複数の神経伝達物質の代謝に影響することから，明確な作用機序は不明とされている。
- 躁病および躁うつ病に保険適応がある。
- リチウム中毒に注意が必要。血中のリチウム濃度が上昇すると，食欲低下，悪心・嘔吐，下痢，運動失調，振戦，傾眠，昏迷，不穏が発現する。月に

薬剤情報

1回の血中濃度測定が必要。
- 副作用として，多飲，多尿，体重減少，腎障害，腎性尿崩症，不整脈に注意が必要。

● ナルコレプシー治療薬，AD/HD 治療薬

15 ペモリン ▶ pemoline

- ベタナミン【錠】10mg・25mg・50mg（三和化学）

適応：〔1〕(10mg 錠のみ) 軽症うつ病，抑うつ神経症　〔2〕次の疾患に伴う睡眠発作，傾眠傾向，精神的弛緩の改善：ナルコレプシー，ナルコレプシーの近縁傾眠疾患

こんな場合に使用する
- 明らかな低活動型せん妄。
- オピオイドによる強い傾眠が患者の苦痛になっている場合。

こんな場合に注意する
- オピオイドスイッチングが可能な場合は他剤へ変更する。
- 患者が覚醒を希望しない場合は投与しない。

特徴
- 中枢刺激薬。構造上はメチルフェニデートやアンフェタミンとは異なる。ドパミン作動性神経の伝達促進により効果を発現する。
- 低活動型せん妄やオピオイドによる傾眠に対して使用されている。
- 副作用である肝障害には注意が必要。2週間ごとの採血が必要。
- 不眠にならないよう，服用時間を調節する。

16 メチルフェニデート ▶ methylphenidate

- コンサータ【徐放錠】18mg・27mg・36mg（ヤンセン）
- リタリン【散】10mg/g (1%)，【錠】10mg（ノバルティス）

適応：[リタリン] ナルコレプシー　[コンサータ] 注意欠陥/多動性障害（AD/HD）

こんな場合に使用する
- 緩和医療では使用しない。

特徴
- 中枢刺激薬。

- 乱用の問題から適応症がナルコレプシーのみとなり規制が厳しく，緩和医療の領域では使用できなくなった。

17 モダフィニル ▶modafinil

- モディオダール【錠】100mg（アルフレッサファーマ＝田辺三菱）

適応：次疾患に伴う日中の過度の眠気：〔1〕ナルコレプシー　〔2〕持続陽圧呼吸（CPAP）療法等による気道閉塞に対する治療を実施中の閉塞性睡眠時無呼吸症候群

こんな場合に使用する
- 明らかな低活動型せん妄。
- オピオイドによる強い傾眠が患者の苦痛になっている場合。

こんな場合に注意する
- オピオイドスイッチングが可能な場合は他剤へ変更する。
- 患者が覚醒を希望しない場合は投与しない。

特　徴
- 中枢刺激薬。
- ナルコレプシーと閉塞性睡眠時無呼吸症候群にのみ保険適応がある。
- がん患者への使用経験が少ない。オピオイドによる傾眠に対して使用されることがある。
- 重篤な不整脈のある患者には禁忌。
- 相互作用は薬物代謝酵素であるCYP2C9，CYP2C19を阻害し，CYP1A2，CYP2B6，CYP3A4を誘導する。

薬剤情報

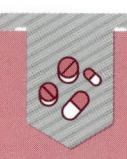

5. 抗てんかん薬

● ヒダントイン系

1 フェニトイン ▶ phenytoin

- アレビアチン【散】100mg/g（10%），【錠】25mg・100mg，【注】250mg/5mL（5%）（大日本住友）
- ヒダントール【散】100mg/g（10%），【錠】25mg・100mg（藤永＝第一三共）

適応：【散】【錠】〔1〕てんかんのけいれん発作：強直間代発作（全般けいれん発作，大発作），焦点発作（ジャクソン型発作を含む）〔2〕自律神経発作〔3〕精神運動発作
【注】てんかん様けいれん発作が長時間引き続いて起こる場合（てんかん発作重積症）。経口投与不可能で，かつけいれん発作の出現が濃厚に疑われる場合（特に意識障害・術中・術後）。急速にてんかん様けいれん発作の抑制が必要な場合

こんな場合に使用する
- けいれん発作に使用する。

こんな場合に注意する
- CYP3A4を誘導することからフェンタニルやオキシコドンの作用を減弱することがある。

特 徴
- 大脳皮質運動領域の神経膜を安定化し，シナプスにおける post-tetanic potentiation（PTP）を抑制する。このため抗けいれん作用は，けいれん閾値を上昇させるのではなく，発作焦点からのてんかん発射のひろがりを阻止することによるものと考えられている。
- 急速なてんかん様けいれん発作や，発作重積症に対して，治療的または予防的に使用される。
- フェニトインは，薬物代謝酵素 CYP2C9 と一部 CYP2C19 で代謝される。また代謝酵素誘導作用があり，CYP3A，CYP2B6 を誘導する。
- フェニトインの CYP3A4 誘導により，代謝が促進され血中濃度が低下することがあるため，タダラフィル，リルピビリンは併用禁忌である。
- フェニトインは，薬物代謝に飽和があり，Michaelis-Menten 式の曲線で近似される非線形の血中濃度変化を示す。特に有効血中濃度付近において，投与量の増減が血中濃度に及ぼす影響が極めて大きい。治療薬物モニタリ

ングが重要な薬剤である。
- 過量に伴う中毒症状は用量依存性で，血中濃度と相関して出現する。20 μg/mL以上では水平・回転性の眼振，25～30 μg/mL 付近では小脳性の運動失調や歩行失調・歩行困難，構音障害，さらに進むと脳波の徐波化，精神機能の低下がみられ，40 μg/mL に近づくと嗜眠状態や意識障害が出現する。用量調整をより適切に行うためには，本剤の血中濃度測定（TDM）を行うことが望ましい。
- フェニトイン自体は弱酸性の薬物で水に極めて難溶性。そのため，注射剤ではpH12.22，浸透圧比を約29と高くし可溶化している。
- 強アルカリ性であり他剤とは配合できない。またpHが低下するとフェニトインの結晶が析出する。
- 組織障害を起こすおそれがあるので，皮下，筋肉内または血管周辺には注射しない。急速に静注した場合，心停止，一過性の血圧降下，呼吸抑制等の循環・呼吸障害を起こすことがあるので，1分間1mLを超えない速度で徐々に注射する。

2 ホスフェニトイン ▶fosphenytoin

- ホストイン【静注】750mg/10mL（ノーベル＝エーザイ）

適応：〔1〕てんかん重積状態　〔2〕脳外科手術または意識障害（頭部外傷等）時のてんかん発作の発現抑制　〔3〕フェニトインを経口投与しているてんかん患者における一時的な代替療法

こんな場合に使用する
- 内服が困難なけいれん発作に使用する。

こんな場合に注意する
- CYP3A4を誘導することからフェンタニルやオキシコドンの作用を減弱することがある。

特徴
- ホスフェニトインナトリウム水和物は，フェニトインの水溶性プロドラッグであり水に溶けやすく，注射用水で溶解した場合，pH8.5～9.1，浸透圧比（生理食塩液に対する比）約1.9の溶液になる。そのためフェニトイン注射液の組織傷害性の回避ができると考えられる。また，生理食塩液，5％ブドウ糖注射液等を用いて希釈することが可能である。

薬剤情報

- ホスフェニトインは，血液および組織中のアルカリホスファターゼにより投与後2時間以内にフェニトインにほぼ完全に変換される。このため抗けいれん作用は，フェニトインによるものである。
- 治療薬物モニタリングが重要な薬剤である。
- フェニトインのCYP3A4誘導により代謝が促進され，血中濃度が低下することがあるため，タダラフィル，リルピビリンは併用禁忌である。
- ホスフェニトインを生理食塩液または5%ブドウ糖注射液に30倍（2.5mg/mL）で希釈したとき，室温で8時間，冷所（5～8℃）で24時間安定である。また，乳酸リンゲル液，酢酸リンゲル液，重炭酸リンゲル液または維持液に5倍（15mg/mL）で希釈したとき，室温で24時間安定である。
- 重大な副作用，主な副作用は，注射部位反応を除いてフェニトインと同じ。

● ベンゾジアゼピン系

各薬剤共通の特徴

- ベンゾジアゼピン系誘導体。γ-アミノ酪酸（GABA）ニューロンのベンゾジアゼピン受容体に結合し，GABAの親和性を増大させることにより，GABAニューロンの作用を増強する。その結果，神経細胞の興奮を抑制し，脳内グルタミン酸など興奮性伝達物質遊離を抑制すると考えられている。

3 ジアゼパム ▶diazepam

- セルシン【散】10mg/g（1%），【錠】2mg・5mg・10mg，【シ】1mg/mL（0.1%），【注】5mg/mL・10mg/2mL（武田）
- ホリゾン【散】10mg/g（1%），【錠】2mg・5mg，【注】10mg/2mL（丸石）
- ダイアップ【坐】4mg・6mg・10mg（高田）

適応：【散】【錠】【シ】〔1〕神経症における不安・緊張・抑うつ 〔2〕うつ病における不安・緊張 〔3〕心身症（消化器疾患，循環器疾患，自律神経失調症，更年期障害，腰痛症，頸肩腕症候群）における身体症候ならびに不安・緊張・抑うつ 〔4〕次の疾患における筋緊張の軽減：脳脊髄疾患に伴う筋けいれん・疼痛 〔5〕麻酔前投薬
【注】〔1〕神経症における不安・緊張・抑うつ 〔2〕次の疾患および状態における不安・興奮・抑うつの軽減：麻酔前，麻酔導入時，麻酔中，術後，アルコール依存症の禁断（離脱）症状，分娩時 〔3〕次の状態におけるけいれんの抑制：てんかん様重積状態，有機リン中毒※，カーバメート中毒※ ※「タイヨー」，ホリゾンのみ
【坐】小児の熱性けいれんおよびてんかんのけいれん発作

➡ 抗不安薬，ジアゼパム（p.368）参照

4 クロナゼパム ▶ clonazepam

- ランドセン【細】1mg/g（0.1%）・5mg/g（0.5%），【錠】0.5mg・1mg・2mg（大日本住友）
- リボトリール【細】1mg/g（0.1%）・5mg/g（0.5%），【錠】0.5mg・1mg・2mg（中外）

適応：〔1〕小型（運動）発作：ミオクロニー発作，失立（無動）発作，点頭てんかん（幼児けい縮発作，BNS けいれん等）〔2〕精神運動発作　〔3〕自律神経発作

こんな場合に使用する
- 神経障害性疼痛に使用する。

こんな場合に注意する
- 作用時間が長く，傾眠作用があるため，日中の眠気に注意が必要。

特徴
- 小型（運動）発作，精神運動発作，自律神経発作に適応がある。
- 代謝にはCYPが関与しているが，分子種は特定されていない。
- 副作用として，眠気，ふらつき，喘鳴がある。

5 クロバザム ▶ clobazam

- マイスタン【細】10mg/g（1%），【錠】5mg・10mg（大日本住友＝アルフレッサファーマ）

適応：他の抗てんかん薬で十分な効果が認められないてんかんの次の発作型における抗てんかん薬との併用：〔1〕部分発作：単純部分発作，複雑部分発作，二次性全般化強直間代発作　〔2〕全般発作：強直間代発作，強直発作，非定型欠神発作，ミオクロニー発作，脱力発作

特徴
- 他の抗てんかん薬で十分な効果が認められない部分発作，全般発作に対する抗てんかん薬との併用で適応がある。
- 主としてCYP3A4で代謝され，さらにその後CYP2C19で代謝される。
- 主な副作用は，眠気・傾眠，ふらつき・めまい，複視，唾液増加，食欲不振，肝機能検査値異常などがある。

薬剤情報

6 ミダゾラム ▶ midazolam

- ミダフレッサ【静注】10mL (0.1%) (アルフレッサファーマ)
- ドルミカム【注】10mg/2mL (アステラス)

適応：［ミダフレッサ］てんかん重積状態
［ドルミカム，ミダゾラム「サンド」「タイヨー」］〔1〕麻酔前投薬　〔2〕全身麻酔の導入および維持　〔3〕集中治療における人工呼吸中の鎮静　〔4〕歯科・口腔外科領域における手術および処置時の鎮静

こんな場合に使用する
- 持続鎮静および間欠的鎮静の第一選択薬。
- 内服が困難な場合の抗不安薬として使用する。

特徴
- ［ミダフレッサ］2014年12月にてんかん重積状態の（修正在胎45週以上の小児への使用）製剤として発売された。
- CYP3A4で代謝される。
- CYP3A4で代謝されるHIVプロテアーゼ阻害薬，エファビレンツ，コビシスタットを含有する製剤は併用禁忌である。

特殊な使い方
- ミダゾラムは半減期の短い薬剤であるため，投与を中断・中止することで比較的早期に，薬剤による鎮静・催眠から脱することができる。このことを利用し，睡眠導入を目的として，少量を持続的に点滴し，睡眠が得られたら中止することで，少ない用量かつ短期間の睡眠薬の使用で，睡眠を誘導することができる。また，侵襲的な処置などで一時的に鎮静を誘導し，処置を行うことで，患者に苦痛を感じさせず，また医療者も処置がしやすくなる，といった使用法がある。
- さらに，治癒の見込めない患者が耐え難い苦痛を有し，その症状が治療抵抗性であり，かつ，患者等が希望する場合に，患者の苦痛緩和を目的として患者の意識を低下させる，あるいは，患者の苦痛緩和のために意識の低下を意図的に維持するための薬剤として，ミダゾラムが第一選択薬として使用される。

● 電位依存性ナトリウムチャネル阻害薬

7 カルバマゼピン ▶ carbamazepine

- テグレトール【細】500mg/g（50%），【錠】100mg・200mg（ノバルティス）

適応：〔1〕精神運動発作，てんかん性格およびてんかんに伴う精神障害，てんかんのけいれん発作：強直間代発作（全般けいれん発作，大発作）〔2〕躁病，躁うつ病の躁状態，統合失調症の興奮状態 〔3〕三叉神経痛

こんな場合に使用する
- 三叉神経痛に使用する。

こんな場合に注意する
- CYP3A4を誘導することからフェンタニルやオキシコドンの作用を減弱することがある。
- アセトアミノフェンの副作用のリスクを増加させる可能性がある。

特 徴
- 神経細胞の電位依存性ナトリウムチャネルの活動を制限し，過剰な興奮を抑制することにより抗てんかん作用をあらわすと考えられている。
- 主に部分発作に使用される。また，強直間代発作（全般けいれん発作，大発作）の適応を有する。
- CYP3A4で代謝され，またCYP3A4をはじめとするさまざまな代謝酵素を誘導する。
- 治療薬物モニタリングが重要な薬剤である。
- ボリコナゾール，タダラフィル，リルピビリンはカルバマゼピンのCYP3A4誘導により血中濃度が低下することがあるため，併用禁忌である。
- 副作用として，眠気，めまい，ふらつき，倦怠・易疲労感，運動失調，脱力感，発疹，頭痛・頭重，立ちくらみ，口渇，血液毒性などがみられる。

薬剤情報

8 ラモトリギン ▶lamotrigine

- ラミクタール【錠】25mg・100mg，〔小児用〕2mg・5mg (GSK)

適応：〔1〕てんかん患者の次の発作に対する単剤療法：(1) 部分発作（二次性全般化発作を含む）　(2) 強直間代発作　〔2〕他の抗てんかん薬で十分な効果が認められないてんかん患者の次の発作に対する抗てんかん薬との併用療法：(1) 部分発作（二次性全般化発作を含む）　(2) 強直間代発作　(3) Lennox-Gastaut 症候群における全般発作　〔3〕双極性障害における気分エピソードの再発・再燃抑制

こんな場合に使用する

- 気分安定薬として使用される。

特徴

- Na⁺チャネルを頻度依存的かつ電位依存的に抑制することによって神経膜を安定化させ，グルタミン酸などの興奮性神経伝達物質の遊離を抑制することにより抗けいれん作用を示すと考えられている。
- てんかん患者の部分発作（二次性全般化発作を含む），強直間代発作に使用する。
- 用法・用量が，単独療法，バルプロ酸ナトリウム併用時，グルクロン酸抱合を誘導する薬剤併用時，その他の抗てんかん薬併用時に合わせて設定されている。皮膚障害（重篤なものも含む）の発現率が，定められた用法・用量を超えて投与した場合に高いことが示されているため，用法・用量を遵守しなければならない。
- 主にグルクロン酸転移酵素（主にUGT1A4）で代謝される。
- チュアブル・ディスパーシブル錠であり，水とともに服用，咀嚼して服用，水に懸濁して服用ができる。
- 主な副作用は，傾眠，めまい，肝機能障害，発疹，複視などがある。

● 電位依存性ナトリウムチャネル調節薬

9 バルプロ酸 ▶ valproic acid

- デパケン【細】200mg/g（20％）・400mg/g（40％），【錠】100mg・200mg，【徐放錠】〔R〕100mg・200mg，【シ】50mg/mL（5％）(協和発酵キリン)
- セレニカR【徐放顆】400mg/g（40％），【徐放錠】200mg・400mg (興和＝興和創薬＝田辺三菱＝吉富薬品)

適応：〔1〕各種てんかん（小発作・焦点発作・精神運動発作ならびに混合発作）およびてんかんに伴う性格行動障害（不機嫌・易怒性等）の治療　〔2〕躁病および躁うつ病の躁状態の治療　〔3〕片頭痛発作の発症抑制

こんな場合に使用する
- 神経障害性疼痛に使用する。
- 傾眠作用が弱いため日中の症状緩和に使用できる。

こんな場合に注意する
- 長期間使用する場合は血中アンモニア濃度を測定する。

特徴
- GABA合成に関与しているグルタミン酸脱炭酸酵素活性の低下抑制、GABA分解に関与しているGABAトランスアミナーゼおよびコハク酸セミアルデヒド脱水素酵素活性を阻害することにより、脳内GABA濃度を増加し、けいれんを抑制することが考えられている。
- 各種てんかん（小発作・焦点発作・精神運動発作ならびに混合発作）およびてんかんに伴う性格行動障害（不機嫌・易怒性等）の治療に使用する。
- 治療上有効な血中濃度は40〜100μg/mL程度であり、治療薬物モニタリングが重要な薬剤である。
- 主な副作用は、傾眠、失調・ふらつき、嘔気・悪心・嘔吐、食欲不振、胃腸障害、全身倦怠感、高アンモニア血症がある。
- 潮解する。

薬剤情報

10 ゾニサミド ▶zonisamide

- エクセグラン【散】200mg/g (20%),【錠】100mg (大日本住友)

適応：【散】【100mg錠】部分てんかんおよび全般てんかんの次の発作型：〔1〕部分発作：単純部分発作〈焦点発作（ジャクソン型を含む）, 自律神経発作, 精神運動発作, 複雑部分発作〈精神運動発作, 焦点発作〉, 二次性全般化強直間代けいれん〈強直間代発作（大発作）〉〔2〕全般発作：強直間代発作〈強直間代発作（全般けいれん発作, 大発作）〉, 強直発作〈全般けいれん発作〉, 非定型欠神発作〈異型小発作〉〔3〕混合発作〈混合発作〉
【25mg錠】〔トレリーフ〕パーキンソン病（レボドパ含有製剤に他の抗パーキンソン病薬を使用しても十分に効果が得られなかった場合）

こんな場合に使用する
- てんかん発作に使用する。

こんな場合に注意する
- 抗パーキンソン病薬としてはトレリーフ錠を使用する。

特徴
- 作用機序はまだ十分に明らかになっていないが, 発作活動の伝播過程の遮断, てんかん原性焦点の抑制などが考えられている。
- 部分発作（単純部分発作, 複雑部分発作, 二次性全般化強直間代けいれん）, 全般発作（強直間代発作, 強直発作, 非定型欠神発作）, 混合発作に使用する。
- 主としてCYP3Aで代謝される。
- 発汗現象があらわれることがあり, 夏季の体温上昇に注意が必要である。

11 トピラマート ▶topiramate

- トピナ【細】100mg/g (10%),【錠】25mg・50mg・100mg (協和発酵キリン)

適応：他の抗てんかん薬で十分な効果が認められないてんかん患者の部分発作（二次性全般化発作を含む）に対する抗てんかん薬との併用療法

こんな場合に使用する
- てんかんの部分発作に他剤との併用で使用する。

こんな場合に注意する
- 他の抗てんかん薬と作用機序が異なることから, 切り替えには十分注意が必要。

特　徴

- トピラマートの抗てんかん作用は，電位依存性ナトリウムチャネル抑制作用，電位依存性 L 型カルシウムチャネル抑制作用，AMPA/カイニン酸型グルタミン酸受容体機能抑制作用，GABA 存在下における $GABA_A$ 受容体機能増強作用および炭酸脱水酵素阻害作用に基づくと推定されている。
- ほかの抗てんかん薬で十分な効果が認められないてんかん患者の部分発作（二次性全般化発作を含む）に対する抗てんかん薬との併用療法として使用する。
- 主として CYP3A4 で代謝されると推定されている。
- 主な副作用として，傾眠，体重減少，浮動性めまい，無食欲および大食症候群などがある。

● シナプス小胞タンパク 2A（SV2A）調節薬

12　レベチラセタム　▶ levetiracetam

- イーケプラ【錠】250mg・500mg，【シロップ用】500mg/g（50%）（UCB ＝大塚製薬）

適応：他の抗てんかん薬で十分な効果が認められないてんかん患者の部分発作（二次性全般化発作を含む）に対する抗てんかん薬との併用療法

こんな場合に使用する

- てんかんの部分発作に他剤との併用で使用する。

こんな場合に注意する

- ほかの抗てんかん薬と作用機序が異なることから，切り替えには十分注意が必要。

特　徴

- 神経伝達物質放出の調節に関与するシナプス小胞タンパク 2A（Synaptic Vesicle Protein 2A；SV2A）へ結合し，発作の抑制作用を示すと考えられている。その他，N 型 Ca^{2+} チャネル阻害，細胞内 Ca^{2+} 遊離抑制作用，GABA，グリシン作動性電流の抑制などにも関与すると考えられる。
- てんかん患者の部分発作（二次性全般化発作を含む）に使用する。
- 主要な代謝経路は，アセトアミド基の酵素的加水分解であり，CYP では代謝されない。
- 成人腎機能障害患者には，クレアチニンクリアランス値を参考に投与量，

薬剤情報

投与間隔を調節する。また，透析による除去効率は81%と高く，血液透析を受けている成人患者では，クレアチニンクリアランス値に応じた1日用量に加えて，血液透析を実施した後に追加投与する。
- 主な副作用は，鼻咽頭炎，傾眠，頭痛，浮動性めまい，下痢，便秘などである。
- 錠剤は，湿度および光の条件で退色することがあるため高温高湿を避けて保存する。

● 催眠・鎮静・抗けいれん薬

13 フェノバルビタール ▶ phenobarbital

- フェノバール【末】1g，【散】100mg/g（10%），【錠】30mg，【内用液】〔エリキシル〕4mg/mL（0.4%），【注】100mg/mL（10%）(藤永＝第一三共)
- ノーベルバール【静注】250mg (ノーベル＝アルフレッサ)
- ワコビタール【坐】15mg・30mg・50mg・100mg (高田)
- ルピアール【坐】25mg・50mg・100mg (久光)

適応：【末】【散】【錠】【内用液】〔1〕不眠症 〔2〕不安緊張状態の鎮静 〔3〕てんかんのけいれん発作：強直間代発作（全般けいれん発作，大発作），焦点発作（ジャクソン型発作を含む）〔4〕自律神経発作，精神運動発作
【注】〔1〕不安緊張状態の鎮静（緊急に必要な場合）〔2〕てんかんのけいれん発作：強直間代発作（全般けいれん発作，大発作），焦点発作（ジャクソン型発作を含む）〔3〕自律神経発作，精神運動発作
【静注】〔1〕新生児けいれん 〔2〕てんかん重積状態
【坐】小児に対して，経口投与が困難な場合：〔1〕催眠 〔2〕不安・緊張状態の鎮静 〔3〕熱性けいれんおよびてんかんのけいれん発作の改善

➡ 睡眠薬，フェノバルビタール（p.380）参照

精神症状を引き起こしやすい薬剤一覧表

表1 不眠を引き起こしやすい主な薬剤

薬効群		一般名	主な商品名
抗うつ薬	SSRI	パロキセチン	パキシル
		セルトラリン	ジェイゾロフト
		フルボキサミン	デプロメール，ルボックス
		エスシタロプラム	レクサプロ
	SNRI	デュロキセチン	サインバルタ
抗精神病薬		アリピプラゾール	エビリファイ
抗てんかん薬		ラモトリギン	ラミクタール
		ゾニサミド	エクセグラン
抗パーキンソン病薬	レボドパ含有	レボドパ	ドパストン，ドパゾール
	MAO阻害薬	セレギリン	エフピー
	ドパミン受容体作動薬	ペルゴリド	ペルマックス
	ドパミン遊離促進薬	アマンタジン	シンメトレル
降圧薬	β遮断薬	プロプラノロール	インデラル
	$α_2$作動薬	クロニジン	カタプレス
		メチルドパ	アルドメット
	末梢性交感神経抑制薬	レセルピン	アポプロン
	αβ遮断薬	カルベジロール	アーチスト
		ラベタロール	トランデート
	AⅡ受容体拮抗薬	イルベサルタン	アバプロ，イルベタン
		ロサルタン	ニューロタン
高脂血症薬		アトルバスタチン	リピトール
		ロスバスタチン	クレストール
気管支拡張薬		テオフィリン	スロービッド，テオドール，テオロング
		副腎皮質ステロイド薬	
その他		アルコール	
		カフェイン	
		ニコチン	

〔長谷川 崇, 他：薬剤または物質誘発性の不眠. 精神科治療学, 27(8)：1021-1027, 2012 を参考に作成〕

付録

表2 せん妄を引き起こしやすい主な薬剤

薬効群	一般名	主な商品名
抗コリン作用をもつ薬剤	アトロピン	
	三環系抗うつ薬	
	トリヘキシフェニジル	アーテン
	ジフェンヒドラミン	ベナ，レスタミン
	点眼薬（アトロピン）	リュウアト
	抗けいれん薬	
	フェニトイン	アレビアチン，ヒダントール
抗不整脈薬	ジソピラミド	リスモダン
	リドカイン	オリベス，キシロカイン
	メキシレチン	メキシチール
	プロカインアミド	アミサリン
降圧薬	カプトプリル	カプトリル
	クロニジン	カタプレス
	メチルドパ	アルドメット
	レセルピン	アポプロン
ドパミン作動薬	アマンタジン	シンメトレル
	ブロモクリプチン	パーロデル
	レボドパ	ドパストン，ドパゾール
β遮断薬	プロプラノロール	インデラル
	チモロール	チモプトール，リズモン
H_2受容体拮抗薬	シメチジン	タガメット
	ラニチジン	ザンタック
	ファモチジン	ガスター
抗菌薬	アミノグリコシド系薬剤	
	アムホテリシンB	アムビゾーム，ファンギゾン
	セフェム系薬剤	
	クロラムフェニコール	クロマイ，クロロマイセチン
	イソニアジド	イスコチン，ヒドラ
	リファンピシン	リファジン
	スルホンアミド系薬剤	
	テトラサイクリン系薬剤	
	バンコマイシン	
	メトロニダゾール	アネメトロ，フラジール
抗ウイルス薬	アシクロビル	ゾビラックス
	インターフェロン系薬剤	
	ガンシクロビル	デノシン

（次頁へつづく）

表2 せん妄を引き起こしやすい主な薬剤（つづき）

薬効群	一般名	主な商品名
麻薬性鎮痛薬	モルヒネ	アンペック，MSコンチン，オプソ，カディアン，パシーフ，ピーガード
	フェンタニル	アブストラル，イーフェン，デュロテップMT，フェントス，ワンデュロ
	オキシコドン	オキシコンチン，オキノーム，オキファスト
	ペンタゾシン	ソセゴン，ペンタジン
GABA（γ-アミノ酪酸）作動薬	ベンゾジアゼピン系薬剤	
	バクロフェン	ギャバロン，リオレサール
免疫抑制薬／抗がん薬	プロカルバジン	
	L-アスパラギナーゼ	ロイナーゼ
	メトトレキサート	メソトレキセート
	シタラビン	キロサイド
	ビンクリスチン	オンコビン
	ビンブラスチン	エクザール
	フルオロウラシル	5-FU
	ダカルバジン	
	タモキシフェン	ノルバデックス
非ステロイド性抗炎症薬	イブプロフェン	ブルフェン
	インドメタシン	インダシン，インテバン
	ナプロキセン	ナイキサン
	スリンダク	クリノリル
交感神経刺激薬	アンフェタミン*	
	アミノフィリン	アプニション，ネオフィリン
	テオフィリン	スロービッド，テオドール，テオロング
	エフェドリン	
	コカイン	
	フェニルプロパノールアミン*	
	フェニレフリン	ネオシネジン
抗てんかん薬	プレガバリン	リリカ
	ガバペンチン	ガバペン
その他	バルビタール系薬剤	
	ジギタリス製剤	
	エルゴタミン製剤	
	リチウム	リーマス
	MAO阻害薬	
	副腎皮質ステロイド薬	
	副腎皮質刺激ホルモン	

*：わが国未承認　〔玉井英子，他：せん妄を起こしやすい薬剤と薬剤調整．がん患者と対症療法，22(1)：19-25，2011を参考に作成〕

付 録

表3 アカシジアを引き起こしやすい主な薬剤

薬効群		一般名	主な商品名
抗精神病薬	フェノチアジン系	プロクロルペラジン	ノバミン
		クロルプロマジン	ウインタミン，コントミン
		ペルフェナジン	ピーゼットシー，トリラホン
		クロルプロマジン・プロメタジン配合剤	ベゲタミン
	ブチロフェノン系	ハロペリドール	セレネース
		ブロムペリドール	インプロメン
		チミペロン	トロペロン
	ベンザミド系	スルピリド	ドグマチール
		スルトプリド	バルネチール
		ネモナプリド	エミレース
		チアプリド	グラマリール
	非定型抗精神病薬	リスペリドン	リスパダール，リスパダールコンスタ
		パリペリドン	インヴェガ
		オランザピン	ジプレキサ
		クエチアピン	セロクエル
		ペロスピロン	ルーラン
		アリピプラゾール	エビリファイ
		ブロナンセリン	ロナセン
抗うつ薬	三環系	アミトリプチリン	トリプタノール
		アモキサピン	アモキサン
		イミプラミン	イミドール，トフラニール
		クロミプラミン	アナフラニール
	四環系	マプロチリン	ルジオミール
		ミアンセリン	テトラミド
	その他	スルピリド	ドグマチール
		トラゾドン	デジレル，レスリン
	SSRI	フルボキサミン	デプロメール，ルボックス
		パロキセチン	パキシル
		セルトラリン	ジェイゾロフト
	SNRI	ミルナシプラン	トレドミン
抗けいれん薬・気分安定薬		バルプロ酸	セレニカ，デパケン
抗不安薬		タンドスピロン	セディール
抗認知症薬		ドネペジル	アリセプト
消化性潰瘍用薬		ラニチジン	ザンタック
		ファモチジン	ガスター
		スルピリド	ドグマチール

（次頁へつづく）

表3 アカシジアを引き起こしやすい主な薬剤（つづき）

薬効群	一般名	主な商品名
消化器用薬	ドンペリドン	ナウゼリン
	メトクロプラミド	プリンペラン
	イトプリド	ガナトン
	オンダンセトロン	ゾフラン
	モサプリド	ガスモチン
抗アレルギー薬	オキサトミド	セルテクト
血圧降下薬	マニジピン	カルスロット
	ジルチアゼム	ヘルベッサー
	レセルピン	アポプロン
	メチルドパ	アルドメット
抗がん薬	イホスファミド	イホマイド
	カペシタビン	ゼローダ
	テガフール	フトラフール
	フルオロウラシル	5-FU
その他	ドロペリドール	ドロレプタン
	フェンタニル	アブストラル，イーフェン，デュロテップ MT，フェントス，ワンデュロ
	インターフェロン系薬剤	

〔厚生労働省：重篤副作用疾患別対応マニュアル；アカシジア．p13, 2010 を参考に作成〕

索引

● 数　字
2質問法 ……………………………… 34
3つの因子 …………………………… 16
5HT$_{1A}$ 受容体部分作動薬 ……………… 132

● 欧　字
activities of daily living；ADL ……… 90
AI ……………………………………… 208
AIUEOTIPS ………………………… 315
alcohol withdrawal delirium；AWD … 274
AMPA 受容体 ……………………… 103
anticipatory nausea and vomiting；ANV
………………………………………… 255
apnea index ………………………… 208
ASCO ………………………………… 189
AWD …………………………………… 274
behavioral and psychological
　symptoms of dementia …………… 81
benzodiazepines；BZs ……………… 128
BPSD ………………………… 78, 81, 156
　── の薬物療法 …………………… 90
BZs …………………………………… 128
BZ 系睡眠薬 ………………………… 140
Ca$^+$ チャネル阻害 …………………… 169
CAM (Confusion Assessment Method) … 245
Cancer Fatigue Scale ……………… 280
CAS …………………………………… 62
CDR ……………………………… 86, 87
CIWA-Ar (Clinical Institutes Withdrawal
　Assessment-Alcohol, revised) …… 274
Clinical Dementia Rating ……… 86, 87
Common Disease …………………… 98
Comprehensive Assessment Sheet … 62
Confusion Assessment Method …… 245
COPD ………………………………… 149
CTCAE v4.0 ………………………… 332
CYP ………………… 118, 120, 145, 159, 175
　── 2D6 阻害作用 …………… 121, 160
　── 3A4 阻害作用 ………………… 160

D$_2$ 受容体遮断 ……………………… 291
DIEPSS ……………………………… 295
DSM-5 …………… 32, 47, 61, 79, 80, 129
floppy infant syndrome …………… 327
GABA（γ-アミノ酪酸）………… 128, 140
　── 受容体 ………………………… 103
　── ・グルタミン酸 ……………… 67
　── 型賦活作用 …………………… 170
　── ニューロン …………………… 104
GABA$_A$-BZ 受容体 Cl$^-$ チャネル複合体
………………………………… 129, 140
GABA$_A$ 受容体 ……………………… 128
gastric emptying rate ……………… 144
GBC …………………………………… 140
GER …………………………………… 145
H$_2$ ブロッカー ……………………… 76
HADS ………………………………… 34
Hamilton 不安評価尺度 …………… 134
HDS-R …………………………… 81, 84
Hospital Anxiety and Depression Scale … 34
ICD-10 ……………………………… 286
ICSD-3 ……………………………… 50
imbalance theory …………………… 104
inclusive approach ………………… 32
insomnia disorder ………………… 47
M$_1$ 受容体 ………… 116, 125, 156, 162
M3G ………………………………… 227
Major Neurocognitive Disorder の
　診断基準 …………………………… 80
MIBG 心筋シンチグラフィー ……… 269
Mini-Mental State Examination
…………………………………… 82, 85, 135
MMSE …………………………… 82, 85
nasal CPAP ………………………… 210
NaSSA …………………………… 27, 42
National Institute for Health and Care
　Excellence ………………………… 41
National Institutes of Health ……… 139
Na$^+$ チャネル阻害 …………………… 169

412

NET	116
NICE	41
NIH	139
NMDA受容体	103
NRS	187, 280
Numerical Rating Scale	187
OX$_1$R	141
OX$_2$R	141
PEACE	68
preformance status；PS	332
perpetuating factors	53
Pigeonによる3つの要因	52
polysomnography	209
post traumatic stress disorder	151
precipitating factors	53
predisposing factors	53
PSG	209
PT-INR	190
PTSD	151
RID (relative infant dose)	327
SAS	208
SERT	116
SHARE	251
sleep apnea syndrome	208
SNRI	27, 42
Spielmanによる不眠の3つの要因	53
SSRI	27, 42
TDM	16
The Montreal Cognitive Assessment	135
Z-drug	140, 214
α$_1$受容体	162
── 遮断	18
β遮断薬	308
γ-アミノ酪酸 (GABA) 系	128, 140

● ア　行

アカシジア	25, 69, 76, 163, 182, 291, 307
悪性症候群	17, 18, 163, 164
悪夢	151
アセスメントシート	62
アセチルコリン低下	67
アドヒアランス	251
アドレナリンα$_1$受容体遮断作用	116
アリピプラゾール	71, 195, 238
アルカロイド系抗悪性腫瘍薬	175
アルコール	48, 56, 145
── 依存症	273
── 依存を伴う不眠	56
── 多飲	20, 26
── や中枢性に作用する薬物による発作	101
── 離脱症状	273
アルツハイマー病	81, 82, 88
アルプラゾラム	41, 132, 255
医学的要因	35
怒り	73, 242
── を伴うせん妄	64
胃薬	76
意識障害	102, 232, 315
意識の問題	4
易刺激性	125, 227
異常な夢	153
依存	135, 214
── 形成	152
── 的	44
痛み	127, 188
胃腸症状	176
胃内容排出速度	144
いびき	49, 56, 207
易疲労性	32, 134
イミプラミン	119
医療者とのコミュニケーション	44
飲酒	209
陰性感情	243
ウェルニッケ・コルサコフ症候群	275
ウェルニッケ脳症	276
うつ病	4, 24, 30, 38, 46, 130, 182, 187, 192
── ・適応障害の危険因子	35
── ・適応障害のスクリーニング	33
── エピソード	33
── とアカシジアの比較	184
── の症状	32
── の診断	31

413

索 引

エスシタロプラム……………………305
エスゾピクロン ……………………… 92
エスタゾラム ………………………… 73
エトポシド…………………………175
嚥下障害……………………………… 18
嘔吐…………………………………125
オキサリプラチン…………………189
怒りっぽさ …………………………… 81
悪心…………………………………125
　──・嘔吐 ………………………… 42
オピオイド…………… 15, 57, 80, 95, 249
　──系鎮痛薬 ……………………121
　──スイッチング ……………69, 234
オランザピン ………………………… 72
オリエンテーション ………………… 77
オレキシン1受容体………………141
オレキシン2受容体………………141
オレキシン欠乏……………………153
オレキシン受容体拮抗薬…141, 146, 153

● カ 行

介護サービス ………………………… 96
改訂長谷川式簡易知能評価スケール
　……………………………81, 84, 135
過覚醒 ………………………………… 52
過活動型せん妄……………64, 158, 231
可逆性後白質脳症候群……………105
覚醒 …………………………………… 52
かすみ目……………………………125
家族のケア …………………………… 42
家族の精神的苦痛 …………………… 42
過鎮静………………………18, 145, 237
ガバペンチン…………106, 168, 187, 318
　── エナカルビル ……………57, 305
カフェインの摂取状況……………… 48
過分極………………………………169
仮面様顔貌…………………………163
ガランタミン ………………………… 93
カルバマゼピン………106, 168, 317, 318
カルボプラチン……………………175
簡易睡眠時呼吸モニター…………209
感覚遮断……………………………… 16

がん患者における適応障害・うつ病の
　有病率……………………………… 31
がん患者に合併する抑うつの特徴 …… 40
がん患者の支持・緩和ケアマニュアル……2
がん患者の心理的問題……………243
がん患者のてんかん・けいれんの原因と
　なりうる病態……………………106
肝機能障害 ……… 159, 118, 132, 136, 204
環境への介入 ………………………… 69
肝障害 ………………… 49, 148, 173, 177
肝性脳症 ………………… 81, 88, 136
感染症 …………………………… 16, 68
肝代謝酵素チトクロムP450 ………118
肝代謝酵素分子種…………………120
間代発作………………………101, 102
肝転移………………………………204
がんのこころのケア ………………… 11
カンファレンス ……………………… 38
緩和ケア ………………………… 8, 158
奇異反応………………………134, 163
記憶障害 ……………………………… 79
奇形…………………………………326
危険因子 ……………………………… 35
危険物による怪我 …………………… 69
器質的要因からみたせん妄………… 66
希死念慮…………185, 188, 193, 197, 198
機能障害 ……………………………… 47
気分安定薬……………………166, 168
気分障害……………………………155
気分の問題 ……………………………… 4
気持ちのつらさ ……………………… 34
逆説性不眠 …………………………… 50
急性狭隅角緑内障…………………134
急性不眠 ……………………………… 54
共感的なコミュニケーション……… 75
強直間代発作…………………101, 102
強直発作………………………101, 102
強迫性障害…………………………114
恐怖感 ………………………………… 73
胸部不快感 …………………………… 18
興味・喜びの喪失 …………………… 33
局在性発作…………………………102
拒絶 …………………………………… 73

414

── を伴うせん妄 ……………… 65	── と各種トランスポーター・
起立性低血圧 ………………… 125, 163	受容体への親和性 ………………… 116
筋強剛 ………………………… 18, 163, 164	── のアルゴリズム ………………… 41
筋弛緩作用 ……………… 46, 128, 134, 151	── の血中消失半減期 ………… 118, 123
クアゼパム …………………………… 145	口渇 …………………………… 18, 125, 164
クエチアピン ‥71, 72, 91, 160, 222, 308	高カルシウム血症 …………………… 68
苦痛緩和のための鎮静に関する	抗がん薬による治療に伴う副作用 …… 100
ガイドライン ……………………… 73	抗菌薬治療 …………………………… 16
苦悩の表出 …………………………… 44	抗けいれん作用 ……………………… 128
苦悩へのサポート …………………… 60	抗けいれん薬 …………………… 100, 106
グルクロン酸抱合 ……………… 145, 159	高血圧 ………………………………… 164
グルタミン酸系抑制作用 …………… 170	高血糖 …………………………… 17, 18
グルタミン酸ニューロン …………… 104	抗コリン作用 ………………………… 76
クロナゼパム …… 57, 132, 183, 222, 303	抗コリン薬 ……………………… 80, 183
クロミプラミン ………………… 41, 119, 121	甲状腺機能低下症 ……………… 81, 88
クロルプロマジン …………………… 72	抗精神病薬 …… 67, 155, 203, 237, 295
クロルプロマジン換算 ……………… 296	── と各受容体への親和性 ………… 157
ケアマネジャー ……………………… 96	── の血中消失半減期、最高血中濃度
傾聴 …………………………………… 14	到達時間 …………………………… 158
系統的脱感作 ………………………… 255	── の代謝酵素 ……………………… 161
経鼻的持続陽圧呼吸 (nasal CPAP) … 210	── の副作用 ………………………… 18
傾眠 ………………………… 18, 118, 237	向精神薬 …………………………… 15, 295
けいれん ………………………… 100, 101	── の依存 …………………………… 301
── 発作 ……………………… 100, 314	── の術後投与 ……………………… 296
ケースワーカー ……………………… 96	── の術前投与 ……………………… 296
血圧上昇 ……………………………… 125	抗てんかん薬 …………… 100, 106, 166
血圧低下 ……………………………… 18	── のローテーション ……………… 108
血管炎 ………………………………… 172	後頭葉てんかん ……………………… 102
血管性認知症 ………………………… 82	抗ドパミン作用 ………………… 69, 76
血小板凝集 …………………………… 121	抗認知症薬 …………………………… 78
欠神発作 ……………………… 101, 102	高熱 ……………………………… 18, 164
血中濃度測定 ………………………… 173	更年期障害 …………………………… 49
下痢 …………………………………… 125	抗ヒスタミン系睡眠薬 ……………… 144
幻覚 ……………………… 52, 61, 156	抗ヒスタミン薬 ………… 128, 145, 229
幻視 ……………………………… 89, 92	抗不安作用 …………………………… 128
幻想 …………………………………… 61	抗不安薬 ………………………… 26, 127
倦怠感 …………………… 42, 125, 134	興奮 ……………………… 61, 73, 81, 125
見当識障害 …………………… 24, 232	── 系神経細胞 ………………… 103, 104
健忘 ……………………… 134, 135, 152	高力価型 ……………………………… 130
広域スペクトラム …………………… 170	高力価抗精神病薬 …………………… 221
抗うつ効果 …………………………… 118	高齢 ……………………………… 16, 26
抗うつ薬 ………………………… 114, 145	── 者 …… 61, 100, 130, 133, 135, 162

415

索 引

―― 者のてんかんに対する診断・
　治療ガイドライン･･････････････178
呼吸機能････････････････････････49
　―― 低下状態･････････････････17
呼吸停止回数 (apnea index；AI)･･････208
呼吸不全････････････････････････46
呼吸抑制･････････････････134, 135, 145
国際疼痛学会･･･････････････････188
こころのケア･･･････････････････10, 11
個人・社会的要因･･･････････････35
骨髄抑制･･･････････････････････177
骨折のリスク･･･････････････････49
孤独感･･････････････････････････39
こむらがえり･･･････････････････101
コリン作動性の欠如･････････････66
コルチコステロイド･････････････227
混合型せん妄･･･････････････････64
コンサルテーション･････････76, 98
コンサルトのタイミング･59, 77, 99, 110

● サ 行

サーカディアンリズム･･･････52, 141
猜疑心･･････････････････････････73
サイトカイン･･･････････････････66
再燃･･･････････････････････････46
催眠･･･････････････････････････24
サキナビル･････････････････････120
錯乱･･･････････････････････････125
三環系抗うつ薬････････････118, 120
酸棗仁湯････････････････････････92
ジアゼパム･････････････････････107
　―― 換算････････････････････303
子宮頸がん･････････････････････323
思考制止････････････････････････81
思考力・集中力の減退･･･････････32
自己抜去････････････････････････69
自殺企図･･･････････････････････198
自殺行動･･･････････････････････124
自殺に至るまでの過程･･･････････198
自殺念慮･･･････････････････････124
持参薬鑑別･･････････････････････21
脂質代謝････････････････････････72
支持的精神療法････････････････39, 122

ジスキネジア･･･････････････････163
ジストニア･････････････････163, 291
シスプラチン･･･････････････････175
自責的････････････････････････44
持続要因････････････････････････53
実存的苦痛･･････････････････････38
実存的問題･････････････････12, 38, 62
自動車の運転のリスク･･･････････153
しびれ･････････････････････････188
ジフェンヒドラミン･････････････144
社会経済的問題･･････････････12, 62
社会的苦痛･･････････････････････38
社会的問題･･････････････････････62
若年者･････････････････････････124
社交不安障害･････････････････114, 130
重症筋無力症･･･････････････････134
重症度の評価と薬物治療の必要性･････122
重症貧血････････････････････････88
終末期････････････････････36, 40, 133
　―― の不眠･･････････････････202
終夜睡眠ポリグラフィ･･･････････47
終夜睡眠ポリソムノグラフィ
　(polysomnography；PSG)･･････209
主観的な訴え･･･････････････････47
熟眠感欠如･･････････････････49, 57
熟眠障害･･･････････････････････194
準備因子･･･････････････････････16, 63
消化管出血･････････････････････121
症候性てんかん･････････････････314
症状コントロール･･･････････････28
症状評価とマネジメントを中心とした
　緩和ケアのための医師の継続プログラム
　････････････････････････････68
焦燥･････････････････････125, 182
　―― 性の興奮････････････････156
焦点性発作･････････････････････102
常同行動････････････････････････89
衝動性･････････････････････････125
小児･･･････････････････････････226
　―― の不眠･･････････････････149
小脳失調･･･････････････････････176
静脈内投与･････････････････････160
常用量依存･････････････････････136

416

食思不振	32
食欲改善効果	116
食欲低下	125
自律神経症状	164
心因性発作	101
腎機能障害	91, 149, 159, 162, 119, 136
── 時に注意を要する抗精神病薬	160
神経障害性疼痛	42, 115, 167, 187
腎結石	176
進行がん患者のうつ病に対する薬物治療アルゴリズム	41
進行がん患者の抑うつ	39
心疾患	49
心室細動・心室頻拍，QT 延長	18
腎障害	49, 173
振戦	18, 163
身体合併症	109
身体機能低下	38
身体機能の評価と予後の把握	122
身体症状	12, 38, 62
身体的苦痛	38
身体的問題	62
心的外傷後ストレス障害	151
腎排泄性	91, 159
心不全	57
心理行動的症状	156
心理社会的苦痛	9
心理的苦痛	44
心理的問題	4, 12, 62
錐体外路症状	18, 25, 125, 159, 163, 222, 290
睡眠・覚醒スペクトラムモデル	52
睡眠12箇条	215
睡眠維持困難	47, 49
睡眠衛生	50, 55
── 指導	46, 54, 203, 215, 223
睡眠覚醒リズム	47
── 異常	150
睡眠関連疾患	50
── に伴う不眠	57
睡眠検査	48
睡眠時無呼吸症候群 (sleep apnea syndrome；SAS)	48, 49, 57, 149, 208

睡眠障害	32
── 国際分類	50
睡眠状態誤認	50
睡眠中の異常行動	152
睡眠日誌	48
睡眠ホメオスタシス	52
睡眠麻痺	153
睡眠薬	46, 76, 116, 139, 220
── で効果が不十分な場合	148
── の持ち越し効果	118, 151
── の用量調整	147
頭蓋内圧亢進症状	314
スクリーニング	33, 135
ストーリー	43, 93, 95
ストレス	16
── 因子	9
スパズム	101
スピリチュアルなケア	11
スプリット	243
スボレキサント	92, 141, 146
すり足歩行	18
スルピリド	115, 119
静穏効果	162
生活支障度	34
生活習慣の指導	48
生活習慣の見直し	54
生活習慣病	54
静坐不能（アカシジア）	18
── 症	69, 183
精神医学的問題	62
精神運動機能	134
精神疾患	260
── に伴う不眠	50, 51
精神腫瘍学	8
精神症状	9, 12, 62
── アセスメント	3
── の評価	10
精神神経症状	18
精神生理性不眠	50
精神的苦痛	37
精神的ストレス	54, 100
精神療法	39
制吐薬	69, 76, 118, 285, 291

417

索 引

赤芽球癆 ······················· 177
セルトラリン ··················· 121
セレギリン ····················· 120
セロトニン ····················· 129
　──・ノルアドレナリン再取り込み
　　阻害薬（SNRI）············ 27, 42, 118
　── 2（5HT$_2$）受容体遮断 ······ 156
　── 5HT$_{2A}$ 受容体 ············· 17
　── 5HT$_{2C}$ 受容体 ············· 17
　── 過剰 ······················ 67
　── 系ニューロン ············· 129
　── 再取り込み阻害作用 ······· 143
　── 作動薬 ··················· 128
　── 症候群 ··················· 125
　── トランスポーター ········· 116
前傾小刻み歩行 ················· 163
前向性健忘 ····················· 135
全身けいれん ··················· 171
全身倦怠感 ····················· 280
全身性の炎症 ···················· 66
漸進的筋弛緩法 ········· 132, 255, 326
選択的セロトニン再取り込み阻害薬
　（SSRI）················ 42, 118, 132
前頭側頭葉変性症 ············ 82, 89
前頭葉てんかん ················· 102
全脳照射症例 ··················· 162
全般てんかん ··················· 171
全般発作 ············ 101, 102, 104, 171
せん妄 ······· 4, 15, 24, 46, 60, 115, 125,
　　　　　　　　　　134, 260, 266, 286
　── が治まった後の対応 ········ 74
　── 再発防止 ·················· 20
　── と神経伝達物質 ············ 67
　── との鑑別 ·················· 80
　── によく使用される薬剤 ······ 70
　── の既往 ················ 20, 26
　── の診断基準 ············ 61, 232
　── のリスク ················· 150
　── 発症因子 ·················· 63
　── 発症予防への薬剤師の関与 ···· 21
　── を来しうる薬剤 ············ 16
躁うつ病 ······················· 166
双極性障害 ················ 124, 166

相互作用 ······················· 174
操作的診断 ····················· 129
巣症状 ························· 314
早朝覚醒 ···················· 47, 49
ソーシャルサポート低下 ········· 38
疎外感 ·························· 39
促進因子 ························ 80
促進要因 ························ 53
側頭葉てんかん ················· 102
素質要因 ························ 53
卒倒 ···························· 18
ゾルピデム ············ 73, 144, 197

● タ 行

退院前の指導 ···················· 20
退行 ···························· 44
胎児 ··························· 326
代謝異常 ······················· 100
代謝排泄機能 ··················· 162
体重への影響 ··················· 176
耐性 ··························· 144
　──・依存性の問題 ············ 41
耐糖能異常 ····················· 160
体内時計 ··················· 52, 141
第二の患者 ······················ 42
退薬症候 ······················· 152
多飲 ···························· 18
タキサン系抗悪性腫瘍薬 ········· 175
多剤併用時 ····················· 173
多臓器不全 ······················ 68
立ちくらみ ······················ 18
脱水 ···················· 16, 17, 68
脱分極 ························· 169
脱力 ··························· 134
　── 発作 ····················· 102
タモキシフェン ················· 120
短期型の睡眠薬 ·················· 73
短期記憶障害 ··················· 125
単剤治療 ······················· 171
短時間作用型 ··················· 130
単純部分発作 ··················· 102
タンドスピロン ········ 92, 129, 132
ダントロレン ··················· 164

チアプリド……………………… 91	────の診断 ………………… 33
チーム医療 ………………… 7, 39	デキサメタゾン ……………… 175
蓄積のリスク ………………… 133	テタニー……………………… 101
チザニジン …………………… 120	鉄欠乏………………………… 57
知的障害……………………… 149	鉄補充………………………… 149
知的発達障害…………………… 80	デュロキセチン ……… 119, 121, 187
チトクロム P450 …… 118, 145, 159, 175	電位依存性 Na^+ チャネル阻害 ……… 169
知能の問題 ……………………… 4	電解質異常 …………… 67, 100, 109
中・低力価型 ………………… 130	電解質補正 …………………… 16
注意力の低下 …………………… 47	てんかん ……………… 24, 100, 101
中間作用型 …………………… 130	──── ・けいれんに対する治療 ……… 106
中枢神経系 …………………… 134	──── 性けいれん ………………… 101
──── 副作用 ………………… 176	──── 治療ガイドライン ………… 27, 178
中枢神経抑制薬 ……………… 145	──── の4分法分類 ……………… 103
中長期型睡眠薬 ………………… 73	──── の定義と診断 ……………… 101
中途覚醒 ……………… 47, 49, 57, 94	──── 発作 ………………………… 312
長期使用（減量・中止）を見据えた	──── 発作国際分類 ……………… 102
睡眠薬の選択 ……………… 147	──── 発作の分類とその脳波 ……… 103
長時間作用型 ………………… 130	──── 発作のメカニズム ………… 104
超短期型の睡眠薬 ……………… 73	──── 発作様の症状を呈する場合 …… 100
直接因子 ………………… 16, 63	転倒 …………… 46, 69, 163, 125, 134
治療反応性 …………………… 122	──── のリスク …………………… 49
鎮静 ………………………… 24	動悸 ………………………… 18
──── ・催眠作用 ………… 128, 134	統合失調症 ……… 46, 80, 155, 130
鎮痛系抗うつ薬 ……………… 143	動作緩慢……………………… 163
鎮痛補助薬 …………… 42, 166, 168, 188	頭頂葉てんかん ……………… 102
強い不安 ………………… 81, 92	疼痛………………………… 95
つらさと支障の寒暖計 ………… 34	──── など身体的苦痛を訴え続ける
手足の震え …………………… 18	せん妄 ……………………… 65
低栄養状態 …………………… 17	糖尿病患者 …………………… 159
低活動型せん妄 ……… 64, 124, 193, 235	投与量決定 …………………… 173
低カルシウム血症……………… 100	特発性不眠症 ……………… 47, 51
低血糖 ……………………… 109	ドネペジル ……………… 92, 93
──── 発作 ……………………… 101	ドパミン $_2$（D_2）受容体の遮断作用 …… 156
低酸素状態 …………………… 17	ドパミン D_2 受容体遮断 ………… 295
定常状態到達 ………………… 130	ドパミン D_2 受容体の阻害作用 …… 17
低ナトリウム血症 ………… 100, 177	ドパミン過剰 ………………… 67
低マグネシウム血症…………… 100	ドパミン作動薬 ……………… 57
低力価抗精神病薬 ……………… 221	トピラマート ………… 106, 171, 318
敵意 ………………………… 125	トラゾドン ……… 92, 143, 164, 238
──── ・攻撃 ……………………… 135	トラマドール ………………… 121
適応障害 ………………… 30, 38	トリアゾラム ……………… 73, 214
──── うつ病の有病率 …………… 31	トリクロホスナトリウム …… 149, 229

419

索 引

頓服 …………………………………… 162
頓用的な服用 ………………………… 147

● ナ 行

内因性うつ病 ………………………… 40
内服が困難な場合 …………………… 72
内服薬の見直し ……………………… 69
ナルコレプシー ……………………… 153
二次性不眠 ……………………… 50, 149
二次的に全般化する部分発作 ……… 102
日内変動 ……………………………… 266
ニトロソウレア ……………………… 175
日本緩和医療学会 …………………… 68
日本サイコオンコロジー学会 ……… 68
日本神経学会 ………………………… 178
日本てんかん学会 …………………… 178
乳がん ………………………………… 120
入眠困難 …………………………… 47, 49
入眠時幻覚 …………………………… 153
尿管結石 ……………………………… 176
尿閉 ……………………………… 125, 164
認知機能障害 ………………………… 80
認知機能低下 ……………………… 78, 88
認知行動療法 ……………… 39, 54, 130
認知症 ……… 4, 16, 26, 78, 124, 206, 266
── の行動・心理症状 ……………… 81
── の診断基準 ………………… 79, 80
── の病型 ……………………… 81, 82
── の病態生理，症状 ……………… 81
認知障害 ……………………………… 52
眠気 ………………………… 118, 125, 134
年齢や合併症を考慮した睡眠薬の選択・147
脳炎 …………………………………… 100
脳器質疾患の既往 …………………… 16
脳器質的障害 ………………………… 26
脳血管障害 …………………………… 16
脳血管性の働きが脆弱 ……………… 66
脳梗塞 …………………………… 66, 100
脳出血 ………………………………… 100
脳腫瘍 ………………………… 100, 172
脳転移 ……………………… 81, 88, 162, 312
ノルアドレナリンα_1受容体 ……… 17
── 遮断 ……………………………… 156

ノルアドレナリン過剰 ……………… 67
ノルアドレナリン作動性/特異的セロ
　トニン作動性抗うつ薬 ……… 27, 42
ノルアドレナリントランスポーター… 116

● ハ 行

パーキンソニズム …………………… 291
パーキンソン症候群 ………………… 25
パーキンソン病 ……………… 163, 124
肺炎 …………………………………… 68
徘徊 ……………………………… 81, 88
排尿障害 ……………………………… 42
ハイリスク患者 ……………………… 20
長谷川式簡易知能評価スケール
　………………………… 81, 84, 135, 268
発汗 ……………………………… 18, 125
── 減 ………………………………… 176
発達障害 ……………………………… 149
発熱 …………………………………… 125
パニック ……………………………… 52
── 障害 ………………………… 114, 130
── 発作 ……………………………… 130
パフォーマンスステータス ………… 332
バルビツール系睡眠薬 ……………… 145
バルプロ酸
　…… 91, 106, 108, 168, 171, 317, 318
パロキセチン
　………… 42, 118, 119, 120, 121, 301
ハロペリドール …… 71, 72, 91, 161, 291
半減期 ………………………………… 118
反跳性不眠 ……………………… 152, 214
反動形成 ……………………………… 44
非 BZ 系睡眠薬 ……………………… 140
被害妄想 ……………………………… 81
非可逆的せん妄 ……………………… 75
皮下投与 ……………………………… 160
悲観的な考え ………………………… 81
ヒスタミン H_1 受容体 ……………… 17
── 遮断 ………………………… 116, 156
ヒステリー発作 ………………… 101, 105
ビタミン B_6 ………………………… 276
ビタミン B_{12} 欠乏症 …………… 81, 88
非定型欠神発作 ……………………… 102

420

非定型抗精神病薬	17, 159	── のタイプに応じた薬剤の選択	146
ヒドロキシジン	144	── の評価	58
泌尿器科薬	76	プライマリ・チーム	10
否認	44	ふらつき	125, 134, 163
ビペリデン	72, 308	フルオロウラシル	175
非ベンゾジアゼピン系睡眠薬	26	フルニトラゼパム	73, 144
肥満	209	フルボキサミン	42, 120
ピモジド	120	フルマゼニル	135
非薬物療法	165	プレガバリン	168, 187, 188
── 的アプローチ	46	プレパレーション	227
病状説明	96	プロクロルペラジン	184
標的症状の検討	123	プロプラノロール	183
疲労感	47	プロポフォール	108
ビンカアルカロイド系抗悪性腫瘍薬	175	米国精神医学会の診断基準	26, 32
頻尿	18	米国臨床腫瘍学会 (ASCO)	189
頻脈	164	閉塞性睡眠時無呼吸症候群	56
不安	48, 125, 127, 130	併用禁忌	120, 146
── 障害	46, 114, 325	併用療法	171
── 症状	40	ペロスピロン	72, 308
フェニトイン	107, 172	ベンゾジアゼピン系	76, 80, 104, 140
フェリチン値	57	── 抗不安薬	26, 284, 326
フェリチン低値	149	── 抗不安薬の薬物動態	131
不穏	241	── 睡眠薬	26, 72, 203, 214
賦活症候群	124, 125	── 薬剤	128, 183, 221, 228, 275, 297
複雑部分発作	102, 177	── 薬剤置換療法	303
副作用	100, 117, 125, 134, 151, 163, 176	── 薬剤の作用機序	128
── プロフィール	42	ベンゾジアゼピン受容体	128
── モニタリング	17	便秘	125, 164
服薬状況の確認	173	防衛	44
不随意運動	125, 176	包括的アセスメント	7, 8, 244
不整脈	49	── シート	62
部分作動薬	129	── とその順序	12
部分てんかん	171, 172	包括的なアプローチ	243
部分発作	101, 102, 171	包括的な介入	38
不眠	45, 92, 125, 197, 226	包括的なケア	8
── 患者への対応のポイント	54	放射線照射	100
── 症	115, 139	抱水クロラール	149
── 障害の診断基準	47	ホスピタル・プレイ・スペシャリスト	230
── 症患者のマネジメント	48	ホスフェニトイン	107, 172
── の原因	48, 203	発作型	166
── の成因	50	── に対する薬剤選択	107
── のタイプ	47	ホットフラッシュ	115
		ほてり	115

421

索引

● マ 行

末梢神経障害 …………………………… 42
慢性身体疾患を有する成人のうつ病診療
　ガイドライン ………………………… 41
慢性疼痛 ………………………… 48, 188
慢性不眠 ……………………… 47, 49, 55
慢性閉塞性肺疾患 (COPD) …………… 149
ミアンセリン ……………………… 119, 165
ミオクロニー発作 ………………… 101, 102
ミクロゾーム酵素 ……………………… 145
ミダゾラム …………………… 228, 302
ミルタザピン …… 42, 115, 118, 143, 192
ミルナシプラン ………………………… 119
無症候性てんかん ……………………… 314
ムスカリン M$_1$ 受容体遮断 …………… 156
ムスカリン性アセチルコリン M$_1$ 受容体
　遮断作用 …………………………… 116
むずむず脚症候群 ………… 49, 57, 149
迷走神経反射 ………………………… 101
めまい ……………………………… 18, 134
メマンチン ……………………………… 91, 93
メラトニン欠乏 ………………………… 67
メラトニン受容体作動薬 … 141, 146, 229
メラトニン受容体刺激薬 ………………… 67
妄想 …………………………………… 156
モノアミン仮説 ………………………… 115
モノアミン系 …………………………… 141
モノアミン酸化酵素 (MAO) 阻害薬 …… 120
物忘れ ………………………………… 61
モルヒネ ……………………………… 227
問題解決療法 ……………………………… 39

● ヤ 行

夜間頻尿 ………………………………… 57
薬剤管理指導 …………………………… 17
薬剤性パーキンソニズム ………………… 72
薬剤調整 ……………………………… 221
薬疹 …………………………………… 176
薬物 …………………………………… 16
── 依存を伴う不眠 ………………… 56
── 相互作用 ………… 120, 123, 187
── 動態学的相互作用 …………… 120
── 投与経路の評価 ………………… 40

── 療法のモニタリング ……………… 22
薬理学的特性 ………………………… 125
薬力学的相互作用 …………………… 120
有害事象 ……………………………… 122
有痛性けいれん ……………………… 101
誘発因子 ……………………………… 16, 63
予期性悪心・嘔吐 (anticipatory nausea
　and vomiting；ANV) …………… 255
抑圧 …………………………………… 44
抑うつ ………………… 33, 40, 61, 81
── の有病率 ……………………… 127
抑肝散 ………………………… 91, 93, 165
抑制系神経細胞 ……………………… 104
予防的に抗てんかん薬を投与 ……… 111

● ラ 行

ラメルテオン 72, 92, 120, 141, 146, 238
ラモトリギン ……………… 106, 168, 171
リスク・ベネフィット …………………… 91
リスペリドン ………… 70, 91, 160, 237
離脱症状 ……… 130, 136, 222, 297, 301
リバスチグミン ………………………… 93
流涎 …………………………………… 163
リラクセーション法 ……… 132, 205, 326
レスキュー ……………………………… 95
レストレスレッグス症候群 …… 49, 57, 149
レビー小体型認知症 82, 89, 92, 163, 268
レベチラセタム ……………… 106, 171, 318
レム関連症状 ………………………… 153
ロラゼパム ………… 130, 132, 133, 255
ロルメタゼパム ………………………… 145

● ワ 行

ワルファリン …………………………… 187

編集者紹介　Profile

①所属，②略歴・資格など，③現在，主に取り組んでいることなど，④趣味・好きなもの

上村　恵一　Keiichi Uemura

① 市立札幌病院 精神医療センター 副医長
② 2001年 旭川医科大学卒業，北海道大学医学部精神医学講座入局
　　日本緩和医療学会理事，日本精神神経学会専門医・指導医，
　　日本臨床精神神経薬理学会専門医，
　　2016年 第29回日本サイコオンコロジー学会総会 大会長
③ 総合病院における精神科医の役割についての普及啓発
　　緩和ケアにおけるサイコオンコロジーの教育・普及啓発
④ 指揮者としての活動，野球

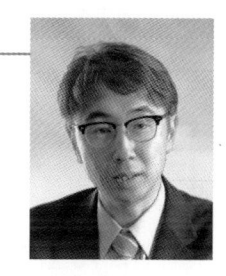

小川　朝生　Asao Ogawa

① 国立研究開発法人 国立がん研究センター東病院 精神腫瘍科長
② 大阪大学医学部卒業，2012年より現職
　　日本精神神経学会専門医・指導医
③ 総がん医療を中心に，身体治療中のメンタルサポートの教育・啓発に努力しています
④ 能，笛

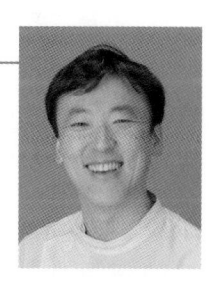

谷向　仁　Hitoshi Tanimukai

① 京都大学大学院医学研究科人間健康科学系専攻 准教授，同大学医学部附属病院緩和ケアセンター／緩和医療科 副診療科長
② 愛媛大学医学部卒（大阪大学大学院医学系研究科修了）医学博士
　　日本サイコオンコロジー学会理事，精神保健指定医，日本精神神経学会専門医・指導医，日本老年精神医学会専門医・指導医など
③ リエゾン・サイコオンコロジー領域における臨床・教育・研究活動
④ 日本のお城見学，犬が大好き！ 人と人とをつなぐこと

船橋　英樹　Hideki Funahashi

① 宮崎大学医学部附属病院 精神科 講師
② 北海道苫小牧市出身。2002年 宮崎医科大学卒業，医学博士
　　精神保健指定医，日本精神神経学会専門医・指導医，日本サイコオンコロジー学会代議員
③ 優秀な後輩たちが臨床を切り盛りしてくれるので，基礎研究に時間を割けるようになりました。サイコオンコロジーにつながる結果を目指しています。
④ 鉄川与助の教会建築，有田の円左エ門焼，キリンジ，ナンシー関，片岡飛鳥，おぎやはぎとバナナマンと竹内桜子

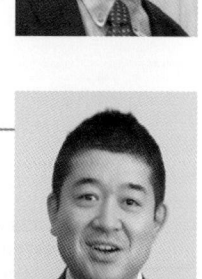

読者アンケートのご案内

本書に関するご意見・ご感想をお聞かせください。

下記二次元バーコードもしくはURLから
アンケートページにアクセスしてご回答ください

https://form.jiho.jp/questionnaire/book.html

※本アンケートの回答はパソコン・スマートフォン等からとなります。
　まれに機種によってはご利用いただけない場合がございます。
※インターネット接続料、および通信料はお客様のご負担となります。

がん患者の
精神症状はこう診る 向精神薬はこう使う

定価　本体3,800円（税別）

2015年 6月20日　　発　　行
2015年10月20日　　第2刷発行
2016年 6月20日　　第3刷発行
2017年 7月20日　　第4刷発行
2020年 5月31日　　第5刷発行
2024年11月30日　　第6刷発行

編　集	上村　恵一　小川　朝生　谷向　仁　船橋　英樹
発行人	武田　信
発行所	株式会社　じほう

101-8421　東京都千代田区神田猿楽町1-5-15（猿楽町SSビル）
振替　00190-0-900481
＜大阪支局＞
541-0044　大阪市中央区伏見町2-1-1（三井住友銀行高麗橋ビル）
お問い合わせ　https://www.jiho.co.jp/contact/

©2015　イラスト　中小路ムツヨ　組版　（株）ビーコム　印刷　日本ハイコム（株）
Printed in Japan

本書の複写にかかる複製，上映，譲渡，公衆送信（送信可能化を含む）の各権利は
株式会社じほうが管理の委託を受けています。

〈JCOPY〉＜出版者著作権管理機構　委託出版物＞

本書の無断複製は著作権法上での例外を除き禁じられています。
複製される場合は，そのつど事前に，出版者著作権管理機構（電話 03-5244-5088，
FAX 03-5244-5089，e-mail：info@jcopy.or.jp）の許諾を得てください。

万一落丁，乱丁の場合は，お取替えいたします。
ISBN 978-4-8407-4737-0